URGENCES

7e édition

Christophe PRUDHOMME

Collection « Guide poche médecine »
dirigée par Jean-François d'Ivernois

MALOINE
www.maloine.fr
2014

Chez le même éditeur

Dans la même collection

Douleur aiguë en urgence, Galinski M.
Épuration extrarénale aiguë et chronique, Liotier J., Mariat C. (sous la direction).
Examens de laboratoire aux urgences, Fiacre A., André-Kerneis E.
Examens de laboratoire, Fiacre A., Plouvier É., Vincenot A., 2e édition.
Lecture de l'hémogramme. 50 NFS commentées, Casassus P.
Médicaments de l'urgence, Staikowsky F.
Scores et outils de mesure en médecine d'urgence, Leveau P.
Urgences gériatriques, Leveau P., Perret F.
Urgences pédiatriques, Chabernaud J.-L.
Urgences psychiatriques de l'adulte et de la personne âgée, Ferreri F., Agbokou C.
Urgences psychiatriques de l'enfant et de l'adolescent, Malvy J., Bouissy M.
Ventilation artificielle, Liotier J., 3e édition.
50 ordonnances de sortie des urgences, Leveau P.

Hors collection

Analyses médicales, Dieusaert P., collection « Guide pratique », 5e édition.
Constantes et repères médicaux, Dorosz P., collection « Guide pratique », 5e édition.
Diagnostics difficiles en médecine interne, Rousset H., Vital Durand D., Dupond J.-L., Pavic M., 3e édition.
Guide pratique des médicaments 2014, Dorosz P. (†), 33e édition. Édition mise à jour sous la direction de D. Vital Durand et C. Le Jeunne.
L'échographie d'urgence rendue facile, Bowra J., McLaughlin R. E.
Médecine interne, Hahn J.-M., collection « Checklists de médecine », 3e édition.
Davidson. Médecine interne. L'essentiel, sous la direction de J. Alastair Innes.
L'échographie d'urgence rendue facile, Bowra J., McLaughlin R. E.
Médecine interne, Hahn J.-M., collection « *Checklists de médecine* », 3e édition.

Illustrations : © Cyril Martinet, sauf pour les figures :
- page 297 : in *Mémorix Médecine*, Maloine 1994, p. 109
- page 309 : in *Mémorix Médecine*, Maloine 1994, p. 41
- page 23 : in *Mémorix Médecine*, Maloine 1994, p. 14
- page 63 : in C. Prudhomme, *Guide Poche Infirmier*, Maloine, 2e édition, p. 133

Dépôt légal : juin 2014 - ISBN 978-2-224-03416-0
Imprimé en Slovaquie.

Table des matières

Abréviations

A : ampoule
Ac : anticorps
ACR : arrêt cardiorespiratoire
ADB : anti-DNase B
ADRE : admission sur décision du représentant de l'État
ADT : admission à la demande d'un tiers
AgHBs : antigène de surface du virus de l'hépatite B
AINS : anti-inflamatoire non stéroïdien
AIT : accident ischémique transitoire
ALAT : alanine aminotransférase
API : admission en cas de péril imminent
ARM : angiographie par résonance magnétique
ASAT : aspartate aminotransférase
ASE : aide sociale à l'enfance
ASLO : anticorps antistreptococciques sériques
ASP : abdomen sans préparation
ATCD : antécédents
AVC : accident vasculaire cérébral
AVK : antivitamine K

BAV : bloc atrioventriculaire
BBD : bloc de branche droit
BBG : bloc de branche gauche
BJ : besoins journaliers
BK : bacille de Koch
BNP : *Brain Natriuretic Peptide*
BPCO : bronchopneumopathie chronique obstructive

CE : corps étranger
CEE : choc électrique externe
CG : culot globulaire
CGR : concentré de globules rouges
CI : contre-indication
CIVD : coagulation intravasculaire disséminée
CMO : cardiomyopathie obstructive
CMV : cytomégalovirus
CNR : centre national de référence
CO : monoxyde de carbone
CO_2 : dioxyde de carbone ou gaz carbonique
cp, cps : comprimé(s)
CP : concentré de plaquettes

CPA : concentré de plaquettes d'aphérèse
CPAP : *Continuous Positive Airway Pressure*
CPRE : cholangiopancréatographie rétrograde endoscopique
CPS : concentré de plaquettes standard
CRAP : coefficient de risque d'accouchement prématuré
CRB : confusion, urée, rythme respiratoire
CRP : *C-Reative Proteine*
CV : capacité vitale

DCI : dénomination commune internationale
DEC : déshydratation extracellulaire
DEP : débit expiratoire de pointe
DH : déficit hydrique
DID : diabète insulinodépendant
DMSA : dimercaptosuccinique acide
DT : *delirium tremens*

EBV : *Epstein Barr virus*
ECBC : examen cytobactériologique des crachats
ECBU : examen cytobactériologique des urines
ECG : électrocardiogramme
EDTA : acide éthylène diamine tétra-acétique
EESE : entraînement électrosystolique par voie externe
EP : embolie pulmonaire
ESV : extrasystole ventriculaire
$EtCO_2$: *end-tidal* CO_2
EVA : échelle visuelle analogique
EVS : échelle visuelle simplifiée

F : fréquence
FC : fréquence cardiaque
FiO_2 : fraction inspirée en oxygène (s'exprime en %)
FO : fond d'œil
FR : fréquence respiratoire

GCS : *Glasgow Coma Scale*
GDS : gaz du sang
gel : gélule
GEU : grossesse extra-utérine

H ou h : heure
HBAG : hémibloc antérieur gauche
HBPM : héparine de bas poids moléculaire
HBc : hépatite B capside (anticorps)

HBs : hépatite B surface (antigène)
HEA : hydroxyéthylamidon
HED : hématome extradural
Hg : mercure
HLA : *Human Leukocyte Antigen*
HTA : hypertension artérielle
HSD : hématome sous-dural
HSV : *Herpes Simplex Virus*

I/E : inspiration/expiration
IDM : infarctus du myocarde
IDS : *Intubation Difficulty Scale*
IEC : inhibiteur de l'enzyme de conversion
Ig : immunoglobuline
IGSA : indice de gravité simplifié ambulatoire
IM : intramusculaire
INR : *International Normalized Ratio*
IPP : incapacité permanente partielle
IRA : insuffisance rénale aiguë
IRM : imagerie par résonance magnétique
ISR : induction en séquence rapide
IST : infections sexuellement transmissibles
ITT : incapacité temporaire de travail
ITTP : incapacité totale de travail personnel
IV : intraveineuse
IVD : insuffisance ventriculaire droite
IVG : interruption volontaire de grossesse

j : jour

LCA : ligament croisé antérieur
LCS : liquide cérébrospinal
LDH : lactate désydrogénase

MAP : menace d'accouchement prématuré
MCE : massage cardiaque externe
MMSE : *Mini Mental State Examination*
MRC : *Medical Research Council*
MSD : membre supérieur droit
MSG : membre supérieur gauche

NFS : numération formule sanguine
NIHSS : *National Institute of Health Stroke Scale*
NYHA : *New York Heart Association*

OAP : œdème aigu du poumon
OAPc : œdème aigu du poumon cardiogénique
OMI : œdème des membres inférieurs
OPP : ordonnance de placement provisoire
ORL : otorhinolaryngologie

P : poids
Pmax : pression maximale
PA : pression artérielle
$PaCO_2$: pression artérielle en dioxyde de carbone
PAD : pression artérielle diastolique
PAM : pression artérielle moyenne
PaO_2 : pression artérielle en oxygène
PAS : pression artérielle systolique
PCR : *Polymérase Chain Reaction*
PDF : produits de dégradation de la fibrine
PEEP : *Positive End Expiratory Pressure*, ou en français PEP : pression expiratoire positive
PFC : plasma frais congelé
PL : ponction lombaire
PLS : position latérale de sécurité
PM : *pacemaker*
ppi : pour préparation injectable
PPSB : proconvertine, prothrombine, facteur Stuart, facteur antihémophilique B
PSE : pousse-seringue électrique
PVA : plasma viro-atténué
PVC : pression veineuse centrale

QTc : QT corrigé

RAC : rétrécissement aortique calcifié
RAI : recherche d'agglutinines irrégulières
RCP : réanimation cardiorespiratoire
RTS : *Revised Trauma Score*

SA : semaine d'aménorrhée
SpO_2 : saturation pulsée en oxygène
SC : sous-cutané
SCA : syndrome coronaire aigu
SIDA : syndrome d'immunodéficience acquise
SL : sublingual

T° : température
TC : traumatisme crânien

TCA : temps de céphaline activé
TDM : tomodensitométrie
TDR : test de diagnostic rapide
TIMI : *Thrombolysis In Myocardial Infarction*
TP : temps de prothrombine
TPHA : *Treponema Pallidum Haemagglutination Assay*
TT : traitement
TV : tachycardie ventriculaire
TVP : thrombose veineuse profonde

UAH : unité anti-héparine
UGD : ulcère gastroduodénal
UI : unité internationale
UIV : urographie intraveineuse
USI : unité de soins intensifs
USIC : unité de soins intensifs de cardiologie
UV : ultraviolet

VDRL : *Venereal Disease Research Laboratory*
VEMS : volume expiratoire maximum seconde
VHC : virus de l'hépatite C
VIH : virus de l'immunodéficience humaine
VO : varices œsophagiennes
VS : vitesse de sédimentation
VSPEP : ventilation spontanée en pression expiratoire positive

Tri et orientations diagnostiques

1

Brûlures – Inhalation de fumées

Interrogatoire

- Circonstances de l'accident (feu d'appartement, explosion, projection de liquides…).
- Atmosphère close ou feu en plein air.
- Antécédents médicaux pouvant influer sur le pronostic des brûlures.
- Éventuelles lésions traumatiques associées.

Conduite à tenir

- Enlever tous les vêtements non collés aux brûlures.
- En cas de brûlures chimiques : lavage abondant à l'eau du robinet ou au sérum physiologique.
- En cas de brûlures thermiques vues précocement : refroidissement par irrigation à l'eau du robinet pendant 15 min.
- Surveillance pouls, PA, température, SpO_2, scope.
- Envelopper les zones atteintes dans des champs stériles humidifiés avec du sérum physiologique.
- Oxygène nasal à fort débit.
- Voie veineuse périphérique de gros calibre avec un soluté de sérum physiologique.
- Prélèvements : ionogramme sanguin, urée et créatinine, glycémie, NFS, hémostase, GDS avec dosage du CO (en cas d'inhalation de fumée).
- Sonde urinaire à poser immédiatement en cas de brûlures des organes génitaux externes, dans les autres cas pour surveiller la diurèse.

Signes de gravité

- **Surface :**
  - **plus de 15 % chez l'adulte ;**
  - **plus de 10 % chez l'enfant** (ou chez les personnes âgées ou en mauvais état général).
- Lésions associées (inhalation de fumée, traumatismes, électrocution).
- Localisations particulières :
  - **Face** → brûlures associées des voies aériennes supérieures à œdème avec risque d'asphyxie → **intubation précoce.**
  - **Brûlures circulaires** → syndrome des loges → **incisions de décharge.**
  - **Extrémités** → séquelles fonctionnelles.
  - **Organes génitaux** → œdème très rapide → **sonde urinaire.**

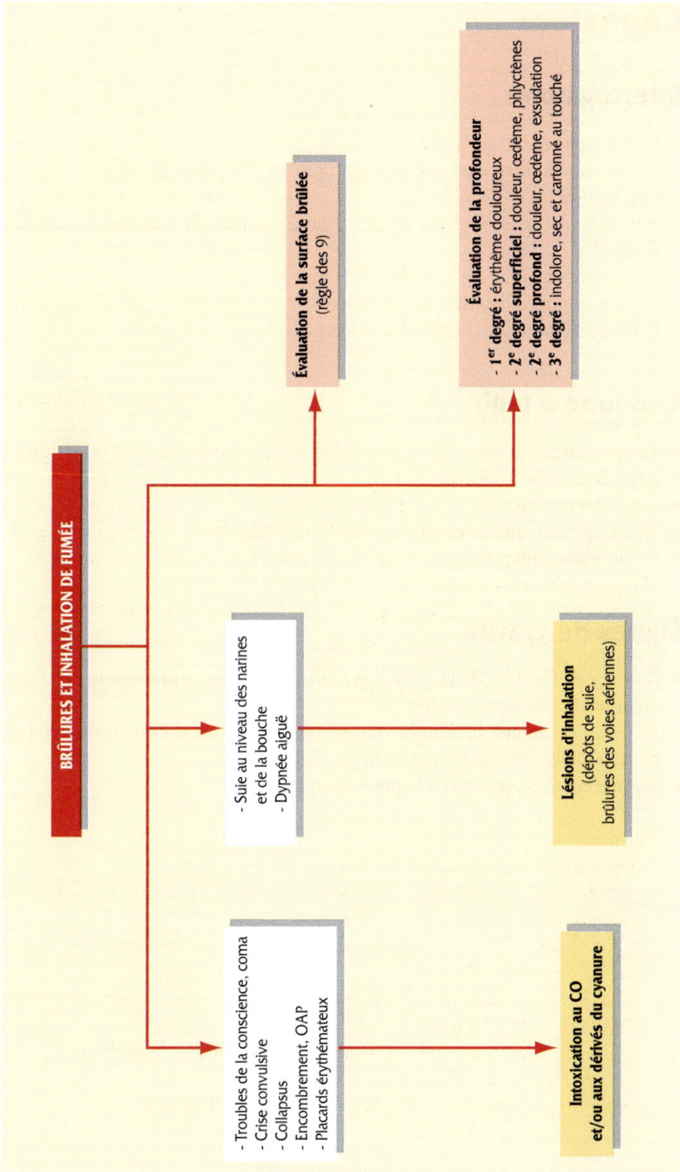
BRÛLURES ET INHALATION DE FUMÉE
- Troubles de la conscience, coma
- Crise convulsive
- Collapsus
- Encombrement, OAP
- Placards érythémateux
Intoxication au CO
et/ou aux dérivés du cyanure
- Suie au niveau des narines
et de la bouche
- Dypnée aiguë
Lésions d'inhalation
(dépôts de suie,
brûlures des voies aériennes)
Évaluation de la surface brûlée
(règle des 9)
Évaluation de la profondeur
- 1er degré : érythème douloureux
- 2e degré superficiel : douleur, œdème, phlyctènes
- 2e degré profond : douleur, œdème, exsudation
- 3e degré : indolore, sec et cartonné au touché

Céphalées

Interrogatoire

- Durée, permanente ou non ?
- Circonstances : lieu, type de chauffage, présence d'un chauffe-eau ?
- Localisation ?
- Sensation de battements ou de pulsations, existence de nausées, de troubles visuels ?
- La douleur empêche-t-elle de dormir la nuit ?
- Est-elle comme d'habitude ou pas ?
- Existence d'un traumatisme crânien récent ?

Conduite à tenir

- Température.
- Pouls et pression artérielle.
- Glycémie capillaire.
- Recherche de signes méningés, de déficits neurologiques.
- Au moindre doute : scanner, complété par une PL en cas de signes méningés.

Signes de gravité

- Présence de **troubles de la conscience et/ou de signes neurologiques** en foyer, notamment s'ils sont évolutifs.
- Présence de **signes méningés** (raideur de la nuque, vomissements en jets, photophobie, signe de Kernig ou de Brudzinski).
- Femme enceinte → penser à la **pré-éclampsie.**

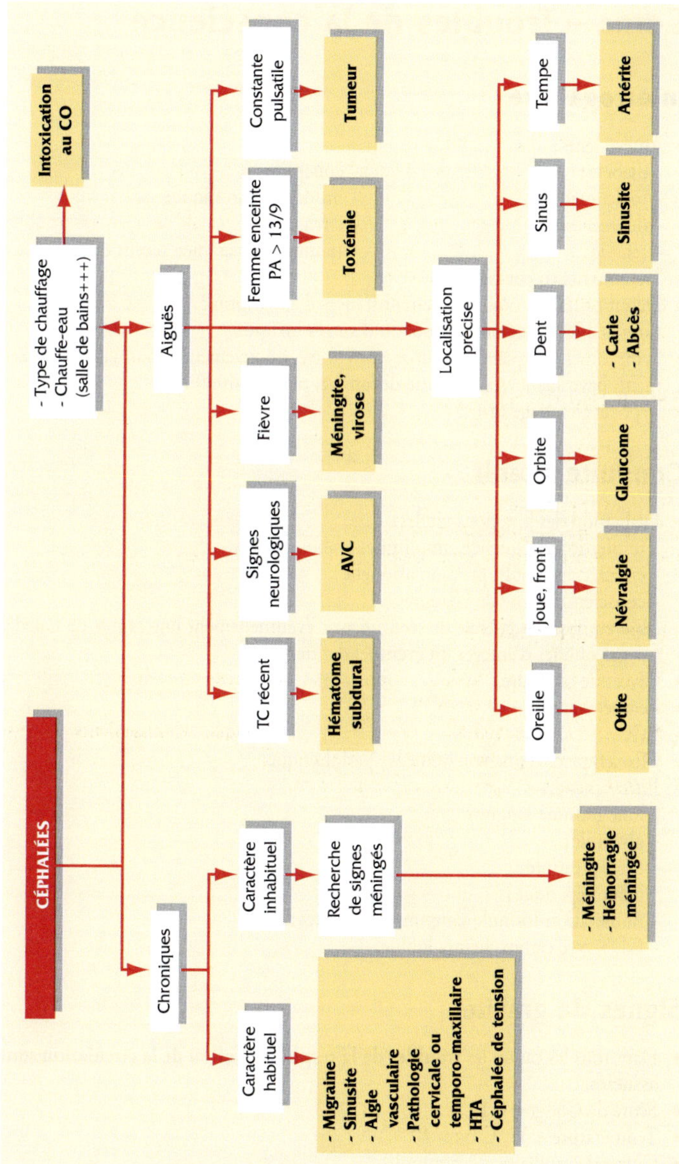
CÉPHALÉES
Chroniques
Aiguës
- Type de chauffage
- Chauffe-eau
(salle de bains+++)
Intoxication au CO
Constante pulsatile
Tumeur
Femme enceinte PA > 13/9
Toxémie
Fièvre
Méningite, virose
Signes neurologiques
AVC
TC récent
Hématome subdural
Localisation précise
Tempe
Artérite
Sinus
Sinusite
Dent
- Carie
- Abcès
Orbite
Glaucome
Joue, front
Névralgie
Oreille
Otite
Caractère inhabituel
Recherche de signes méningés
- Méningite
- Hémorragie méningée
Caractère habituel
- Migraine
- Sinusite
- Algie vasculaire
- Pathologie cervicale ou temporo-maxillaire
- HTA
- Céphalée de tension

Coma – Troubles de la conscience

Interrogatoire

- Antécédents:
  - diabète;
  - toxicomanie;
  - dépression;
  - tétanie;
  - épilepsie;
  - bronchite chronique;
  - cirrhose;
  - traumatisme crânien récent ou ancien…
- Traitements en cours.
- Début brutal ou progressif, circonstances d'apparition ?
- Prise de médicaments, d'alcool ou d'autres toxiques ?
- Symptômes évoquant une crise convulsive (mouvements anormaux, raidissement, bave aux lèvres, morsure de langue, perte d'urine) ?
- Type de chauffage utilisé ?

Conduite à tenir

- Évaluation des fonctions vitales:
  - respiration: fréquence, amplitude, cyanose, SpO_2;
  - circulation: pouls, pression artérielle;
  - conscience: score de Glasgow.
- Mise en position latérale de sécurité avec éventuellement une canule de Guedel (ne pas oublier d'enlever un éventuel dentier).
- Glycémie capillaire.
- Température.
- ECG.
- Mise en place d'une voie veineuse périphérique.
- Prélèvements:
  - ionogramme sanguin;
  - glycémie;
  - urée, créatinine;
  - bilan hépatique;
  - numération-formule sanguine, plaquettes;
  - GDS avec carboxyhémoglobine.

Signes de gravité

- Dans tous les cas où les **troubles de la respiration et/ou de la circulation sont associés.**
- Score de Glasgow < 12.
- Température < 35 °C ou > 40 °C.
- Glycémie capillaire < 2,5 mmol/L.

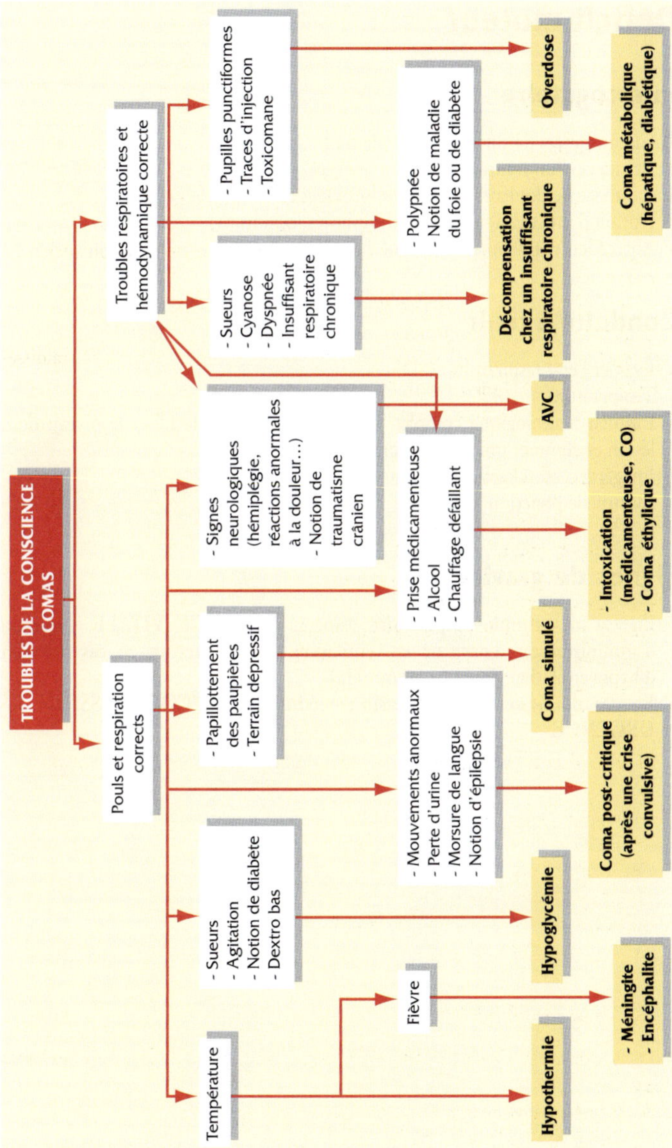
TROUBLES DE LA CONSCIENCE
COMAS
Troubles respiratoires et hémodynamique correcte
Pouls et respiration corrects
- Pupilles punctiformes
- Traces d'injection
- Toxicomane
Overdose
- Sueurs
- Cyanose
- Dyspnée
- Insuffisant respiratoire chronique
Décompensation chez un insuffisant respiratoire chronique
- Polypnée
- Notion de maladie du foie ou de diabète
Coma métabolique (hépatique, diabétique)
- Signes neurologiques (hémiplégie, réactions anormales à la douleur…)
- Notion de traumatisme crânien
AVC
- Prise médicamenteuse
- Alcool
- Chauffage défaillant
- Intoxication (médicamenteuse, CO)
- Coma éthylique
- Papillottement des paupières
- Terrain dépressif
Coma simulé
- Mouvements anormaux
- Perte d'urine
- Morsure de langue
- Notion d'épilepsie
Coma post-critique (après une crise convulsive)
- Sueurs
- Agitation
- Notion de diabète
- Dextro bas
Hypoglycémie
Température
Fièvre
- Méningite
- Encéphalite
Hypothermie

Déficit moteur

Interrogatoire

- Circonstances de survenue : brutale ou progressive ?
- Existence d'un traumatisme ?
- Existence de douleurs vertébrales localisées ?
- Notion d'intoxication (organophosphorés, botulisme).
- Antécédents : myasthénie connue ?

Conduite à tenir

- Évaluer l'état respiratoire : GDS.
- Température.
- Examen neurologique complet, détaillé et horodaté : localiser le niveau de la lésion et éliminer une compression médullaire.
- Imagerie cérébrale et rachidienne.
- Éventuelle ponction lombaire.

Signes de gravité

- En cas de **trouble respiratoire** associé : **URGENCE VITALE**. Nécessité d'administration d'oxygène et ventilation assistée précoce en cas de signe d'hypoventilation ($PCO_2 > 50$ mmHg).
- En cas de **signe de compression médullaire** : **DÉCOMPRESSION EN URGENCE.**

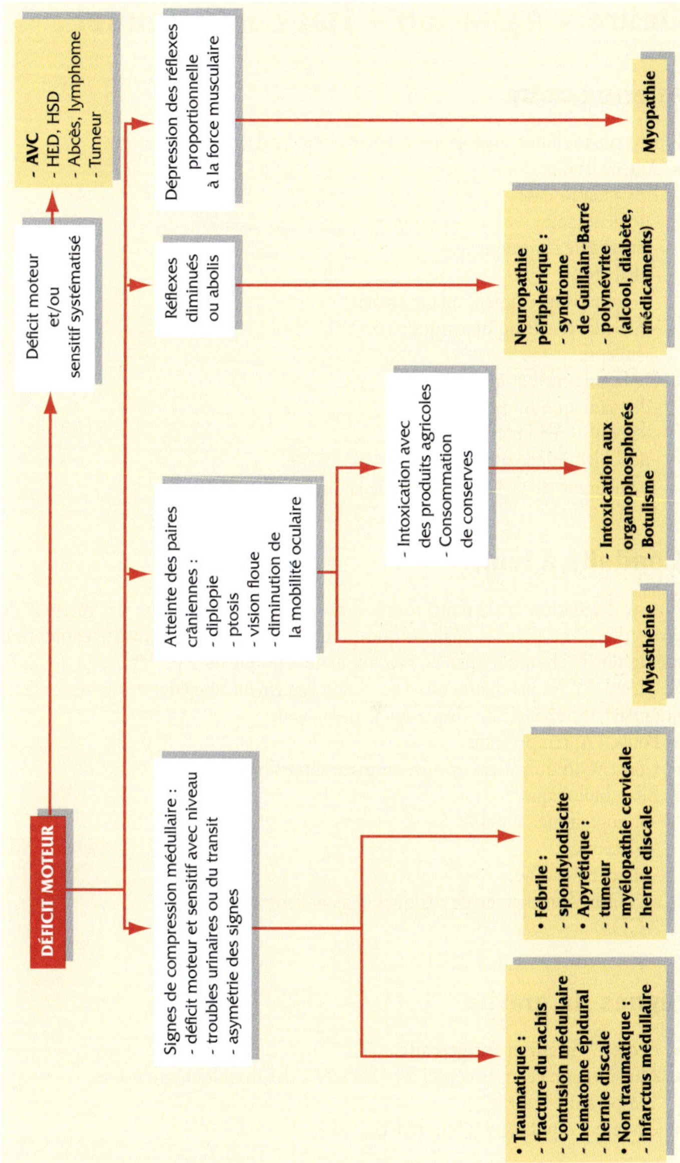
DÉFICIT MOTEUR
Déficit moteur et/ou sensitif systématisé
- AVC
- HED, HSD
- Abcès, lymphome
- Tumeur
Dépression des réflexes proportionnelle à la force musculaire
Myopathie
Réflexes diminués ou abolis
Neuropathie périphérique :
- syndrome de Guillain-Barré
- polynévrite (alcool, diabète, médicaments)
Atteinte des paires crâniennes :
- diplopie
- ptosis
- vision floue
- diminution de la mobilité oculaire
- Intoxication avec des produits agricoles
- Consommation de conserves
- Intoxication aux organophosphorés
- Botulisme
Myasthénie
Signes de compression médullaire :
- déficit moteur et sensitif avec niveau
- troubles urinaires ou du transit
- asymétrie des signes
• Fébrile :
- spondylodiscite
• Apyrétique :
- tumeur
- myélopathie cervicale
- hernie discale
• Traumatique :
- fracture du rachis
- contusion médullaire
- hématome épidural
- hernie discale
• Non traumatique :
- infarctus médullaire

Délire – Agitation – État confusionnel

Interrogatoire

Il n'est pas toujours possible, en particulier en cas d'agitation clastique.

- Antécédents :
  - psychiatriques ;
  - toxicomanie ;
  - éthylisme chronique ;
  - diabète ;
  - traumatisme crânien, même ancien ;
  - maladie rénale ou hépatique ;
  - épilepsie.
- De façon schématique :
  - le maniaque amuse ;
  - le confus rend perplexe ;
  - le schizophrène intrigue ;
  - le délirant paranoïaque provoque la discussion.

Conduite à tenir

En cas d'agitation et de dangerosité, il est nécessaire de prendre des mesures de protection tant pour le malade que pour le personnel : isolement, contention mécanique et chimique (par ex. avec un neuroleptique du type *Haldol* ou *Tercian*). La présence d'un psychiatre est utile. Il faut également se méfier des agités anxieux qui peuvent présenter un risque suicidaire majeur.

- Pouls, PA, température.
- Contention du patient et mise en place si possible d'une voie veineuse.
- Bilan biologique :
  - ionogramme sanguin ;
  - glycémie ;
  - urée, créatinine ;
  - éventuelle recherche de toxiques et alcoolémie ;
  - GDS.

Signes de gravité

- Accès de **fureur et dangerosité**.
- Altération de l'état de conscience associée à des troubles respiratoires.
- Température > 40 °C.
- Glycémie capillaire < 2,5 mmol/L.

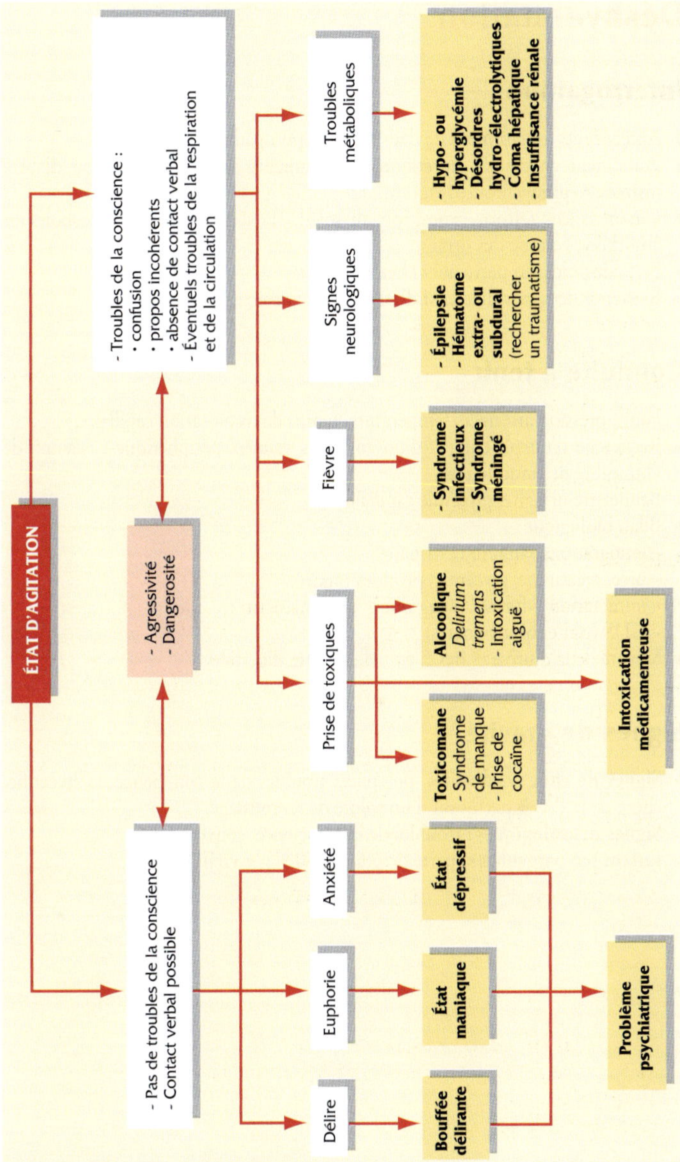
ÉTAT D'AGITATION
- Troubles de la conscience :
• confusion
• propos incohérents
• absence de contact verbal
- Éventuels troubles de la respiration et de la circulation
- Agressivité
- Dangerosité
- Pas de troubles de la conscience
- Contact verbal possible
Troubles métaboliques
Signes neurologiques
Fièvre
Prise de toxiques
Anxiété
Euphorie
Délire
- Hypo- ou hyperglycémie
- Désordres hydro-électrolytiques
- Coma hépatique
- Insuffisance rénale
- Épilepsie
- Hématome extra- ou subdural (rechercher un traumatisme)
- Syndrome infectieux
- Syndrome méningé
Alcoolique
- Delirium tremens
- Intoxication aiguë
Toxicomane
- Syndrome de manque
- Prise de cocaïne
Intoxication médicamenteuse
État dépressif
État maniaque
Bouffée délirante
Problème psychiatrique

Déshydratation

Interrogatoire

- Antécédents, notamment de diabète, de néphropathie…
- Traitement en cours : diurétiques, médicaments pouvant induire un diabète insipide néphrogénique (lithium…) ?
- Circonstances (effort, exposition au soleil…), volumes et types de boissons absorbées, volume des urines.
- Perte de poids, en particulier chez l'enfant ?
- Existence de signes digestifs : diarrhée, vomissements ?

Conduite à tenir

- Pouls, pression artérielle, température, temps de recoloration capillaire.
- Recherche d'un pli cutané, d'un collapsus veineux périphérique ; examen de l'humidité des muqueuses.
- Bandelette urinaire, glycémie capillaire.
- Bilan biologique :
  - ionogramme sanguin et urinaire ;
  - urée, créatinine, glycémie, protides totaux ;
  - numération – formule sanguine avec hématocrite ;
  - GDS (pH et bicarbonates).
- Mesure de la diurèse et des éventuelles pertes digestives.

Signes de gravité

- **Signes de choc :** marbrures, polypnée, troubles de la conscience, tachycardie, chute de la PA → perfusion d'un soluté de remplissage.
- **Signes neurologiques :** troubles de la conscience, convulsions.
- **Enfant** (en particulier si perte de poids > 10 %) et **vieillard**.

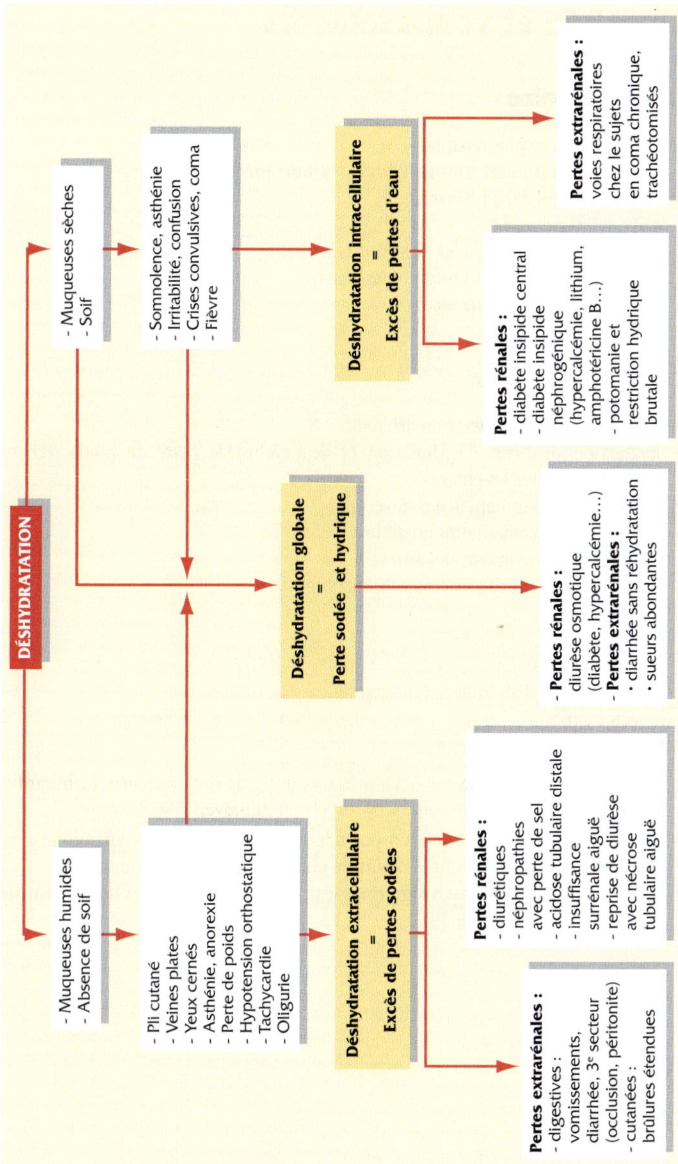
DÉSHYDRATATION
- Muqueuses humides
- Absence de soif
- Pli cutané
- Veines plates
- Yeux cernés
- Asthénie, anorexie
- Perte de poids
- Hypotension orthostatique
- Tachycardie
- Oligurie
Déshydratation extracellulaire = Excès de pertes sodées
Pertes extrarénales :
- digestives : vomissements, diarrhée, 3e secteur (occlusion, péritonite)
- cutanées : brûlures étendues
Pertes rénales :
- diurétiques
- néphropathies avec perte de sel
- acidose tubulaire distale
- insuffisance surrénale aiguë
- reprise de diurèse avec nécrose tubulaire aiguë
Déshydratation globale = Perte sodée et hydrique
- Pertes rénales : diurèse osmotique (diabète, hypercalcémie...)
- Pertes extrarénales :
· diarrhée sans réhydratation
· sueurs abondantes
- Muqueuses sèches
- Soif
- Somnolence, asthénie
- Irritabilité, confusion
- Crises convulsives, coma
- Fièvre
Déshydratation intracellulaire = Excès de pertes d'eau
Pertes rénales :
- diabète insipide central
- diabète insipide néphrogénique (hypercalcémie, lithium, amphotéricine B...)
- potomanie et restriction hydrique brutale
Pertes extrarénales : voies respiratoires chez le sujets en coma chronique, trachéotomisés

Diarrhée et vomissements

Interrogatoire

- Début brutal et progressif ?
- Aliments consommés dans les 24 h et les jours précédents ?
- Autres malades dans l'entourage ?
- Voyage à l'étranger ?
- Aspect et couleur des selles, des vomissements ?
- Douleur abdominale ? Diffuse, localisée ?
- Traitement antibiotique récent ?

Conduite à tenir

- Température, pouls, pression artérielle.
- Évaluation de l'état d'hydratation et de l'éventuelle perte de poids récente (notamment chez les enfants).
- Examen de l'abdomen. Toucher rectal.
- Examens complémentaires possibles :
  - recherche de sang dans les selles ;
  - examen des selles au microscope après coloration ;
  - coproculture ;
  - NFS ;
  - hémocultures ;
  - radiographie d'abdomen, échographie ;
  - rectoscopie.

Signes de gravité

- La priorité est la recherche d'un possible retentissement hémodynamique avec une hypotension et des signes d'**état de choc** (hypovolémie et/ou sepsis).
- La présence d'un **abdomen aigu** impose un avis chirurgical pour une éventuelle intervention en urgence.

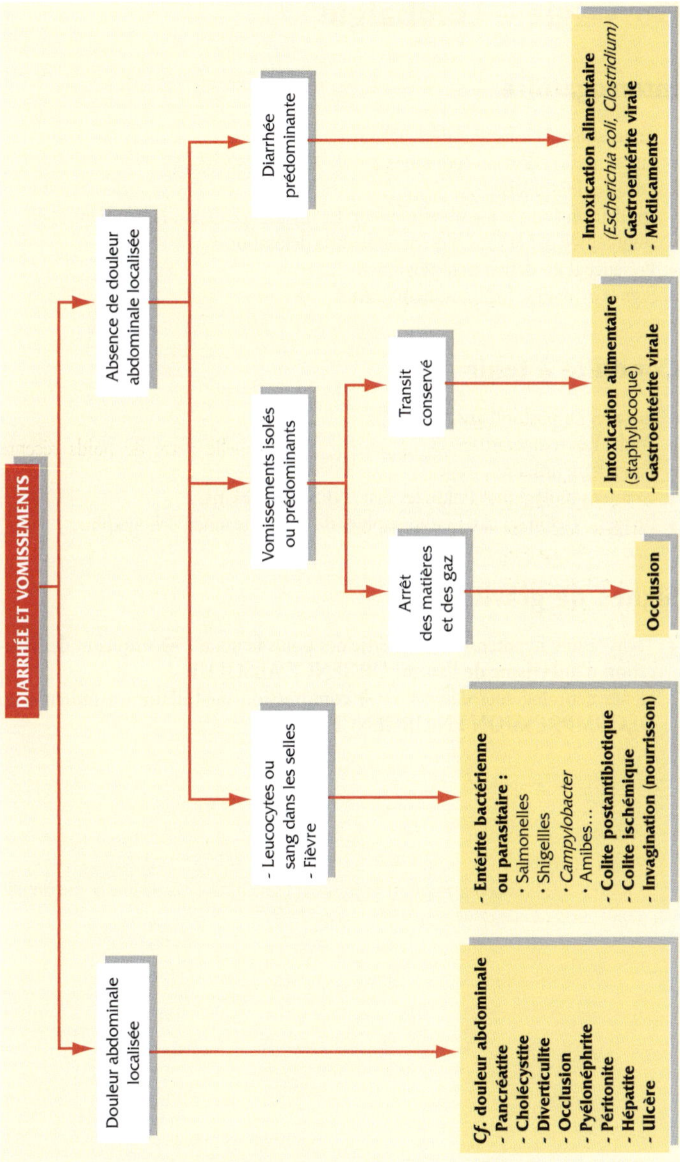
DIARRHÉE ET VOMISSEMENTS
Douleur abdominale localisée
Absence de douleur abdominale localisée
- Leucocytes ou sang dans les selles
- Fièvre
Vomissements isolés ou prédominants
Diarrhée prédominante
Arrêt des matières et des gaz
Transit conservé
Cf. douleur abdominale
- Pancréatite
- Cholécystite
- Diverticulite
- Occlusion
- Pyélonéphrite
- Péritonite
- Hépatite
- Ulcère
- Entérite bactérienne ou parasitaire :
· Salmonelles
· Shigelles
· Campylobacter
· Amibes...
- Colite postantibiotique
- Colite ischémique
- Invagination (nourrisson)
Occlusion
- Intoxication alimentaire (staphylocoque)
- Gastroentérite virale
- Intoxication alimentaire (Escherichia coli, Clostridium)
- Gastroentérite virale
- Médicaments

Dorsalgie – Lombalgie

Interrogatoire

- Traumatisme ou facteur déclenchant ?
- Survenue à l'effort ou spontanée ?
- Localisation précise.
- Irradiation (vers le membre inférieur, les organes génitaux, l'abdomen…) ?
- Augmentée par la toux, l'éternuement, la défécation ?
- Présence d'un déficit neurologique ?
- Signes urinaires : brûlures, hématurie ?

Conduite à tenir

- Installer en position antalgique.
- Pouls, PA, température.
- Bandelette urinaire.
- Examens biologiques (selon les cas) : NFS, CRP, ECBU.
- Imagerie (selon les cas) : radiographies du rachis, scanner, échographie.

Signes de gravité

- Tachycardie, hypotension, asymétrie des pouls fémoraux → suspicion de **fissuration d'anévrisme de l'aorte : URGENCE ABSOLUE.**
- Signes neurologiques déficitaires → **compression médullaire ou radiculaire : DÉCOMPRESSION EN URGENCE.**

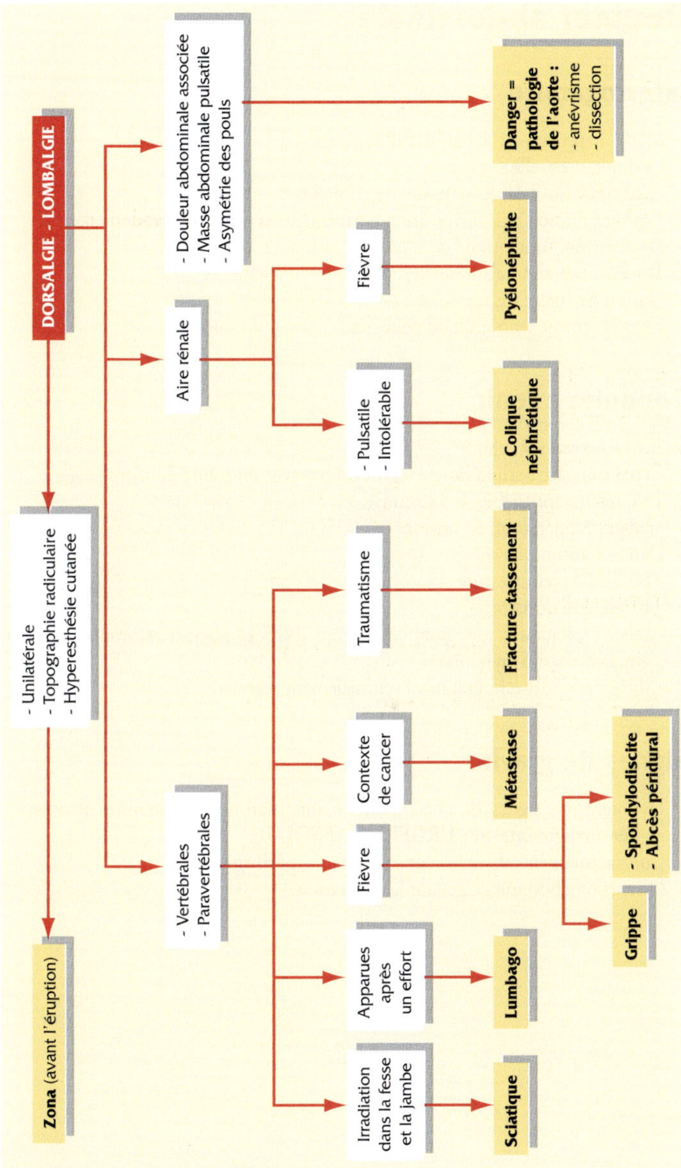
DORSALGIE - LOMBALGIE
- Unilatérale
- Topographie radiculaire
- Hyperesthésie cutanée
Zona (avant l'éruption)
- Douleur abdominale associée
- Masse abdominale pulsatile
- Asymétrie des pouls
Danger = pathologie de l'aorte :
- anévrisme
- dissection
Aire rénale
Fièvre
Pyélonéphrite
- Pulsatile
- Intolérable
Colique néphrétique
- Vertébrales
- Paravertébrales
Traumatisme
Fracture-tassement
Contexte de cancer
Métastase
Fièvre
- Spondylodiscite
- Abcès péridural
Grippe
Apparues après un effort
Lumbago
Irradiation dans la fesse et la jambe
Sciatique

Douleur abdominale

Interrogatoire

- Mode d'apparition : début brutal ou progressif ?
- La douleur est-elle :
  - continue ou avec des périodes de rémission ?
  - calmée ou non par une position particulière ou un médicament ?
- Localisation, irradiation.
- Troubles fonctionnels : diarrhée, nausées, vomissements ?
- Notion de traumatisme.
- Chez la femme jeune : retard de règles ?

Conduite à tenir

- Si hypotension ou choc :
  - voie veineuse périphérique de gros calibre avec un soluté de remplissage ;
  - O_2 nasal à fort débit (6-9 L/min) ;
  - bilan préopératoire en urgence et GDS.
- Dans les autres cas :
  - pouls, PA, température ;
  - bandelette urinaire ;
  - bilan biologique : ionogramme sanguin, NFS et plaquettes, éventuellement amylasémie et amylasurie ;
  - imagerie : ASP, échographie, éventuellement scanner.

Signes de gravité

- Hypotension, signes de choc (pouls filant, marbrures, extrémités froides…) **→ hémorragie interne : URGENCE ABSOLUE.**
- Contracture généralisée : « ventre de bois » = **péritonite.**
- Distension abdominale gênant la respiration.

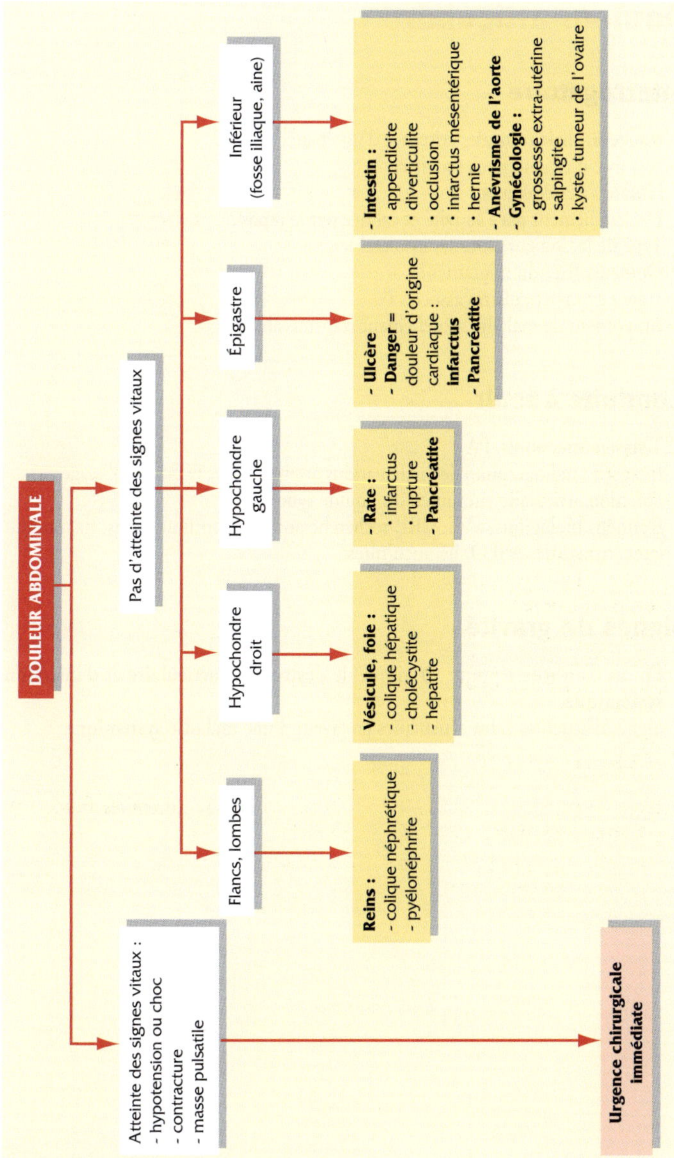
DOULEUR ABDOMINALE
Atteinte des signes vitaux :
- hypotension ou choc
- contracture
- masse pulsatile
Urgence chirurgicale immédiate
Pas d'atteinte des signes vitaux
Flancs, lombes
Reins :
- colique néphrétique
- pyélonéphrite
Hypochondre droit
Vésicule, foie :
- colique hépatique
- cholécystite
- hépatite
Hypochondre gauche
- Rate :
· infarctus
· rupture
- Pancréatite
Épigastre
- Ulcère
- Danger = douleur d'origine cardiaque :
infarctus
- Pancréatite
Inférieur (fosse iliaque, aine)
- Intestin :
· appendicite
· diverticulite
· occlusion
· infarctus mésentérique
· hernie
- Anévrisme de l'aorte
- Gynécologie :
· grossesse extra-utérine
· salpingite
· kyste, tumeur de l'ovaire

Douleur articulaire

Interrogatoire

- Rougeur, chaleur locale, existence d'un épanchement ?
- Nombre d'articulations touchées.
- Horaires des douleurs.
- Déclenchement par l'activité et calmée par le repos ?
- Type de la douleur : sourde, intolérable... ?
- Douleurs fixes ou migrantes ?
- Signes extra-articulaires associés ?
- Antécédent de maladie sexuellement transmissible ?

Conduite à tenir

- Température, pouls, PA.
- Imagerie : radiographies des articulations atteintes.
- Ponction articulaire et examen du liquide synovial.
- Examens biologiques : VS, CRP, recherche anticorps antinucléaires, fixation du latex, titrage des ASLO, hémocultures.

Signes de gravité

- En cas d'arthrite septique → risque de **destruction articulaire** et d'**infection systémique**.
- Signes d'atteintes extra-articulaires en faveur d'une **maladie systémique**.

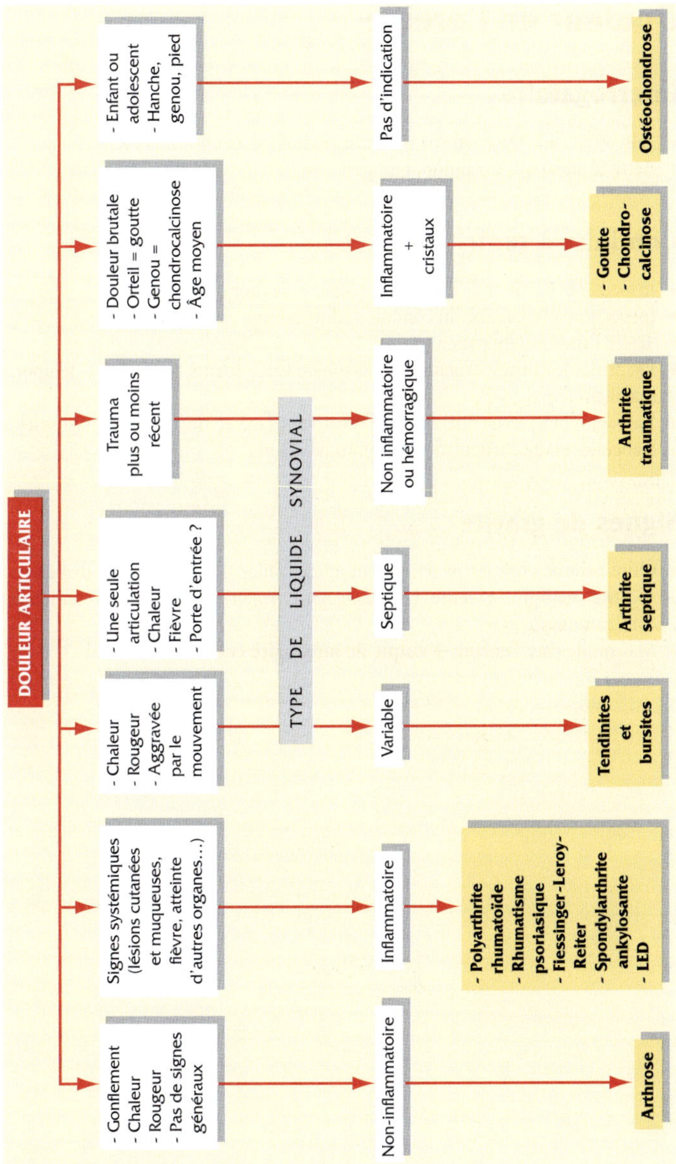
DOULEUR ARTICULAIRE
- Gonflement
- Chaleur
- Rougeur
- Pas de signes généraux
Signes systémiques (lésions cutanées et muqueuses, fièvre, atteinte d'autres organes…)
- Chaleur
- Rougeur
- Aggravée par le mouvement
- Une seule articulation
- Chaleur
- Fièvre
- Porte d'entrée ?
Trauma plus ou moins récent
- Douleur brutale
- Orteil = goutte
- Genou = chondrocalcinose
- Âge moyen
- Enfant ou adolescent
- Hanche, genou, pied
TYPE DE LIQUIDE SYNOVIAL
Non-inflammatoire
Inflammatoire
Variable
Septique
Non inflammatoire ou hémorragique
Inflammatoire + cristaux
Pas d'indication
Arthrose
- Polyarthrite rhumatoïde
- Rhumatisme psoriasique
- Fiessinger-Leroy-Reiter
- Spondylarthrite ankylosante
- LED
Tendinites et bursites
Arthrite septique
Arthrite traumatique
- Goutte
- Chondrocalcinose
Ostéochondrose

Douleur de l'oreille

Interrogatoire

- Antécédents de traumatisme ou d'une pathologie connue de l'oreille.
- Activité aquatique : natation, plongée… ?

Conduite à tenir

- Inspecter le pavillon de l'oreille : le palper et le tirer délicatement.
- Inspection à l'otoscope du conduit auditif externe et du tympan.
- Tester l'audition du patient.
- Examiner les autres structures de la sphère ORL (dents, articulation temporo-maxillaire…).
- Radiographies : mastoïde en cas d'otorrhée ; face et sinus en cas de suspicion d'abcès dentaire ; articulation temporomaxillaire.

Signes de gravité

- Otite externe chez les patients immunodéprimés (le plus souvent diabétique) → **otite maligne externe** (*Pseudomonas aeruginosa* résistant au traitement conventionnel).
- Mastoïdite chez l'enfant → **risque de méningite et d'abcès cérébral**.

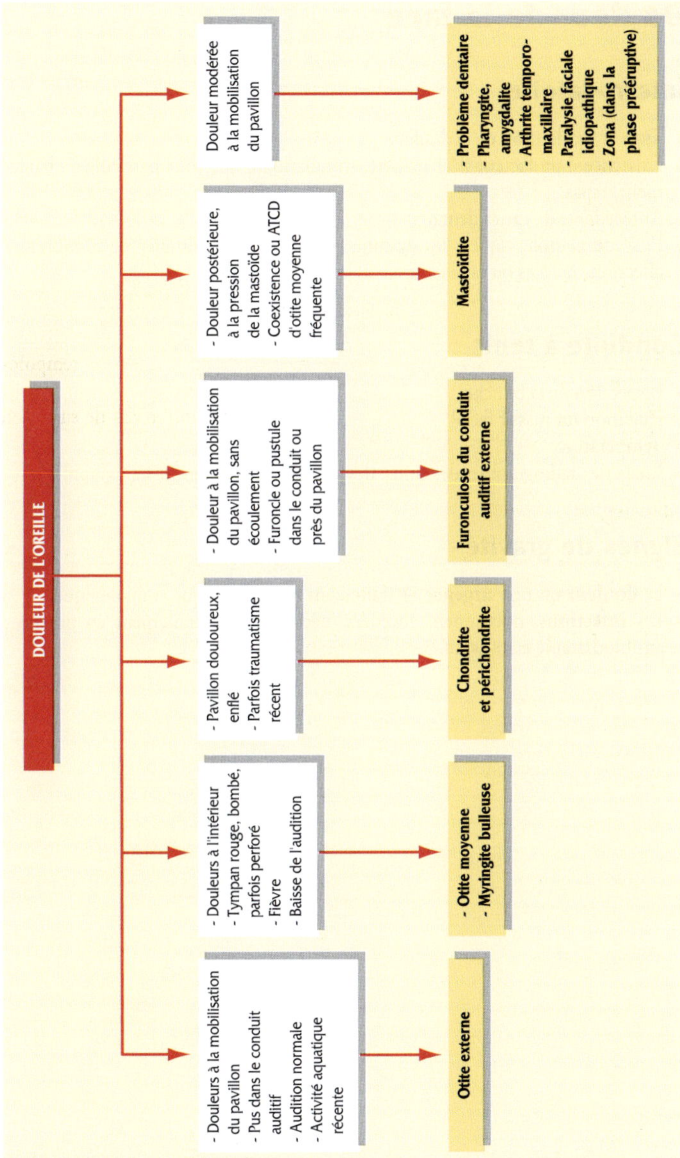
DOULEUR DE L'OREILLE
- Douleurs à la mobilisation du pavillon
- Pus dans le conduit auditif
- Audition normale
- Activité aquatique récente
Otite externe
- Douleurs à l'intérieur
- Tympan rouge, bombé, parfois perforé
- Fièvre
- Baisse de l'audition
- Otite moyenne
- Myringite bulleuse
- Pavillon douloureux, enflé
- Parfois traumatisme récent
Chondrite et périchondrite
- Douleur à la mobilisation du pavillon, sans écoulement
- Furoncle ou pustule dans le conduit ou près du pavillon
Furonculose du conduit auditif externe
- Douleur postérieure, à la pression de la mastoïde
- Coexistence ou ATCD d'otite moyenne fréquente
Mastoïdite
Douleur modérée à la mobilisation du pavillon
- Problème dentaire
- Pharyngite, amygdalite
- Arthrite temporo-maxillaire
- Paralysie faciale idiopathique
- Zona (dans la phase préruptive)

Douleur de la face

Interrogatoire

- Type et localisation de la douleur.
- Existence d'un facteur déclenchant : stimulation d'une zone particulière, bâillement, repas… ?
- Antécédents de caries dentaires ?
- Prise de neuroleptiques : les dystonies aiguës peuvent simuler de nombreuses affections faciales ou oculaires.

Conduite à tenir

- Inspection de la bouche.
- Palpation du massif facial.
- Température.
- Imagerie : radiographies des sinus, des tissus mous de la joue, sialographie.

Signes de gravité

- La **douleur est une urgence** → traitement symptomatique et étiologique.
- Les **infections**, notamment abcédées, nécessitent un traitement en urgence : antibiothérapie et excision.

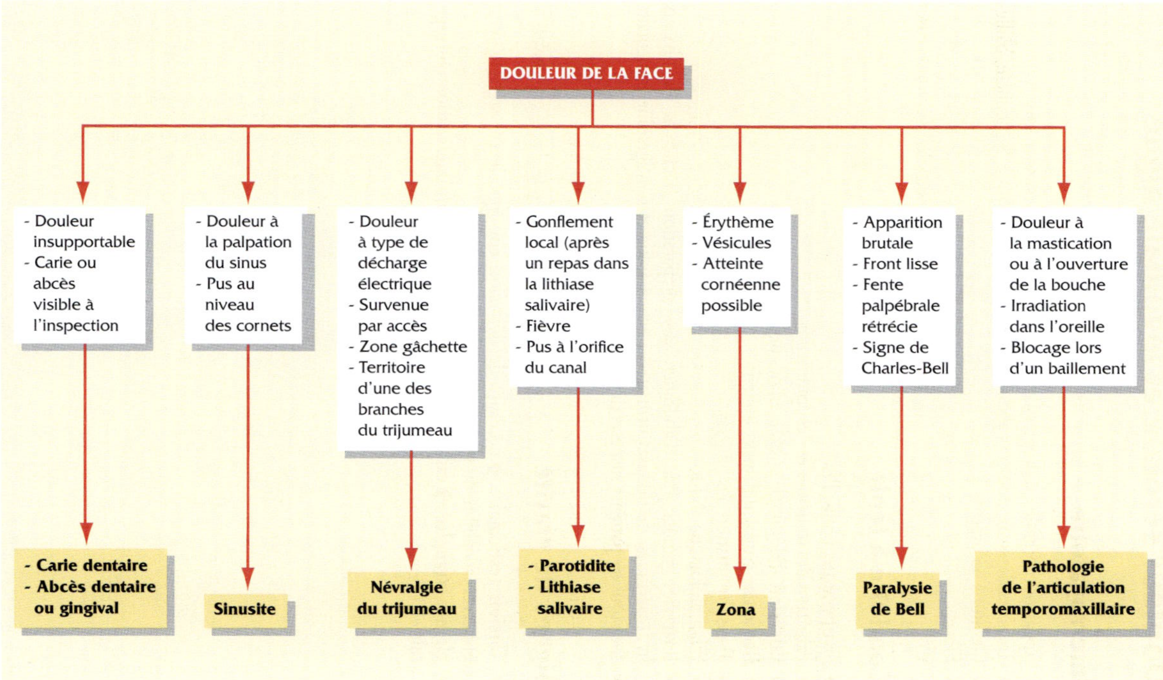
DOULEUR DE LA FACE
- Douleur insupportable
- Carie ou abcès visible à l'inspection
- Carie dentaire
- Abcès dentaire ou gingival
- Douleur à la palpation du sinus
- Pus au niveau des cornets
Sinusite
- Douleur à type de décharge électrique
- Survenue par accès
- Zone gâchette
- Territoire d'une des branches du trijumeau
Névralgie du trijumeau
- Gonflement local (après un repas dans la lithiase salivaire)
- Fièvre
- Pus à l'orifice du canal
- Parotidite
- Lithiase salivaire
- Érythème
- Vésicules
- Atteinte cornéenne possible
Zona
- Apparition brutale
- Front lisse
- Fente palpébrale rétrécie
- Signe de Charles-Bell
Paralysie de Bell
- Douleur à la mastication ou à l'ouverture de la bouche
- Irradiation dans l'oreille
- Blocage lors d'un baillement
Pathologie de l'articulation temporomaxillaire

Douleur scrotale et inguinale aiguë

Interrogatoire

- Apparition brutale ou progressive ? Après un effort, un exercice sportif ?
- Troubles digestifs, douleurs abdominales associées ?
- Oreillons ou urétrite ?
- Fièvre ?

Conduite à tenir

- Température, pouls, PA.
- Palpation des testicules et des épididymes.
- Palpation abdominale et examen des orifices herniaires.
- Recherche d'un écoulement urétral.
- Transillumination des bourses.
- Bilan biologique : NFS.
- Imagerie : radiographie d'abdomen sans préparation (recherche de niveaux hydroaériques, de lithiases urinaires) ; échographie et scintigraphie testiculaire chez tous les patients suspects de torsion.

Signes de gravité

- **Torsion testiculaire** → nécessité de détorsion chirurgicale en urgence pour préserver la viabilité du testicule.
- **Hernie étranglée** → essai de réduction manuelle, sinon intervention chirurgicale en urgence.

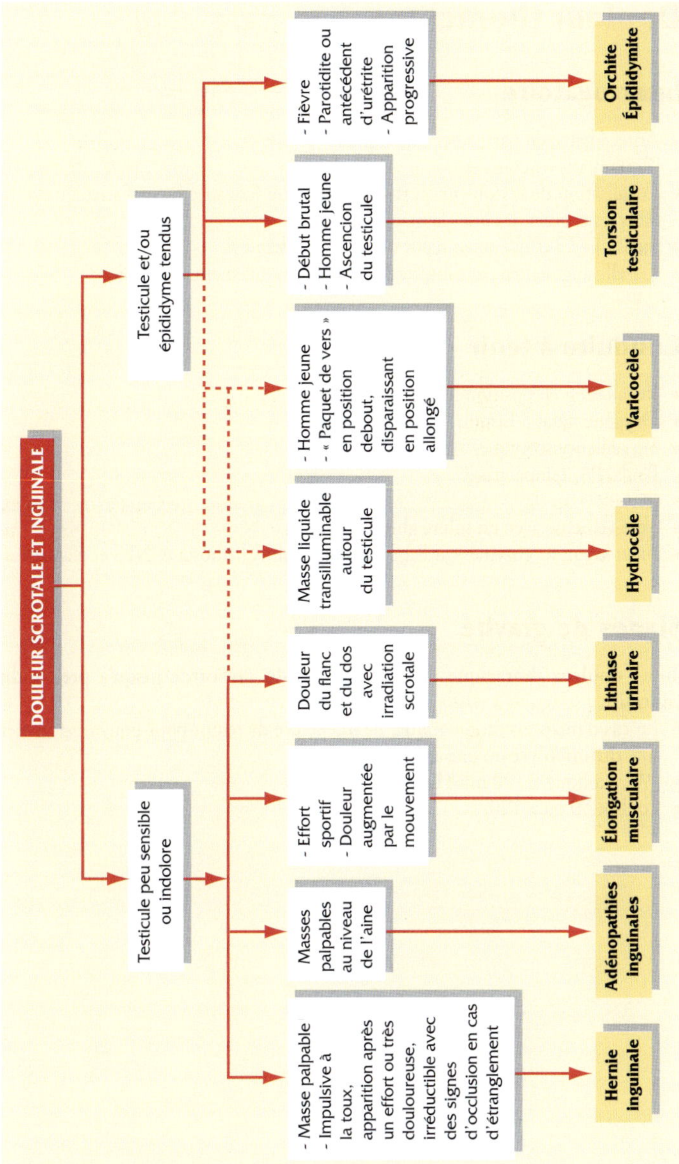
DOULEUR SCROTALE ET INGUINALE
Testicule et/ou épididyme tendus
Testicule peu sensible ou indolore
- Fièvre - Parotidite ou antécédent d'urétrite - Apparition progressive
- Début brutal - Homme jeune - Ascencion du testicule
- Homme jeune - « Paquet de vers » en position debout, disparaissant en position allongé
Masse liquide transilluminable autour du testicule
Douleur du flanc et du dos avec irradiation scrotale
- Effort sportif - Douleur augmentée par le mouvement
Masses palpables au niveau de l'aine
- Masse palpable - Impulsive à la toux, apparition après un effort ou très douloureuse, irréductible avec des signes d'occlusion en cas d'étranglement
Orchite Épididymite
Torsion testiculaire
Varicocèle
Hydrocèle
Lithiase urinaire
Élongation musculaire
Adénopathies inguinales
Hernie inguinale

Douleur thoracique

Interrogatoire

- Antécédents, en particulier cardiaques.
- Traitements en cours.
- Localisation de la douleur ? Est-ce qu'elle serre (constrictive) ? Est-ce qu'elle va dans les épaules, les bras, la mâchoire ?
- Survenue à l'effort ou au repos ? Horaire de début ?
- Est-elle augmentée par l'inspiration, par un mouvement particulier ?

Conduite à tenir

- Installation en position buste surélevé.
- Oxygène nasal 3 L/min.
- Surveillance scopique.
- Pouls, PA, température.
- ECG.
- Voie veineuse avec un soluté glucosé.
- Bilan sanguin : enzymes cardiaques, ionogramme, hémostase, NFS et plaquettes.

Signes de gravité

Toute douleur thoracique est un infarctus du myocarde jusqu'à preuve du contraire.

- En cas d'infarctus du myocarde, ne pas perdre de temps pour pouvoir effectuer une **thrombolyse** ou une **angioplastie**.
- PA systolique < 100 mmHg.
- Pouls < 50 ou > 120.

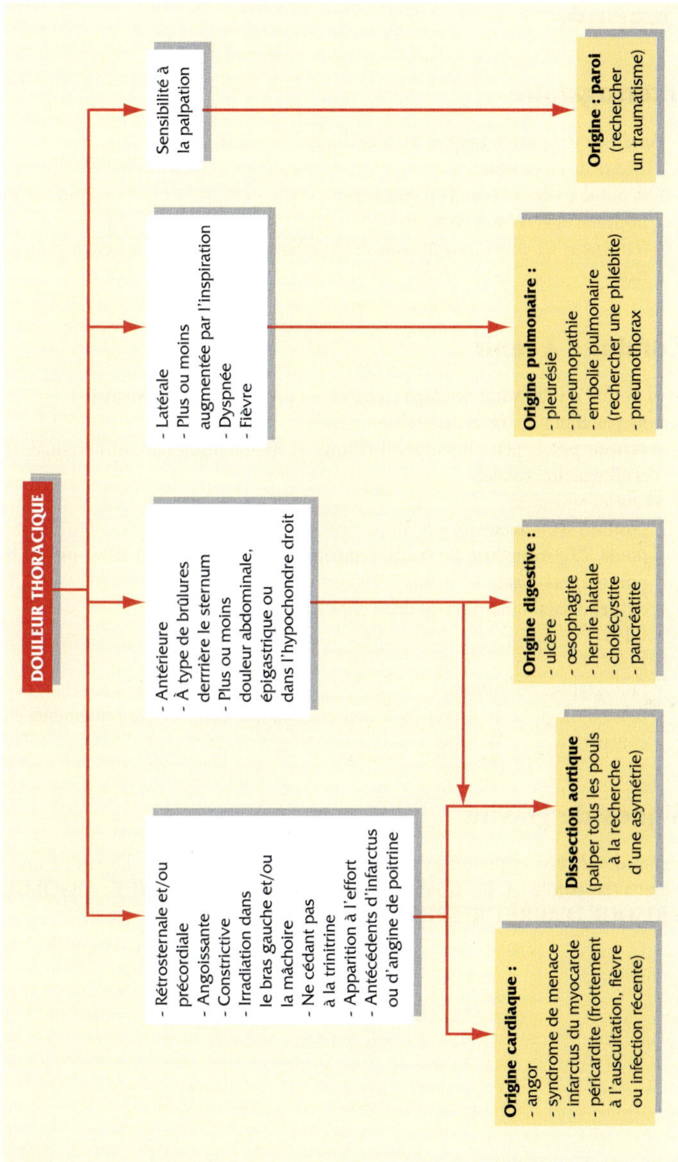
DOULEUR THORACIQUE
- Rétrosternale et/ou précordiale
- Angoissante
- Constrictive
- Irradiation dans le bras gauche et/ou la mâchoire
- Ne cédant pas à la trinitrine
- Apparition à l'effort
- Antécédents d'infarctus ou d'angine de poitrine
- Antérieure
- À type de brûlures derrière le sternum
- Plus ou moins douleur abdominale, épigastrique ou dans l'hypochondre droit
- Latérale
- Plus ou moins augmentée par l'inspiration
- Dyspnée
- Fièvre
Sensibilité à la palpation
Origine cardiaque :
- angor
- syndrome de menace
- infarctus du myocarde
- péricardite (frottement à l'auscultation, fièvre ou infection récente)
Dissection aortique (palper tous les pouls à la recherche d'une asymétrie)
Origine digestive :
- ulcère
- œsophagite
- hernie hiatale
- cholécystite
- pancréatite
Origine pulmonaire :
- pleurésie
- pneumopathie
- embolie pulmonaire (rechercher une phlébite)
- pneumothorax
Origine : paroi (rechercher un traumatisme)

Dyspnée

Interrogatoire

- Antécédents : cardiologiques, asthme, bronchite chronique...
- Histoire de la maladie :
  - début des signes et mode d'installation ;
  - notion d'aggravation récente ;
  - traitement en cours, notamment des antibiotiques pour une infection pulmonaire.

Conduite à tenir

- Si notion d'inhalation de corps étranger (en particulier chez l'enfant) :
  - ne pas allonger, laisser en position assise ;
  - surtout pas de geste intempestif (risque de mobilisation du corps étranger et d'obstruction totale).
- Dans les autres cas :
  - position semi-assise ;
  - pouls, PA, oxymétrie de pouls, température, éventuellement débit-mètre de pointe (*peak-flow*) ;
  - oxygène nasal (attention au débit chez l'insuffisant respiratoire) ;
  - GDS ;
  - ECG ;
  - radiographie pulmonaire ;
  - bilan biologique à adapter en fonction des antécédents et des traitements en cours.

Signes de gravité

Signes de détresse respiratoire : polypnée, cyanose, tirage, sueurs. En cas de difficulté à la parole et de troubles de la conscience : **URGENCE ABSOLUE = RISQUE D'ARRÊT RESPIRATOIRE BRUTAL.**

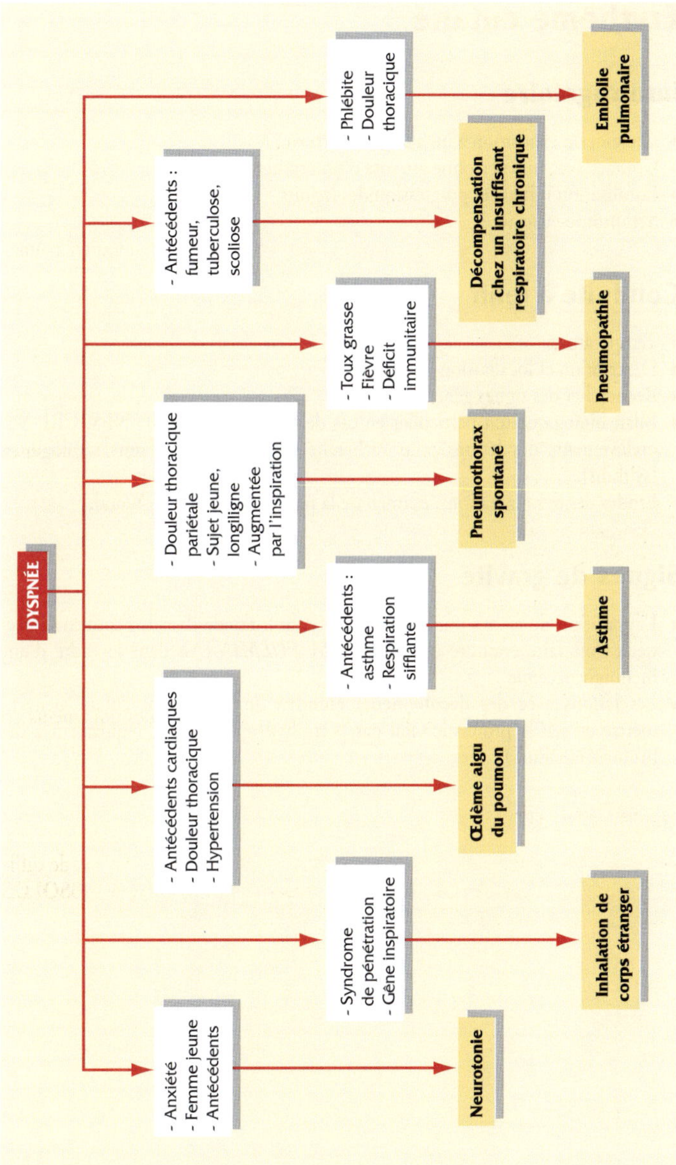
DYSPNÉE
- Anxiété
- Femme jeune
- Antécédents
Neurotonie
- Syndrome de pénétration
- Gêne inspiratoire
Inhalation de corps étranger
- Antécédents cardiaques
- Douleur thoracique
- Hypertension
Œdème aigu du poumon
- Antécédents : asthme
- Respiration sifflante
Asthme
- Douleur thoracique pariétale
- Sujet jeune, longiligne
- Augmentée par l'inspiration
Pneumothorax spontané
- Toux grasse
- Fièvre
- Déficit immunitaire
Pneumopathie
- Antécédents : fumeur, tuberculose, scoliose
Décompensation chez un insuffisant respiratoire chronique
- Phlébite
- Douleur thoracique
Embolie pulmonaire

Érythème cutané

Interrogatoire

- Contact ou exposition à un allergène ? Prurit ?
- Contact avec une personne atteinte d'un érythème cutané ?
- Localisation initiale et progression des lésions.
- Symptômes associés ?

Conduite à tenir

- Température.
- Description et localisation des lésions.
- Rechercher des signes généraux associés.
- Bilan biologique (en particulier en cas de signes d'infection) : NFS, CRP, VS, prélèvements des lésions pour recherche microbiologique, tests sérologiques (syphilis).
- Études des desquamations, examen de la peau à la lumière de Wood.

Signes de gravité

- L'apparition de taches purpuriques d'extension rapide dans un contexte infectieux doit faire craindre un ***PURPURA FULMINANS*** dans le cadre d'une méningococcémie.
- Les lésions avec des **décollements étendus** du revêtement cutané peuvent mettre en jeu le pronostic vital par perte hydrique massive (équivalent à des brûlures étendues).

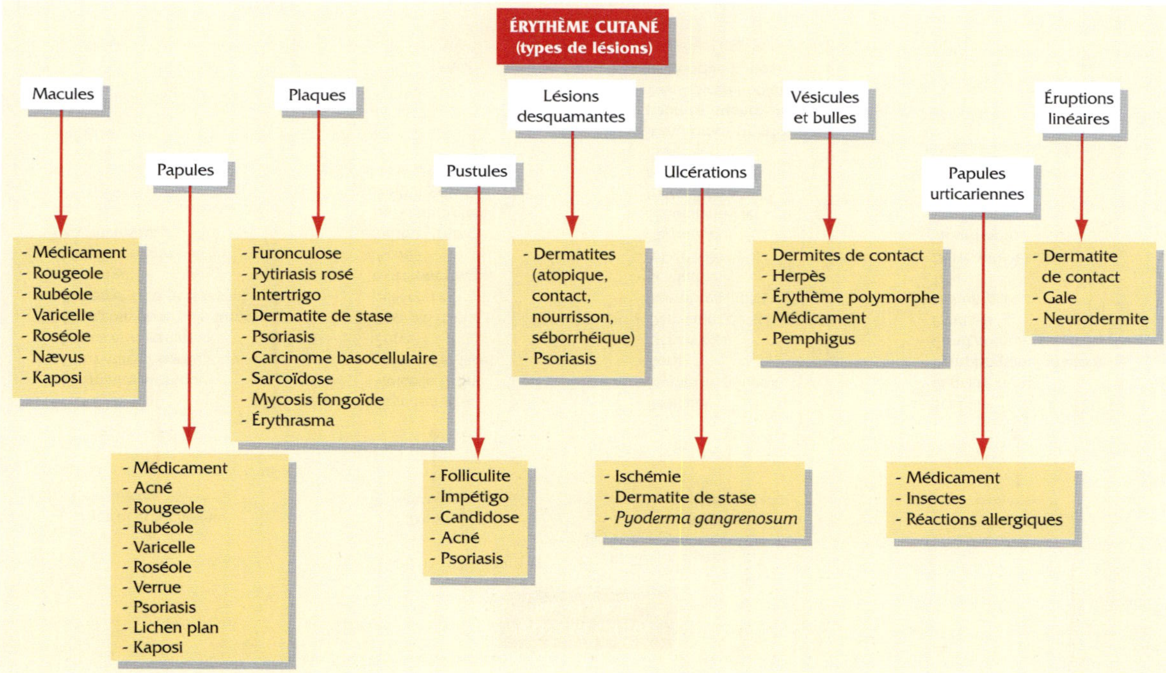
ÉRYTHÈME CUTANÉ
(types de lésions)
Macules
- Médicament
- Rougeole
- Rubéole
- Varicelle
- Roséole
- Nævus
- Kaposi
Papules
- Médicament
- Acné
- Rougeole
- Rubéole
- Varicelle
- Roséole
- Verrue
- Psoriasis
- Lichen plan
- Kaposi
Plaques
- Furonculose
- Pytiriasis rosé
- Intertrigo
- Dermatite de stase
- Psoriasis
- Carcinome basocellulaire
- Sarcoïdose
- Mycosis fongoïde
- Érythrasma
Pustules
- Folliculite
- Impétigo
- Candidose
- Acné
- Psoriasis
Lésions desquamantes
- Dermatites (atopique, contact, nourrisson, séborrhéique)
- Psoriasis
Ulcérations
- Ischémie
- Dermatite de stase
- *Pyoderma gangrenosum*
Vésicules et bulles
- Dermites de contact
- Herpès
- Érythème polymorphe
- Médicament
- Pemphigus
Papules urticariennes
- Médicament
- Insectes
- Réactions allergiques
Éruptions linéaires
- Dermatite de contact
- Gale
- Neurodermite

ÉRYTHÈME CUTANÉ (localisation)

Face et cuir chevelu

- Acné
- Dermatite atopique
- Dermatite séborrhéique
- Lupus érythémateux
- Rougeole (face puis tronc)
- Rubéole (face puis tronc)
- Impétigo
- Herpès et zona
- Xanthelasma

Tronc

- Pityriasis rosé
- Varicelle (tronc puis cou et face)
- Zona
- Roséole (tronc puis cou et extrémités sup.)
- Acné
- Typhus (tronc puis extrémités, centrifuge)

Membres

- Psoriasis
- Érythème noueux
- Zona
- Lichen plan
- Dermatite de stase (membres inf.)
- Scarlatine (plis de flexion)
- Purpura de Schoenlein-Henoch (pétéchies aux membres inf.)
- Gale
- Xanthomes (tendons, paumes, tubérosités)
- Nécrobiose lipoïdique diabétique (pieds)

Périnée

- Syphilis
- Chancre mou
- Lymphogranulomatose
- Condylomes acuminés
- Psoriasis
- Lichen plan
- Teigne
- Dermatite fessière (nourrisson)
- Erythrasma
- Pédiculose
- Herpès

État de choc

Interrogatoire

Il est, bien sûr, réduit au minimum en cas d'atteinte majeure des fonctions vitales.

- Antécédents.
- Type de symptômes, depuis quand ?
- Notion d'allergie, prise de médicaments récente, aliments ingérés, piqûre d'insecte ?
- Vomissements sanglants, selles rouges ou noires nauséabondes ?
- Infection, traitement en cours ?
- Si chimiothérapie en cours: date de la dernière cure, dernière numération formule sanguine ?

Conduite à tenir

- Installation immédiate en position adaptés:
  - si choc cardiogénique: buste relevé;
  - dans les autres cas: décubitus dorsal, jambes surélevées.
- Oxygénothérapie à fort débit (6-9 L/min).
- Surveillance: scope, pression artérielle, oxymètre de pouls, température.
- Mise en place de 2 voies veineuses de gros calibre (16 G si possible) avec un soluté de remplissage de type cristalloïde (sérum physiologique), puis éventuellement colloïde (*Plasmion*, *Voluven*). Dans le choc cardiogénique, une seule voie veineuse suffit et pas de remplissage.
- Bilan biologique:
  - groupe-Rhésus, agglutinines irrégulières;
  - numération formule sanguine;
  - hémostase;
  - ionogramme sanguin;
  - éventuellement enzymes.
- ECG.
- Imagerie: orientée en fonction de l'étiologie suspectée.

Signes de gravité

Dans tous les cas: **risque de désamorçage de la pompe cardiaque et d'arrêt cardiaque**.

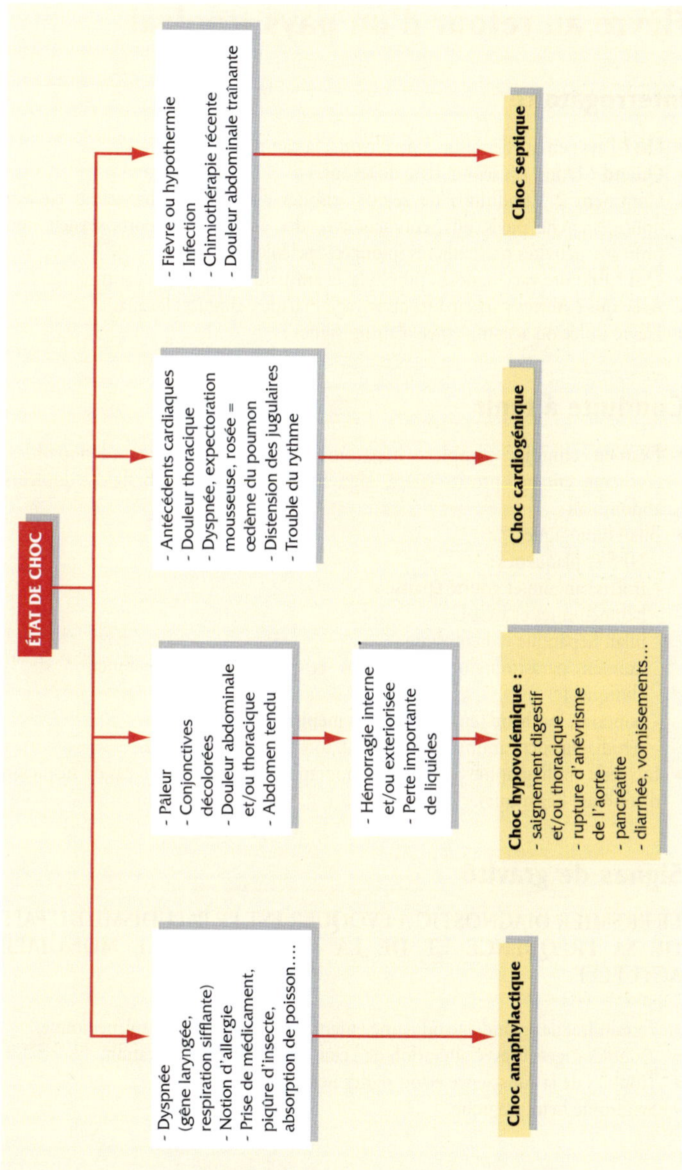
ÉTAT DE CHOC
- Dyspnée
(gêne laryngée,
respiration sifflante)
- Notion d'allergie
- Prise de médicament,
piqûre d'insecte,
absorption de poisson....
Choc anaphylactique
- Pâleur
- Conjonctives
décolorées
- Douleur abdominale
et/ou thoracique
- Abdomen tendu
- Hémorragie interne
et/ou exteriorisée
- Perte importante
de liquides
Choc hypovolémique :
- saignement digestif
et/ou thoracique
- rupture d'anévrisme
de l'aorte
- pancréatite
- diarrhée, vomissements...
- Antécédents cardiaques
- Douleur thoracique
- Dyspnée, expectoration
mousseuse, rosée =
œdème du poumon
- Distension des jugulaires
- Trouble du rythme
Choc cardiogénique
- Fièvre ou hypothermie
- Infection
- Chimiothérapie récente
- Douleur abdominale traînante
Choc septique

Fièvre au retour d'un pays tropical

Interrogatoire

- **Où ?** Pays : en quelle saison, en ville ou à la campagne.
- **Quand ?** Durée du séjour, date de retour.
- **Comment ?** Conditions de séjour : risques alimentaires, baignades en eau douce, marche pieds nus, contacts avec des animaux, rapports sexuels non protégés, activités particulières (plongée, spéléologie, « raids »...).
- **Qui ?** État des vaccinations, prophylaxie antipalustre adaptée et suffisante.
- **Avec qui ?** Autres participants au voyage malades, contacts locaux.
- Fièvre isolée ou accompagnée d'autres signes ?

Conduite à tenir

- Examen clinique complet : hépatomégalie, splénomégalie, adénopathies, érythème cutané, prurit, ictère, signes neurologiques, arthralgies, douleurs abdominales...
- Bilan biologique :
  - NFS et plaquettes ;
  - frottis sanguin et goutte épaisse ;
  - hémocultures et ECBU ;
  - bilan hépatique et hémostase ;
  - examen parasitologique des selles et coproculture (en fonction de la clinique) ;
  - ponction lombaire (en cas de signes méningés) ;
  - sérodiagnostics : amibiase, viroses (en fonction de la clinique).
- Imagerie : radiographie de thorax, échographie abdominale (en cas de suspicion d'amibiase hépatique).

Signes de gravité

LE PREMIER DIAGNOSTIC À ÉVOQUER EST LE PALUDISME DU FAIT DE SA FRÉQUENCE ET DE LA RECRUDESCENCE MONDIALE ACTUELLE.

- Terrain fragile : grand âge ou jeune enfant, grossesse, diabète, splénectomie.
- Troubles digestifs avec altération de l'état général et déshydratation.
- Troubles de la conscience et/ou signes neurologiques.
- Syndrome hémorragique.

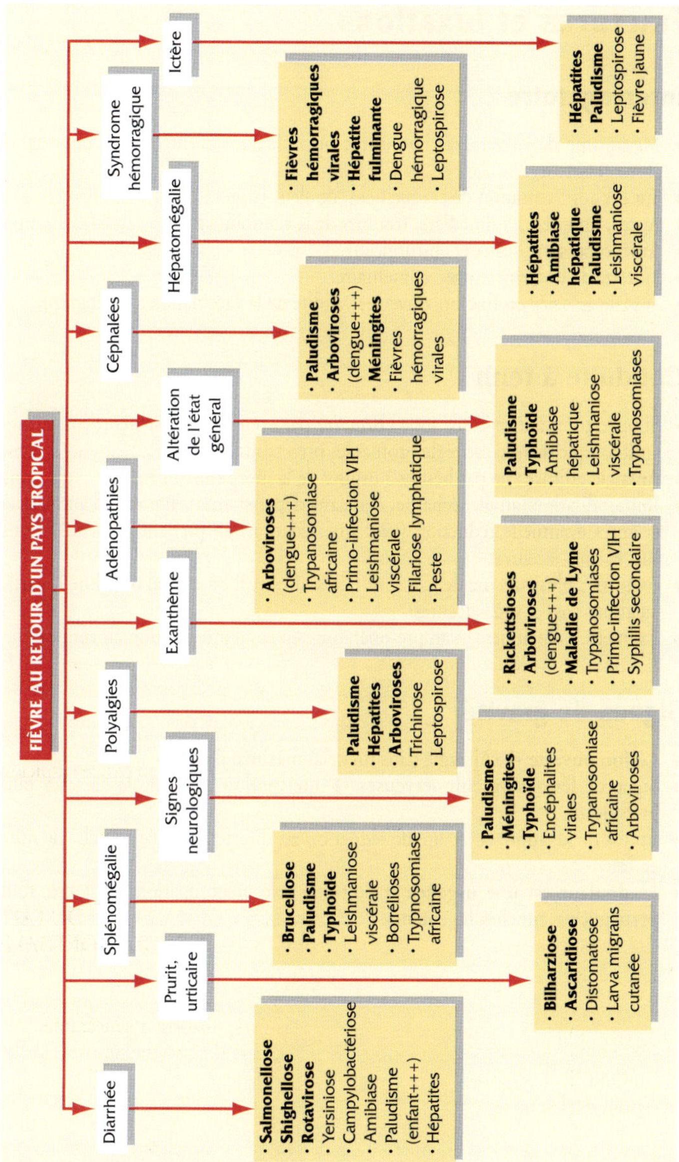
FIÈVRE AU RETOUR D'UN PAYS TROPICAL
Diarrhée
· Salmonellose
· Shighellose
· Rotavirose
· Yersiniose
· Campylobactériose
· Amibiase
· Paludisme (enfant+++)
· Hépatites
Prurit, urticaire
· Bilharziose
· Ascaridiose
· Distomatose
· Larva migrans cutanée
Splénomégalie
· Brucellose
· Paludisme
· Typhoïde
· Leishmaniose viscérale
· Borrélioses
· Trypnosomiase africaine
Signes neurologiques
· Paludisme
· Méningites
· Typhoïde
· Encéphalites virales
· Trypanosomiase africaine
· Arboviroses
Polyalgies
· Paludisme
· Hépatites
· Arboviroses
· Trichinose
· Leptospirose
Exanthème
· Rickettsioses
· Arboviroses (dengue+++)
· Maladie de Lyme
· Trypanosomiases
· Primo-infection VIH
· Syphilis secondaire
Adénopathies
· Arboviroses (dengue+++)
· Trypanosomiase africaine
· Primo-infection VIH
· Leishmaniose viscérale
· Filariose lymphatique
· Peste
Altération de l'état général
· Paludisme
· Typhoïde
· Amibiase hépatique
· Leishmaniose viscérale
· Trypanosomiases
Céphalées
· Paludisme
· Arboviroses (dengue+++)
· Méningites
· Fièvres hémorragiques virales
Hépatomégalie
· Hépatites
· Amibiase hépatique
· Paludisme
· Leishmaniose viscérale
Syndrome hémorragique
· Fièvres hémorragiques virales
· Hépatite fulminante
· Dengue hémorragique
· Leptospirose
Ictère
· Hépatites
· Paludisme
· Leptospirose
· Fièvre jaune

Fractures et luxations

Interrogatoire

- Mécanisme de survenue : choc direct ou indirect, violent ou peu important, chute (hauteur) ?
- Sur le coup : sensation de craquement, douleur (siège) ?
- Après : impotence immédiate, troubles de la sensibilité ?
- Antécédents médicaux et chirurgicaux.
- Horaire de la dernière prise alimentaire.
- Si plaie associée ou fracture ouverte : validité de la vaccination antitétanique.

Conduite à tenir

- Si ouverture : antiseptique iodé (*Bétadine* par exemple), pansement, couverture antibiotique dans le cadre de protocoles pré-établis.
- Antalgie efficace : ne pas hésiter à utiliser de la morphine si besoin.
- Immobilisation (attelle, écharpe, matelas à dépression…) en position antalgique et après éventuelle réduction (avec une sédation) en prenant les articulations sus- et sous-jacentes.
- Imagerie : plusieurs incidences sont nécessaires et il est capital d'inclure les articulations sus- et sous-jacentes.
- Examens biologiques : bilan pré-opératoire en cas d'intervention chirurgicale.

Signes de gravité

- **Lésion ouverte** → chirurgie dans un délai maximal de 6 h.
- Signe de **lésions vasculonerveuses** → intervention chirurgicale dans les plus brefs délais.
- En cas de luxation, la facilité de réduction est directement liée au délai de mise en œuvre.
- La **douleur est une urgence** et doit être une préoccupation constante, tout particulièrement chez les enfants.

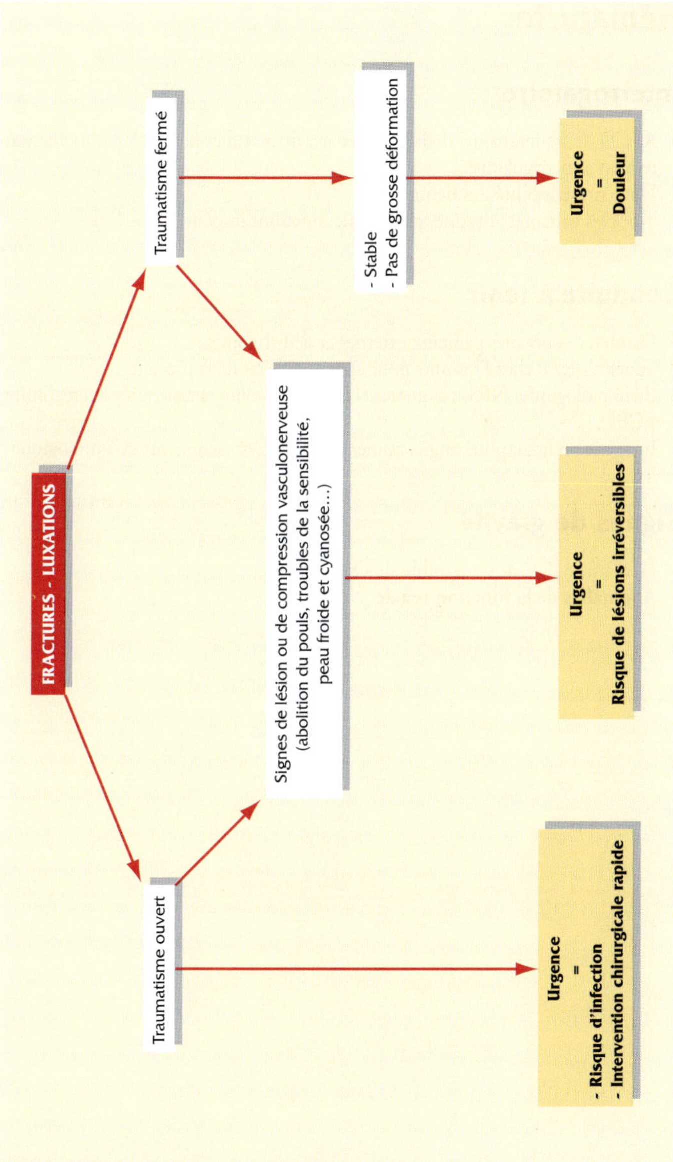
FRACTURES - LUXATIONS
Traumatisme fermé
Traumatisme ouvert
- Stable
- Pas de grosse déformation
Signes de lésion ou de compression vasculonerveuse (abolition du pouls, troubles de la sensibilité, peau froide et cyanosée...)
Urgence
=
Douleur
Urgence
=
Risque de lésions irréversibles
Urgence
=
- Risque d'infection
- Intervention chirurgicale rapide

Hématurie

Interrogatoire

- ATCD de traumatisme, de lithiase rénale, de maladies hématologiques, de traitement anticoagulant ?
- Douleur, sensibilité des flancs ?
- Troubles urinaires : dysurie, pollakiurie, mictions impérieuses… ?

Conduite à tenir

- Examen des organes génitaux externes et de l'abdomen.
- Toucher rectal chez l'homme pour apprécier l'état de la prostate.
- Bilan biologique : NFS, plaquettes, TP et TCA, ionogramme, urée et créatinine.
- ECBU.
- Imagerie : échographie, angioscanner ou UIV. Cystoscopie sur avis urologique.

Signes de gravité

- Hématurie signant un **trouble de l'hémostase**.
- **Anomalies de la fonction rénale**.

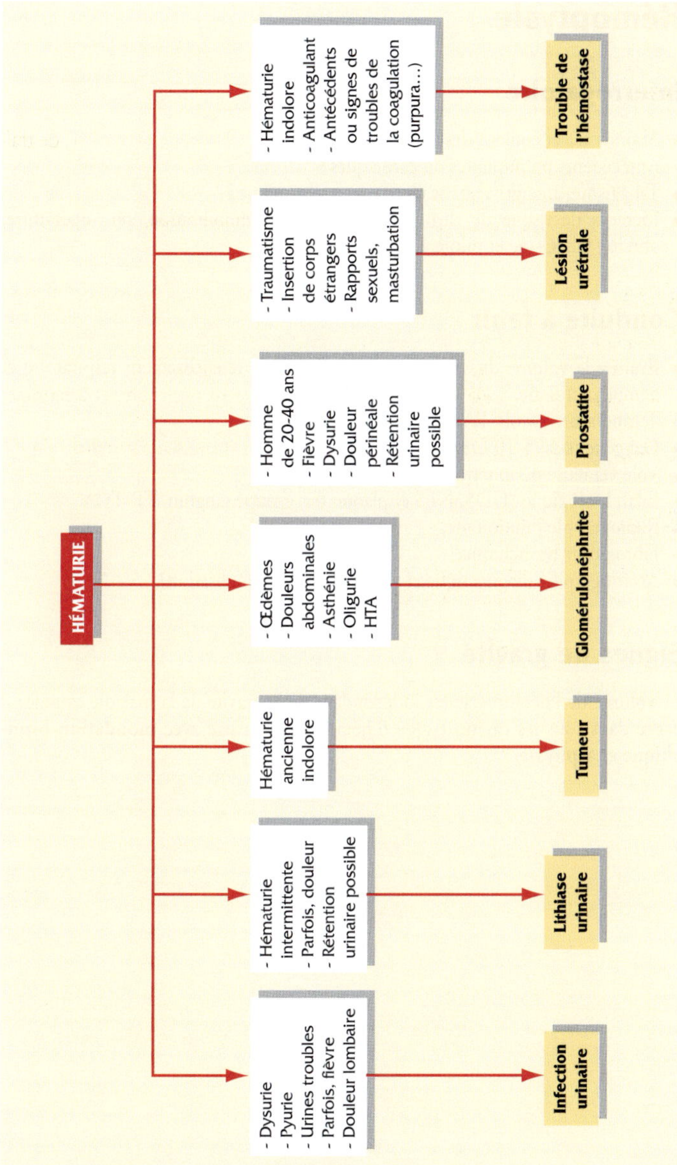
HÉMATURIE
- Dysurie
- Pyurie
- Urines troubles
- Parfois, fièvre
- Douleur lombaire
Infection urinaire
- Hématurie intermittente
- Parfois, douleur
- Rétention urinaire possible
Lithiase urinaire
Hématurie ancienne indolore
Tumeur
- Œdèmes
- Douleurs abdominales
- Asthénie
- Oligurie
- HTA
Glomérulonéphrite
- Homme de 20-40 ans
- Fièvre
- Dysurie
- Douleur périnéale
- Rétention urinaire possible
Prostatite
- Traumatisme
- Insertion de corps étrangers
- Rapports sexuels, masturbation
Lésion urétrale
- Hématurie indolore
- Anticoagulant
- Antécédents ou signes de troubles de la coagulation (purpura…)
Trouble de l'hémostase

Hémoptysie

Interrogatoire

- Abondance et couleur des crachats ?
- Antécédents pulmonaires ou cardiaques ?
- Tabagisme, amaigrissement récent, toux chronique ?
- Facteurs de risque de thrombose veineuse: immobilisation, post-opératoire, obésité, tabagisme et pilule, long voyage...

Conduite à tenir

- Évaluer le volume du saignement, ainsi que son retentissement respiratoire et hémodynamique.
- Température, pouls, PA, SpO_2.
- Oxygène nasal 5-10 L/min.
- Voie veineuse périphérique.
- Bilan biologique: GDS, NFS et plaquettes, groupe sanguin, TP-TCA.
- Radiographie pulmonaire.
- Fibroscopie bronchique.
- Artériographie diagnostique et thérapeutique (embolisation).

Signes de gravité

Le volume de l'hémoptysie est indépendant de la gravité de la maladie causale: il existe dans tous les cas un risque d'hémoptysie massive avec **inondation bronchique et asphyxie**.

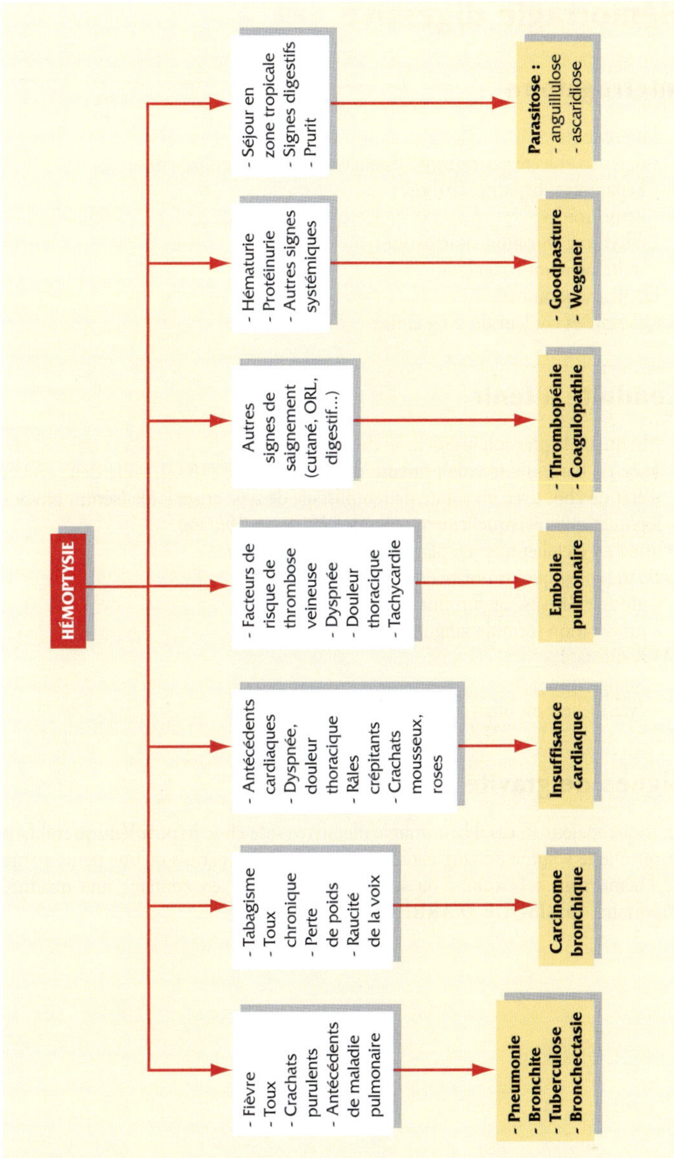
HÉMOPTYSIE
- Fièvre
- Toux
- Crachats purulents
- Antécédents de maladie pulmonaire
- Pneumonie
- Bronchite
- Tuberculose
- Bronchectasie
- Tabagisme
- Toux chronique
- Perte de poids
- Raucité de la voix
Carcinome bronchique
- Antécédents cardiaques
- Dyspnée, douleur thoracique
- Râles crépitants
- Crachats mousseux, roses
Insuffisance cardiaque
- Facteurs de risque de thrombose veineuse
- Dyspnée
- Douleur thoracique
- Tachycardie
Embolie pulmonaire
Autres signes de saignement (cutané, ORL, digestif...)
- Thrombopénie
- Coagulopathie
- Hématurie
- Protéinurie
- Autres signes systémiques
- Goodpasture
- Wegener
- Séjour en zone tropicale
- Signes digestifs
- Prurit
Parasitose :
- anguillulose
- ascaridiose

Hémorragie digestive

Interrogatoire

- Antécédents :
  - digestifs : ulcère gastrique ou duodénal, varices œsophagiennes ;
  - hépatiques : hépatite, cirrhose ;
  - hémorroïdes ;
  - éthylisme chronique non avoué ;
  - traitement anticoagulant.
- Douleur abdominale ?
- Quantité et couleur du sang émis ?

Conduite à tenir

- Mesure de la pression artérielle et du pouls.
- Mise en place d'une voie veineuse de gros diamètre (16 G), voire deux en cas d'état de choc avec un soluté de remplissage de type cristalloïde (sérum physiologique), puis éventuellement colloïde (*Plasmion*, *Voluven*).
- Toucher rectal et mise en place d'une sonde gastrique.
- Bilan biologique en urgence :
  - groupe-Rhésus, agglutinines irrégulières ;
  - numération formule sanguine ;
  - hémostase ;
  - ionogramme ;
  - éventuellement bilan hépatique.

Signes de gravité

Le risque majeur en cas d'hémorragie digestive est le **choc hypovolémique :** il faut savoir que le volume de sang extériorisé ne représente parfois qu'une petite partie de l'hémorragie ; l'estomac ou les intestins peuvent en contenir une quantité importante → **RISQUE D'ARRÊT CARDIAQUE**.

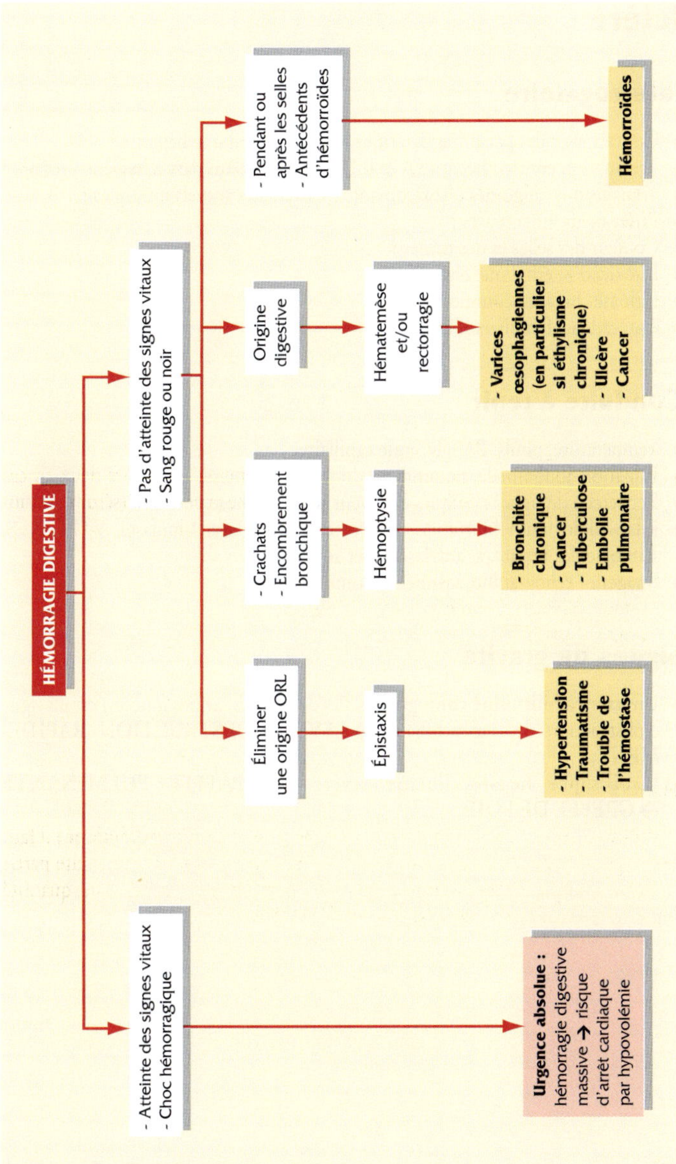
HÉMORRAGIE DIGESTIVE
- Atteinte des signes vitaux
- Choc hémorragique
Urgence absolue : hémorragie digestive massive → risque d'arrêt cardiaque par hypovolémie
- Pas d'atteinte des signes vitaux
- Sang rouge ou noir
Éliminer une origine ORL
Épistaxis
- Hypertension
- Traumatisme
- Trouble de l'hémostase
- Crachats
- Encombrement bronchique
Hémoptysie
- Bronchite chronique
- Cancer
- Tuberculose
- Embolie pulmonaire
Origine digestive
Hématemèse et/ou rectorragie
- Varices œsophagiennes (en particulier si éthylisme chronique)
- Ulcère
- Cancer
- Pendant ou après les selles
- Antécédents d'hémorroïdes
Hémorroïdes

Ictère

Interrogatoire

- Contact avec des personnes ictériques ou atteintes d'une hépatite ?
- Vaccination contre l'hépatite A et B ? Voyages dans un pays à hygiène précaire ?
- Transfusions sanguines ? Toxicomanie ? Partenaires sexuels multiples ?
- Prises médicamenteuses ?
- Couleur des selles et des urines ?
- Intoxication éthylique chronique ?
- Lithiases biliaires connues ?
- Antécédents familiaux d'ictère.

Conduite à tenir

- Température, pouls, PA, glycémie capillaire.
- Palpation abdominale, notamment du foie et de la rate.
- Recherche de signes cliniques en faveur d'une cirrhose.
- Bilan biologique : bilirubine libre et conjuguée, transaminases, γ-GT, NFS, sérologie des hépatites, amylasémie et amylasurie.
- Imagerie : échographie, scanner abdominal.

Signes de gravité

- Un **ictère à bilirubine conjuguée** (selles décolorées, urines foncées) est un signe d'obstruction des voies biliaires → **LEVER L'OBSTRUCTION RAPIDEMENT**.
- Insuffisance hépatocellulaire sévère → **HÉPATITE FULMINANTE → GREFFE DE FOIE**.

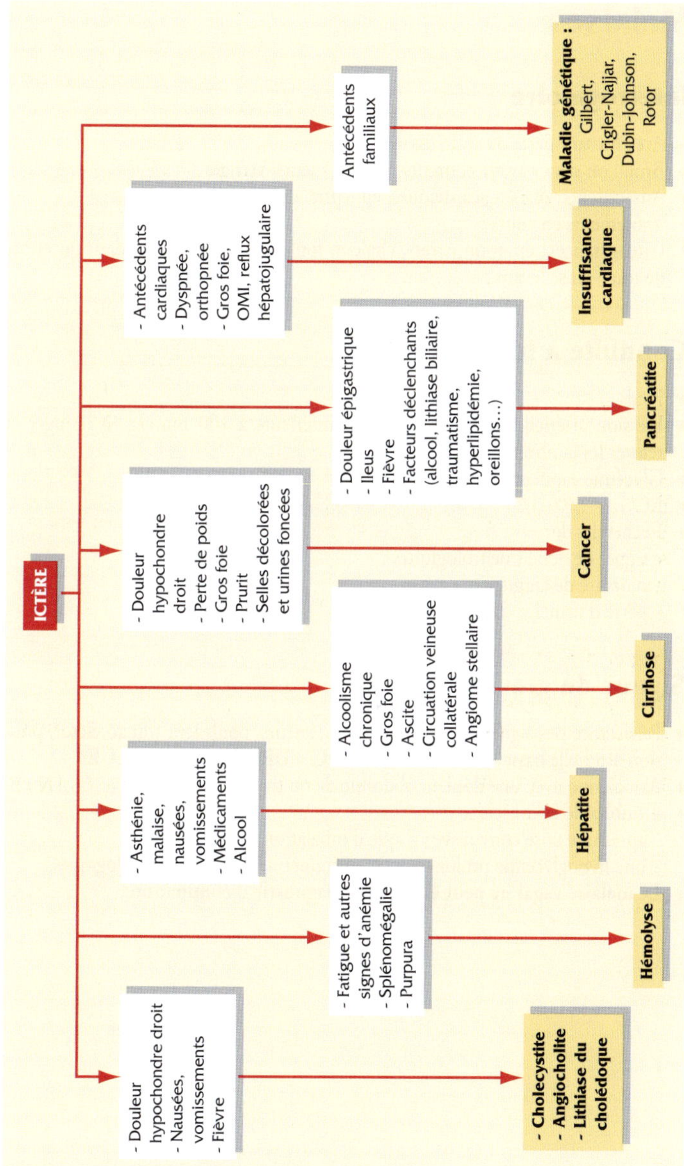
ICTÈRE
- Douleur hypochondre droit
- Nausées, vomissements
- Fièvre
- Cholécystite
- Angiocholite
- Lithiase du cholédoque
- Fatigue et autres signes d'anémie
- Splénomégalie
- Purpura
Hémolyse
- Asthénie, malaise, nausées, vomissements
- Médicaments
- Alcool
Hépatite
- Alcoolisme chronique
- Gros foie
- Ascite
- Circuation veineuse collatérale
- Angiome stellaire
Cirrhose
- Douleur hypochondre droit
- Perte de poids
- Gros foie
- Prurit
- Selles décolorées et urines foncées
Cancer
- Douleur épigastrique
- Ileus
- Fièvre
- Facteurs déclenchants (alcool, lithiase biliaire, traumatisme, hyperlipidémie, oreillons…)
Pancréatite
- Antécédents cardiaques
- Dyspnée, orthopnée
- Gros foie, OMI, reflux hépatojugulaire
Insuffisance cardiaque
Antécédents familiaux
Maladie génétique : Gilbert, Crigler-Najjar, Dubin-Johnson, Rotor

Malaises

Interrogatoire

- Avec ou sans perte de connaissance ?
- Brutal ou signes avant-coureurs : pâleur, sueurs, vertiges ?
- Antécédents : diabète, cardiaques, épilepsie, tétanie… ?
- Traitements en cours ?
- Circonstances : émotion, stress, chaleur, foule, à la miction, pendant un effort de toux, en se levant ?

Conduite à tenir

- Pouls.
- Pression artérielle (si la systolique est inférieure à 100 mmHg → allonger et relever les jambes).
- Glycémie capillaire.
- ECG.
- Recherche de :
  - signes de déficit neurologiques ;
  - morsure de langue ;
  - perte d'urines.

Signes de gravité

- Persistance des signes de malaise : pâleur, sueurs, pouls lent (ou accéléré), pression artérielle basse → **ÉTAT DE CHOC = URGENCE ABSOLUE.**
- Association avec une douleur abdominale ou thoracique.
- Troubles de la conscience :
  - après une crise convulsive : risque d'inhalation ou de récidive ;
  - une hypoglycémie prolongée peut entraîner des séquelles neurologiques.
- **Le malaise vagal ne peut être qu'un diagnostic d'élimination.**

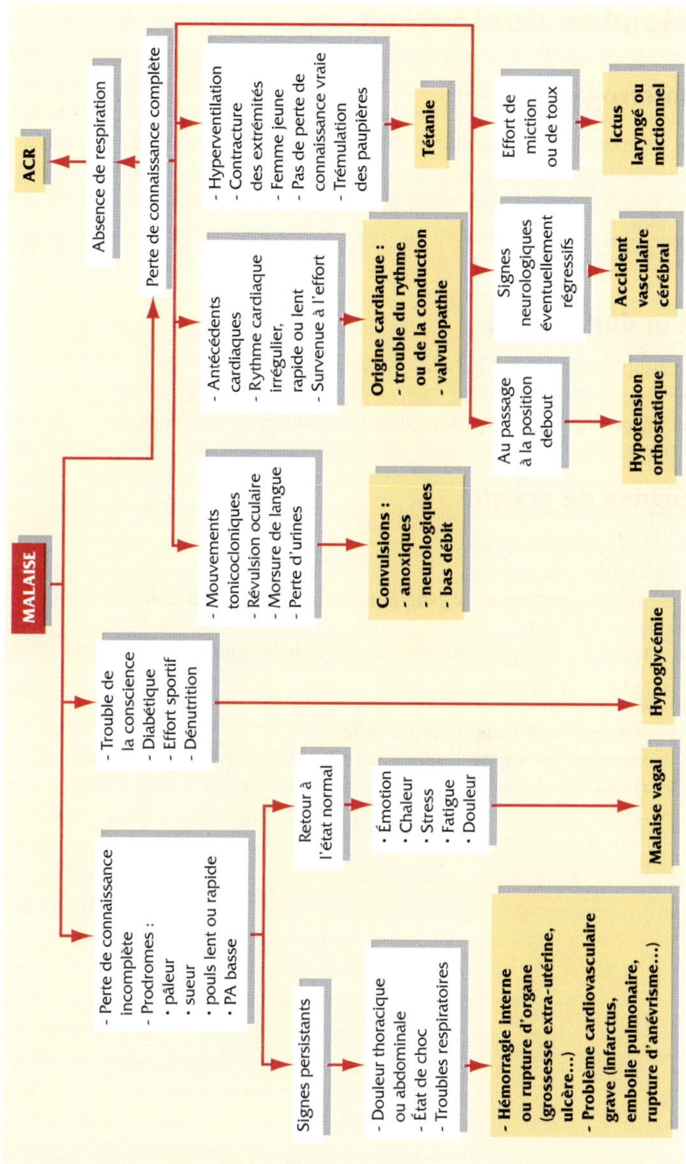
MALAISE
- Perte de connaissance incomplète
- Prodromes :
• pâleur
• sueur
• pouls lent ou rapide
• PA basse
Signes persistants
- Douleur thoracique ou abdominale
- État de choc
- Troubles respiratoires
- Hémorragie interne ou rupture d'organe (grossesse extra-utérine, ulcère…)
- Problème cardiovasculaire grave (infarctus, embolie pulmonaire, rupture d'anévrisme…)
Retour à l'état normal
• Émotion
• Chaleur
• Stress
• Fatigue
• Douleur
Malaise vagal
- Trouble de la conscience
- Diabétique
- Effort sportif
- Dénutrition
Hypoglycémie
Perte de connaissance complète
Absence de respiration
ACR
- Mouvements tonicocloniques
- Révulsion oculaire
- Morsure de langue
- Perte d'urines
Convulsions :
- anoxiques
- neurologiques
- bas débit
- Antécédents cardiaques
- Rythme cardiaque irrégulier, rapide ou lent
- Survenue à l'effort
Origine cardiaque :
- trouble du rythme ou de la conduction
- valvulopathie
- Hyperventilation
- Contracture des extrémités
- Femme jeune
- Pas de perte de connaissance vraie
- Trémulation des paupières
Tétanie
Au passage à la position debout
Hypotension orthostatique
Signes neurologiques éventuellement régressifs
Accident vasculaire cérébral
Effort de miction ou de toux
Ictus laryngé ou mictionnel

Membre douloureux

Interrogatoire

- Antécédents : en particulier de phlébite, varices, artérite, chirurgie vasculaire…
- Localisation exacte.
- Type de la douleur : aiguë, pulsatile, augmentée par la pression ou à la flexion du pied ?
- Fièvre ?

Conduite à tenir

- Pouls, pression artérielle, température, ECG.
- Examen clinique : chaleur, couleur, palpation des pouls périphériques.
- Imagerie (selon l'étiologie suspectée) : écho-Doppler, artériographie.

Signes de gravité

- *En cas d'ischémie aiguë :*
  - urgence à désobstruer ;
  - risque de **nécrose et de gangrène** conduisant à l'amputation.
- *En cas de phlébite :*
  - recherche de signes en faveur d'une **embolie pulmonaire :** douleur thoracique, dyspnée…
- *En cas d'infection :*
  - si extension → risque de **septicémie** ;
  - surveiller les signes d'appel : tachycardie, pouls filant, altération de la conscience, dyspnée, polypnée.

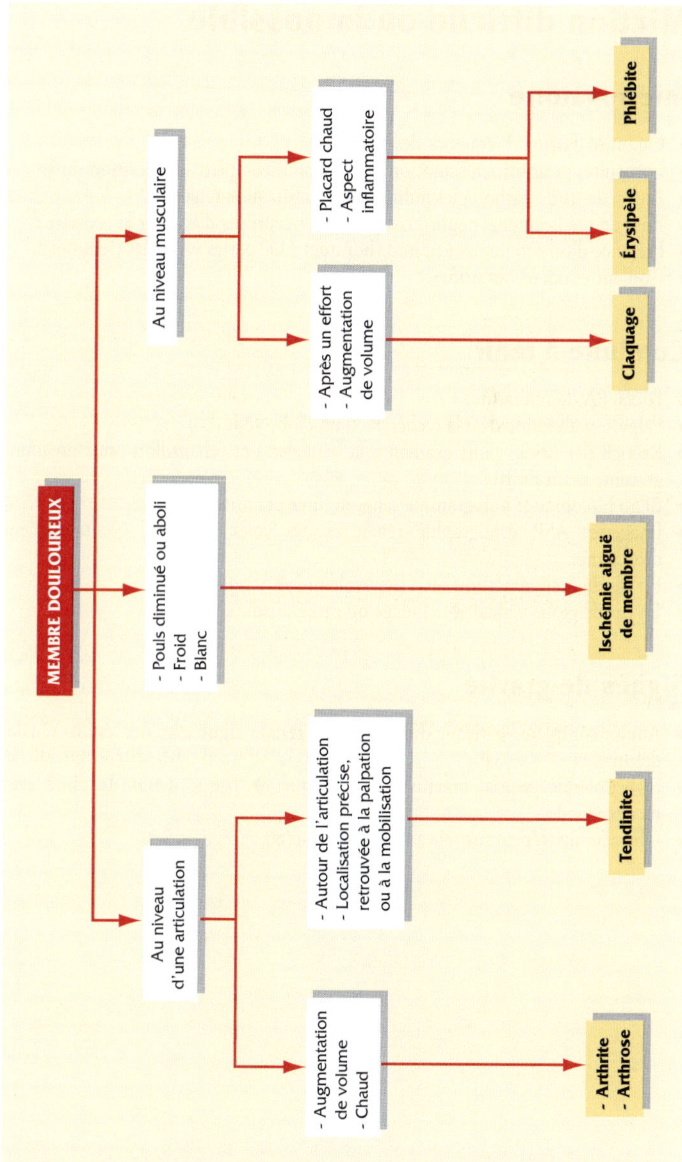
MEMBRE DOULOUREUX
Au niveau d'une articulation
- Pouls diminué ou aboli
- Froid
- Blanc
Au niveau musculaire
- Augmentation de volume
- Chaud
- Autour de l'articulation
- Localisation précise, retrouvée à la palpation ou à la mobilisation
- Après un effort
- Augmentation de volume
- Placard chaud
- Aspect inflammatoire
- Arthrite
- Arthrose
Tendinite
Ischémie aiguë de membre
Claquage
Érysipèle
Phlébite

Miction difficile ou impossible

Interrogatoire

- Quantité d'urine. Fréquence des mictions.
- Difficultés pour uriner, sensation de miction incomplète, diminution du jet ?
- Antécédents de pathologies pulmonaires, cardiaques, rénales ?
- Prise de médicaments néphrotoxiques ou susceptibles d'agir sur la prostate ?
- Présence d'un écoulement urétral (homme) ? De pertes vaginales (femme) ?
- Couleur et odeur des urines.

Conduite à tenir

- Pouls, PA, température.
- Palpation abdominale à la recherche d'un globe vésical.
- Recueil des urines pour examen à la bandelette et échantillon pour un ionogramme et un ECBU.
- Bilan biologique : ionogramme sanguin, urée et créatinine.
- Imagerie : ASP, échographie rénale et des voies urinaires, éventuellement uroscanner.
- En cas de déshydratation ou d'hypovolémie → remplissage.
- En cas de globe vésical → sondage ou cathétérisme sus-pubien.

Signes de gravité

- Anurie complète → risque d'**insuffisance rénale aiguë** avec des lésions rénales définitives.
- Hypovolémie, sepsis, insuffisance cardiaque → risque d'**état de choc** avec menace vitale.
- Obstacle sus-vésical sur rein unique ou bilatéral.

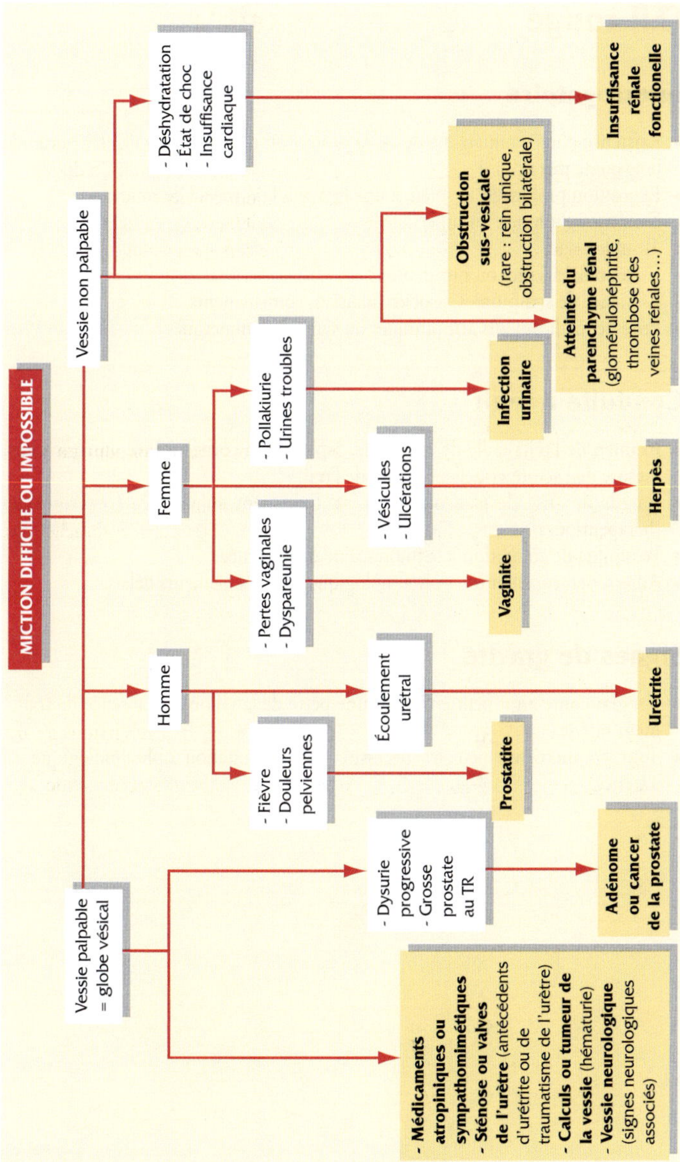
MICTION DIFFICILE OU IMPOSSIBLE
Vessie palpable
= globe vésical
- Médicaments atropiniques ou sympathomimétiques
- Sténose ou valves de l'urètre (antécédents d'urétrite ou de traumatisme de l'urètre)
- Calculs ou tumeur de la vessie (hématurie)
- Vessie neurologique (signes neurologiques associés)
- Dysurie progressive
- Grosse prostate au TR
Adénome ou cancer de la prostate
Homme
- Fièvre
- Douleurs pelviennes
Prostatite
Écoulement urétral
Urétrite
Femme
- Pertes vaginales
- Dyspareunie
Vaginite
- Vésicules
- Ulcérations
Herpès
- Pollakiurie
- Urines troubles
Infection urinaire
Vessie non palpable
Atteinte du parenchyme rénal (glomérulonéphrite, thrombose des veines rénales...)
Obstruction sus-vesicale (rare : rein unique, obstruction bilatérale)
- Déshydratation
- État de choc
- Insuffisance cardiaque
Insuffisance rénale fonctionnelle

Œil rouge

Interrogatoire

- Existence d'un traumatisme ou de la projection d'un corps étranger (copeau de bois ou de métal…) ?
- Exposition prolongée au soleil, à une lampe à UV, travail de soudage ?
- Douleur ? Profonde ou superficielle ?
- Trouble visuel ?
- Sécrétions ? Claires ou purulentes ?
- Existence de symptômes associés (nausées, vomissements…) ?
- Prise de médicaments atropiniques ou sympathomimétques ?

Conduite à tenir

- Examen de l'œil : taille de la pupille, aspect de la cornée (claire ou obscurcie), mesure de l'acuité visuelle, tonicité de l'œil.
- En cas de crise de glaucome aigu → traitement en urgence (*cf.* Protocoles thérapeutiques).
- Possibilité de coloration à la fluorescéine de la cornée.
- Adresser en consultation ophtalmologique dans les meilleurs délais.

Signes de gravité

- Un **glaucome aigu** peut entraîner une perte de la vision en l'absence de traitement rapide.
- Tout **traumatisme** oculaire nécessite une consultation ophtalmologique en urgence.

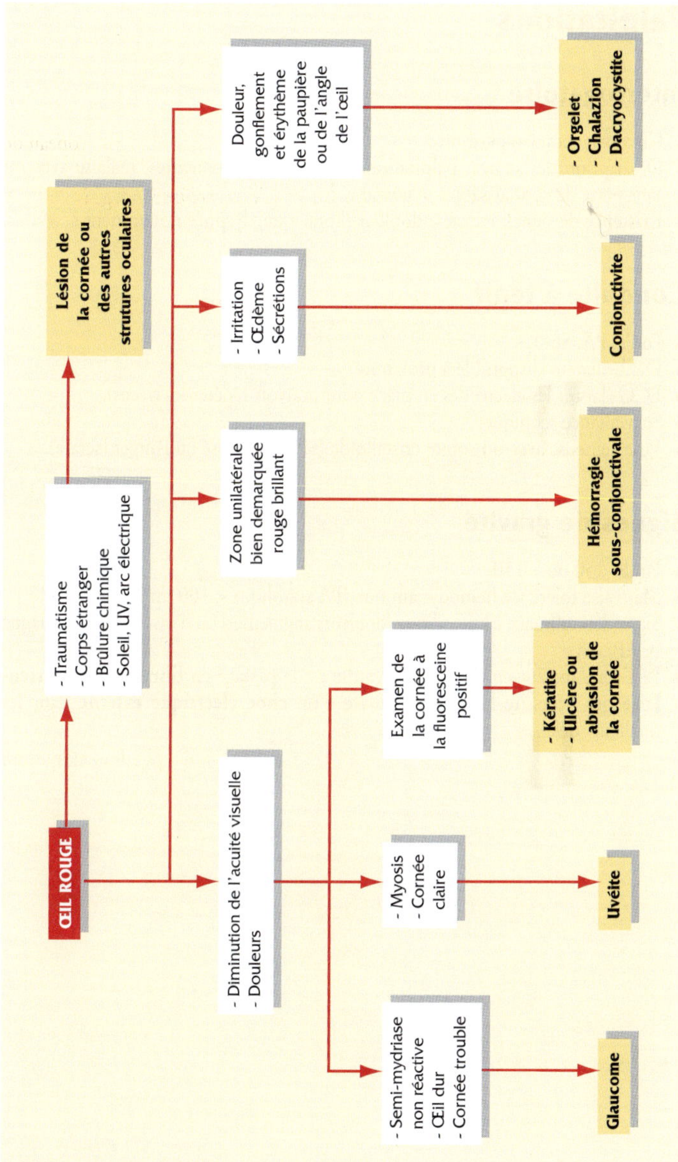
ŒIL ROUGE
- Traumatisme
- Corps étranger
- Brûlure chimique
- Soleil, UV, arc électrique
Lésion de la cornée ou des autres strutures oculaires
- Diminution de l'acuité visuelle
- Douleurs
- Semi-mydriase non réactive
- Œil dur
- Cornée trouble
Glaucome
- Myosis
- Cornée claire
Uvéite
Examen de la cornée à la fluoresceine positif
- Kératite
- Ulcère ou abrasion de la cornée
Zone unilatérale bien demarquée rouge brillant
Hémorragie sous-conjonctivale
- Irritation
- Œdème
- Sécrétions
Conjonctivite
Douleur, gonflement et érythème de la paupière ou de l'angle de l'œil
- Orgelet
- Chalazion
- Dacryocystite

Palpitations

Interrogatoire

- Circonstances d'apparition ?
- Description des signes : palpitations fugaces ou permanentes, malaise avec ou sans perte de connaissance, angoisse... ?
- Existence de signes associés : douleur thoracique, dyspnée notamment ?

Conduite à tenir

- Pouls, PA, SpO_2.
- Défibrillateur disponible à proximité.
- ECG (laisser les électrodes en place pour pouvoir répéter les tracés).
- Surveillance scopique.
- Voie veineuse avec un soluté cristalloïde (sérum glucosé ou Ringer lactate).

Signes de gravité

- Pouls < 50 ou > 150.
- Mauvaise tolérance hémodynamique (PA systolique < 100 mmHg).
- Signe de souffrance myocardique (douleurs angineuses) ou d'insuffisance cardiaque (OAP).
- Le risque majeur en cas de tachycardie est le passage en **fibrillation ventriculaire** qui nécessite la mise en œuvre d'un **choc électrique externe** dans les meilleurs délais.

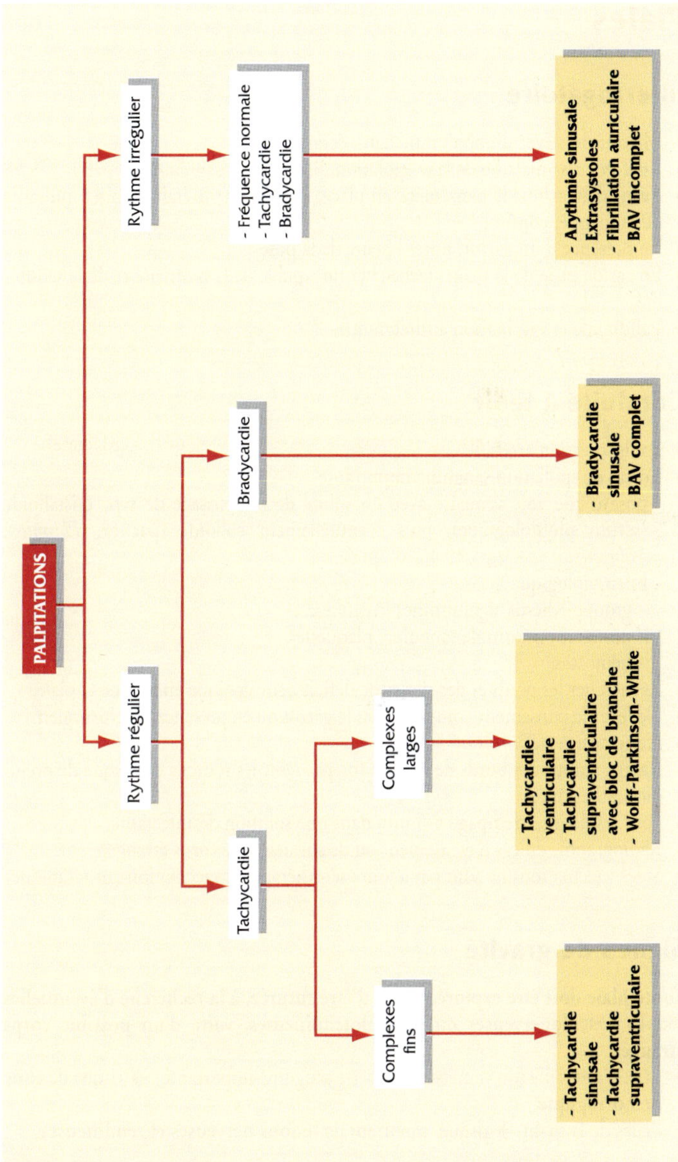
PALPITATIONS
Rythme régulier
Rythme irrégulier
Tachycardie
Bradycardie
- Fréquence normale
- Tachycardie
- Bradycardie
Complexes fins
Complexes larges
- Tachycardie sinusale
- Tachycardie supraventriculaire
- Tachycardie ventriculaire
- Tachycardie supraventriculaire avec bloc de branche
- Wolff-Parkinson-White
- Bradycardie sinusale
- BAV complet
- Arythmie sinusale
- Extrasystoles
- Fibrillation auriculaire
- BAV incomplet

Plaies

Interrogatoire

- Mécanisme : avec un objet tranchant, écrasement ?
- Antécédents : maladie de la coagulation, prise d'anticoagulants ?
- Avant d'avoir mis le pansement en place, le saignement était-il en jet, pulsatile ou en nappe, continu ?
- En présence d'un garrot, noter l'heure de la pose.
- En cas de plaie de la main : rechercher un trouble de la motricité et de la sensibilité.
- Validité de la vaccination antitétanique.

Conduite à tenir

- Pouls, pression artérielle.
- En cas de spoliation sanguine importante :
  - pose d'une voie veineuse avec un soluté de remplissage de type cristalloïde (sérum physiologique), puis éventuellement colloïde (par ex. *Plasmion, Voluven*) ;
  - bilan biologique :
    - groupe-Rhésus, agglutinines irrégulières,
    - numération formule sanguine, plaquettes,
    - hémostase.
- Rechercher les pouls et des signes de déficit neurologique en aval de la plaie.
- Ne lever le pansement compressif ou le garrot qu'en présence du chirurgien.
- Nettoyage et désinfection large.
- Rasage autour des bords de la plaie (ne pas raser les sourcils car risque de préjudice esthétique).
- Pour les doigts : trempage 4-5 min dans une solution désinfectante.
- Radiographie en cas d'écrasement ou de suspicion de corps étranger.
- Si les vaccinations ne sont pas à jour : sérothérapie et vaccination antitétanique.

Signes de gravité

Toute plaie doit être explorée avant d'être suturée, à la recherche d'éventuelles lésions vasculonerveuses ou musculotendineuses, voire d'un possible corps étranger.

- Lésion artérielle (ou veineuse avec perte sanguine importante) → risque de **choc hémorragique**.
- Plaies de la main → risque important de **lésions nerveuses et tendineuses**.

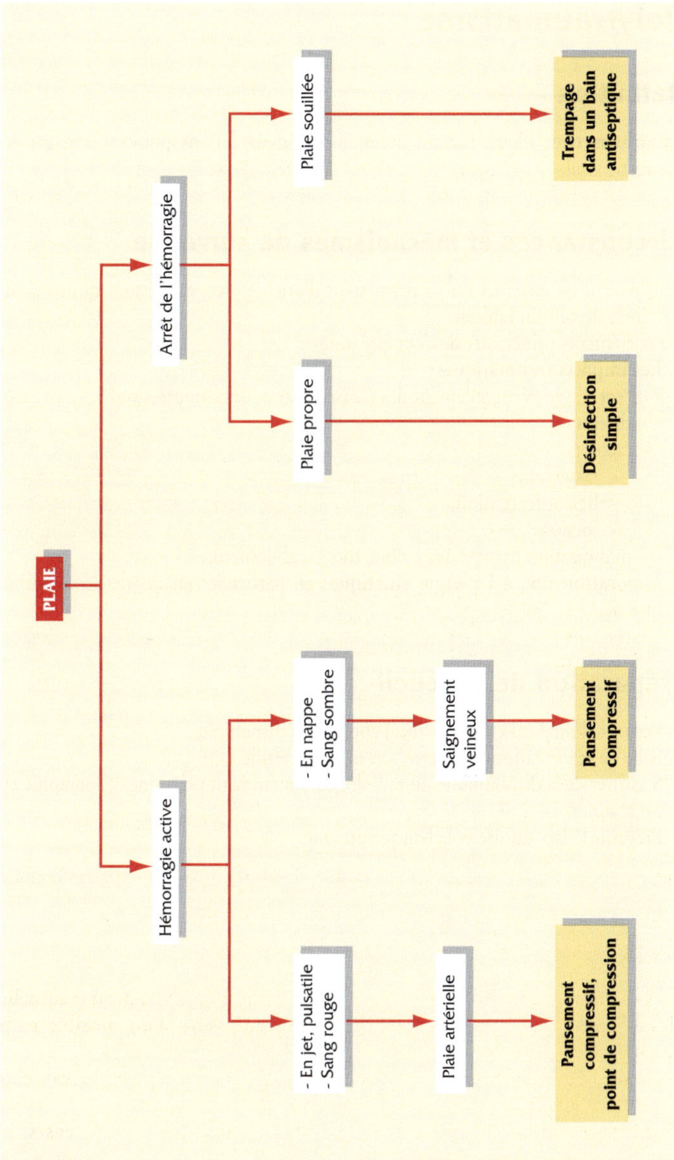
PLAIE
Hémorragie active
Arrêt de l'hémorragie
- En jet, pulsatile
- Sang rouge
- En nappe
- Sang sombre
Plaie propre
Plaie souillée
Plaie artérielle
Saignement veineux
Pansement compressif, point de compression
Pansement compressif
Désinfection simple
Trempage dans un bain antiseptique

Polytraumatisme

Définition

Polytraumatisé: blessé présentant au moins deux lésions pouvant engager le pronostic vital.

Circonstances et mécanismes de survenue

Leur recueil est essentiel car ils permettent d'orienter vers des lésions qui ne sont pas sur le devant du tableau.
Deux éléments principaux doivent être notés:

- **Les impacts traumatiques:**
  - directs (avec éventuellement des écrasements et des compression) ;
  - indirects:
    - rachis:
      - tassements,
      - flexion/extension,
      - torsion;
    - mobilisation des viscères (crâne, thorax, abdomen).
- **Majoration due à l'énergie cinétique:** en particulier en cas de décélération brutale.

Préparation de l'accueil

- Personnel médical et paramédical compétent disponible.
- Salle de réanimation prête avec son matériel vérifié.
- S'assurer de la disponibilité du radiologue, notamment pour une échographie et un scanner.
- Prévenir le laboratoire et la banque du sang.

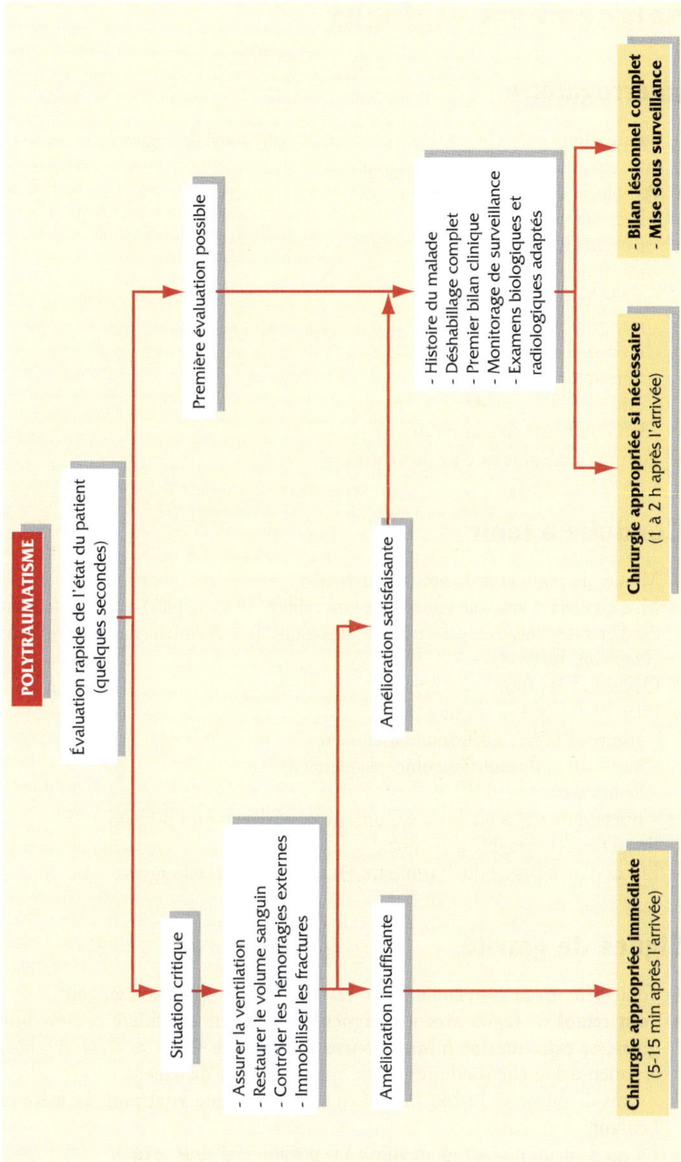
POLYTRAUMATISME
Évaluation rapide de l'état du patient (quelques secondes)
Situation critique
Première évaluation possible
- Assurer la ventilation
- Restaurer le volume sanguin
- Contrôler les hémorragies externes
- Immobiliser les fractures
Amélioration insuffisante
Amélioration satisfaisante
- Histoire du malade
- Déshabillage complet
- Premier bilan clinique
- Monitorage de surveillance
- Examens biologiques et radiologiques adaptés
Chirurgie appropriée immédiate (5-15 min après l'arrivée)
Chirurgie appropriée si nécessaire (1 à 2 h après l'arrivée)
- Bilan lésionnel complet
- Mise sous surveillance

Saignements vaginaux

Interrogatoire

- La question essentielle est de savoir s'il existe un **retard de règles** ?
- Grossesse en cours, terme, échographie ?
- Pathologie de la grossesse :
  - hypertension ;
  - placenta bas inséré ;
  - infection en cours.
- Antécédents gynécologiques :
  - infection ;
  - kyste de l'ovaire ;
  - fibrome ;
  - cancer ;
  - IVG ou fausse couche récente.
- Volume, couleur, existence de débris ?

Conduite à tenir

- Mesure du pouls et de la pression artérielle.
- Mise en place d'une voie veineuse de gros calibre (16 G ou plus), voire de deux en cas d'état de choc, avec du sérum physiologique, puis éventuellement un colloïde (*Plasmion, Voluven*).
- Oxygène 6-9 L/min.
- Bilan biologique en urgence :
  - groupe, Rhésus, agglutinines irrégulière ;
  - numération formule sanguine, plaquettes ;
  - hémostase ;
  - si retard de règles ou doute sur une grossesse débutante : β-HCG.
- Imagerie : échographie pelvienne.
- En cas d'hémorragie du 3e trimestre → avis obstétrical en urgence.

Signes de gravité

- Toute hémorragie peut entraîner un **état de choc** par spoliation sanguine.
- **Tout retard de règles avec un saignement doit être considéré comme une grossesse extra-utérine jusqu'à preuve du contraire** → en cas d'état de choc, la patiente doit être conduite au bloc opératoire immédiatement.
- En cas de grossesse au cours du 3e trimestre → **risque vital pour la mère et l'enfant**.
- En cas d'enfant mineur → attention à la possibilité d'**abus sexuel**.

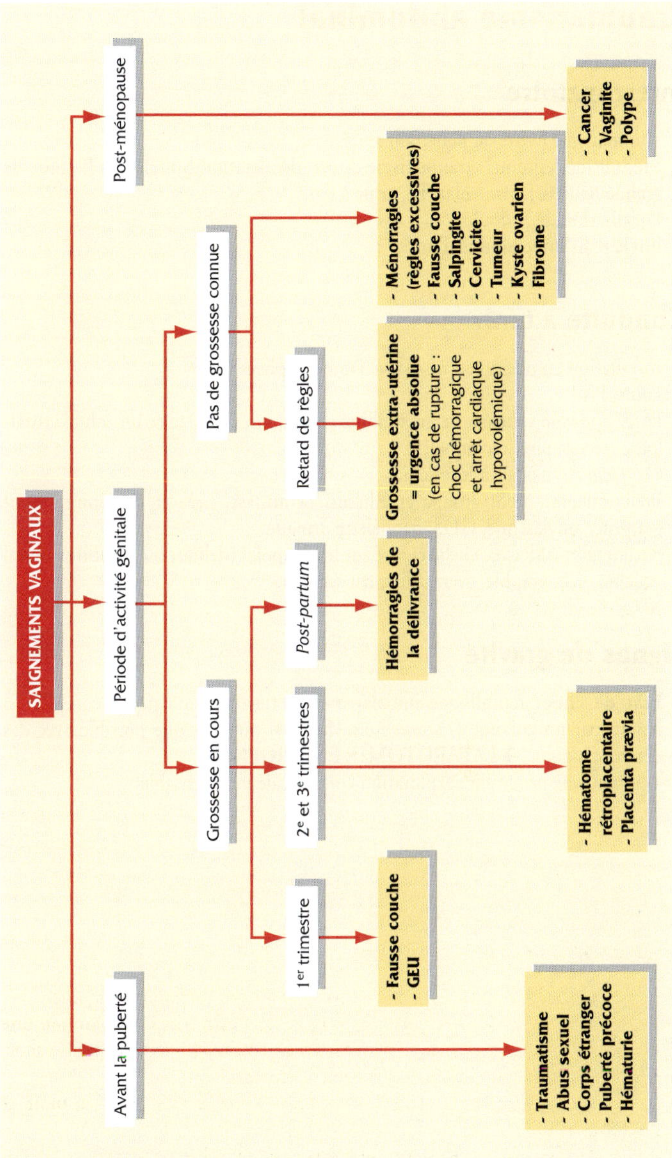
SAIGNEMENTS VAGINAUX
Avant la puberté
Période d'activité génitale
Post-ménopause
Grossesse en cours
Pas de grossesse connue
1er trimestre
2e et 3e trimestres
Post-partum
Retard de règles
- Traumatisme
- Abus sexuel
- Corps étranger
- Puberté précoce
- Hématurie
- Fausse couche
- GEU
- Hématome rétroplacentaire
- Placenta prævia
Hémorragies de la délivrance
Grossesse extra-utérine = urgence absolue (en cas de rupture : choc hémorragique et arrêt cardiaque hypovolémique)
- Ménorragies (règles excessives)
- Fausse couche
- Salpingite
- Cervicite
- Tumeur
- Kyste ovarien
- Fibrome
- Cancer
- Vaginite
- Polype

Traumatisme abdominal

Interrogatoire

- Traumatisme fermé ou pénétrant ?
- Mécanisme lésionnel : traumatisme direct, décélération brutale (AVP, chute de grande hauteur), arme blanche, arme à feu… ?
- Localisation de la douleur ?
- Envie mais impossibilité d'uriner ?

Conduite à tenir

- Installation en position semi-assise, jambes repliées.
- Pouls, PA.
- Poser une voie veineuse de gros calibre (minimum 16 G) avec un soluté cristalloïde (sérum physiologique).
- Oxygène au masque à fort débit.
- Prélèvements : NFS, groupe et Rhésus, hémostase, urée et créatinine, ionogramme, amylasémie, GDS, bandelette urinaire.
- Radiologie : ASP avec cliché centré sur les coupoles (debout ou décubitus latéral gauche), échographie, éventuellement scanner.

Signes de gravité

- **État de choc :** remplissage initial par du sérum physiologique, complété si besoin par un colloïde (*Plasmion* ou *Voluven*)) puis dès que possible avec des dérivés sanguins → **LAPAROTOMIE EN URGENCE**.
- Traumatisme pénétrant : exploration chirurgicale indispensable.

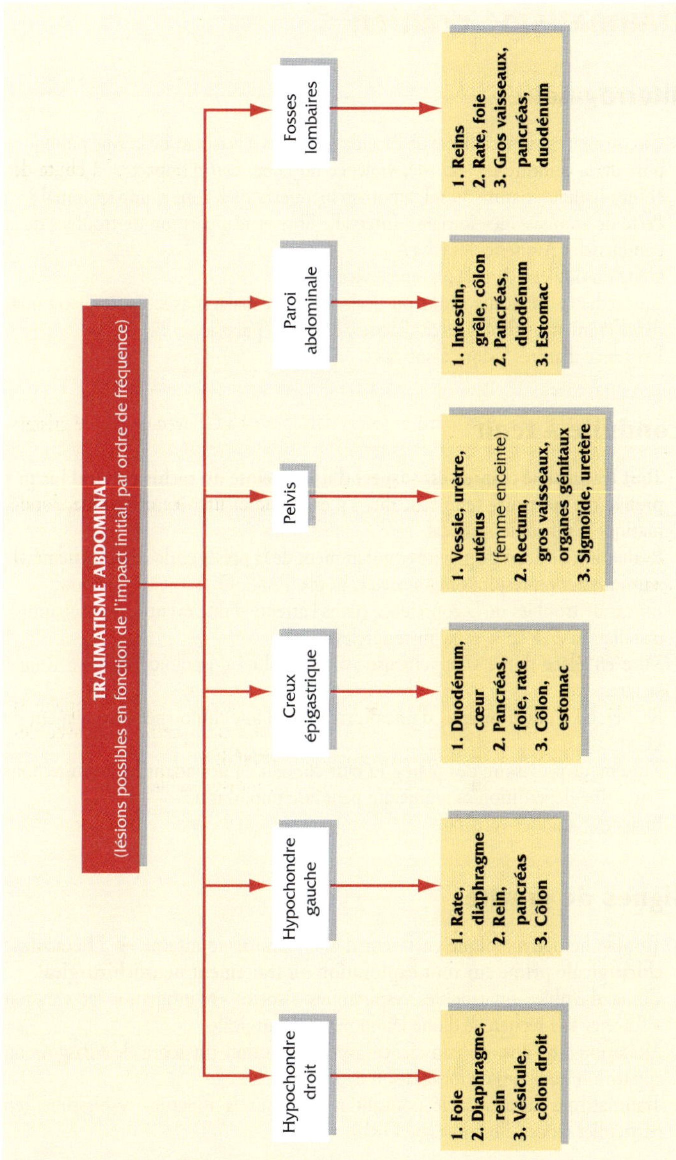
TRAUMATISME ABDOMINAL
(lésions possibles en fonction de l'impact initial, par ordre de fréquence)
Hypochondre droit
1. Foie
2. Diaphragme, rein
3. Vésicule, côlon droit
Hypochondre gauche
1. Rate, diaphragme
2. Rein, pancréas
3. Côlon
Creux épigastrique
1. Duodénum, cœur
2. Pancréas, foie, rate
3. Côlon, estomac
Pelvis
1. Vessie, urètre, utérus
(femme enceinte)
2. Rectum, gros vaisseaux, organes génitaux
3. Sigmoïde, uretère
Paroi abdominale
1. Intestin, grêle, côlon
2. Pancréas, duodénum
3. Estomac
Fosses lombaires
1. Reins
2. Rate, foie
3. Gros vaisseaux, pancréas, duodénum

Traumatisme crânien

Interrogatoire

- Circonstances et mécanisme de l'accident. En cas d'accident de la voie publique : port de la ceinture de sécurité, violence du choc, lieu d'impact... ? En cas de chute : hauteur, nature du sol, amortissement éventuel, zone d'impact initial ?
- Perte de connaissance initiale ? Intervalle libre et réapparition de troubles de la conscience ? Amnésie des faits ?
- Gêne ou douleur dans la région cervicale ?
- Antécédents médicaux ayant pu déclencher un malaise avec chute et traumatisme crânien (pathologies cardiaques, diabète, épilepsie...) ?
- Existence d'autres lésions associées ?

Conduite à tenir

- **Tout traumatisé crânien est suspect d'une atteinte du rachis cervical jusqu'à preuve du contraire** (en particulier s'il est inconscient) → mise en place systématique d'un collier cervical.
- Évaluation de l'état de gravité et notamment de la présence de troubles hémodynamiques et/ou respiratoires associés : pouls, PA, SpO_2, score de Glasgow.
- En cas de troubles de la conscience (dans l'attente d'une éventuelle intubation), installation en PLS avec le buste surélevé.
- Mise en place d'une voie veineuse avec un soluté cristalloïde de type Ringer lactate.
- Recherche d'une otorragie, d'une otorrhée ou d'une rhinorrhée (écoulement de LCS).
- Pansement provisoire des plaies du cuir chevelu en attendant leur suture pour éviter une déperdition sanguine qui peut être importante.
- Imagerie : scanner cérébral.

Signes de gravité

- Trouble hémodynamique en faveur d'une hémorragie interne → **l'hémostase chirurgicale prime sur tout exploration ou traitement neurochirurgical**.
- Coma d'emblée ou troubles respiratoires associés → intubation et sédation + scanner à la recherche d'une lésion neurochirurgicale.
- Altération de l'état de conscience avec diminution du score de Glasgow ou apparition de signes de focalisation neurologique.
- Traumatisme facial associé pouvant retentir sur la fonction respiratoire (en particulier en cas d'hémorragie ORL).

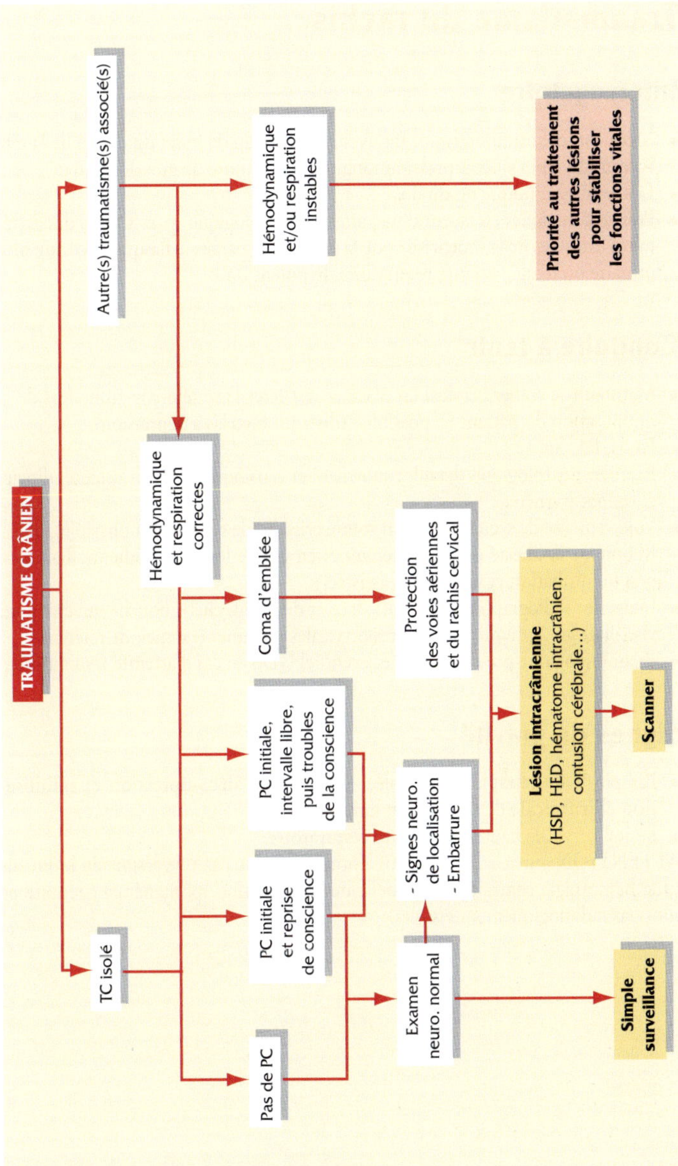
TRAUMATISME CRÂNIEN
Autre(s) traumatisme(s) associé(s)
Hémodynamique et/ou respiration instables
Priorité au traitement des autres lésions pour stabiliser les fonctions vitales
Hémodynamique et respiration correctes
TC isolé
Coma d'emblée
PC initiale, intervalle libre, puis troubles de la conscience
PC initiale et reprise de conscience
Pas de PC
Protection des voies aériennes et du rachis cervical
- Signes neuro. de localisation
- Embarrure
Examen neuro. normal
Lésion intracrânienne
(HSD, HED, hématome intracrânien, contusion cérébrale…)
Scanner
Simple surveillance

Traumatisme du rachis

Interrogatoire

- Mécanisme du traumatisme : mouvement en coup de fouet du cou et de la tête (« coup du lapin »), compression longitudinale (chute de grande hauteur)... ?
- Douleur de la nuque ou du dos ?
- Présence de signes en faveur d'une atteinte neurologique : paresthésies des extrémités, troubles de la motricité et de la sensibilité, paralysie flasque, incontinence urinaire ou fécale, atteinte respiratoire, hypotension.

Conduite à tenir

- Maintenir le collier cervical en place et respecter l'axe tête-cou-tronc lors de la mobilisation du patient (si possible utiliser un matelas à dépression).
- Pouls, PA, SpO_2.
- Examen neurologique détaillé : motricité et sensibilité, réflexes ostéotendineux et bulbocaverneux.
- Voie veineuse de sécurité avec un soluté cristalloïde type sérum physiologique.
- Maintenir la liberté des voies aériennes en cas de lésion rachidienne haute : si besoin intubation et ventilation assistée.
- Imagerie : radiographies standards (face et de profil, cliché bouche ouverte pour visualiser les 2 premières vertèbres cervicales), scanner (examen de référence).
- Bilan biologique pré-opératoire et éventuel GDS en cas d'atteinte respiratoire.

Signes de gravité

- Paraplégie ou tétraplégie d'emblée → éventuelle **décompression et stabilisation chirurgicale** de la lésion en urgence.
- Lésion cervicale haute → **atteinte respiratoire**.

ATTENTION : un cliché de rachis normal n'exclut pas une lésion de la moelle (une hémorragie centrale de la moelle ou une luxation spontanément réduite ne sont pas radiologiquement visibles).

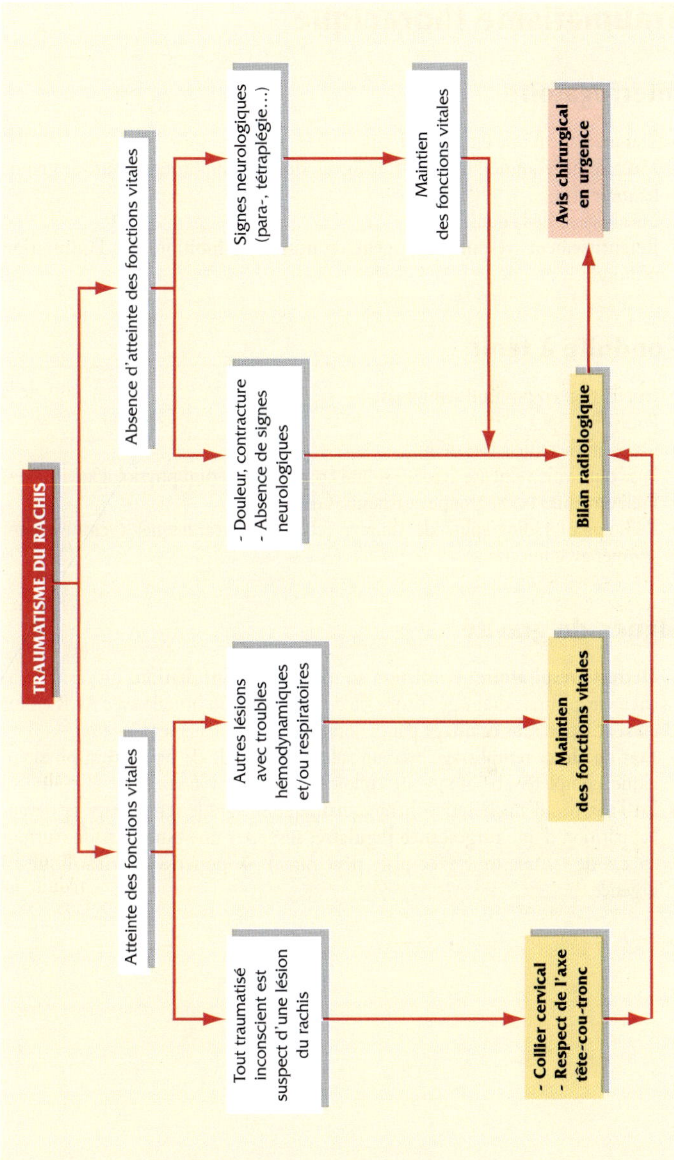
TRAUMATISME DU RACHIS
Absence d'atteinte des fonctions vitales
Atteinte des fonctions vitales
Signes neurologiques (para-, tétraplégie...)
- Douleur, contracture
- Absence de signes neurologiques
Autres lésions avec troubles hémodynamiques et/ou respiratoires
Tout traumatisé inconscient est suspect d'une lésion du rachis
Maintien des fonctions vitales
Avis chirurgical en urgence
Bilan radiologique
Maintien des fonctions vitales
- Collier cervical
- Respect de l'axe tête-cou-tronc

Traumatisme thoracique

Interrogatoire

- Traumatisme fermé ou ouvert ?
- Mécanisme lésionnel : traumatisme direct, décélération brutale, chute de grande hauteur… ?
- Localisation de la douleur ?
- Retentissement respiratoire : gêne continue, inhibition de l'inspiration profonde… ?

Conduite à tenir

- Installation en position semi-assise.
- Pouls, PA, SpO_2.
- Oxygénothérapie à fort débit.
- Pose d'un voie veineuse avec un soluté cristalloïde (sérum physiologique).
- Prélèvements : NFS, groupe et Rhésus, GDS.
- Radiologie : radiographie de thorax, échographie cardiaque, éventuellement scanner avec injection.

Signes de gravité

- **Détresse respiratoire :** ventilation au masque puis **intubation.** En cas d'épanchement pleural : drainage (risque de décompensation brutale avec ACR en cas de ventilation sans **drainage** par majoration de l'épanchement gazeux).
- **État de choc : remplissage** avec un soluté cristalloïde de type sérum physiologique, complété si besoin par un colloïde (*Plasmion*, *Voluven*).
- En l'absence d'amélioration hémodynamique malgré le remplissage et devant l'apparition d'une **turgescence jugulaire**, suspecter une **tamponnade** (surtout en cas de traumatisme avec plaie pénétrante) → **ponction péricardique** en urgence.

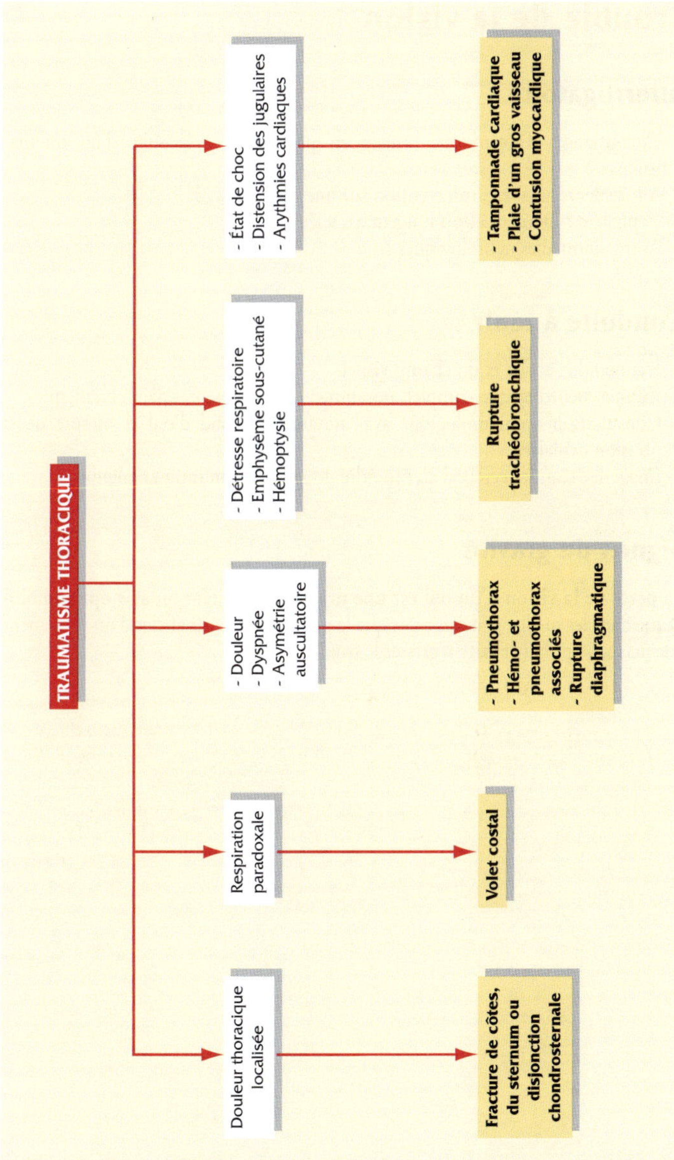
TRAUMATISME THORACIQUE
Douleur thoracique localisée
Fracture de côtes, du sternum ou disjonction chondrosternale
Respiration paradoxale
Volet costal
- Douleur
- Dyspnée
- Asymétrie auscultatoire
- Pneumothorax
- Hémo- et pneumothorax associés
- Rupture diaphragmatique
- Détresse respiratoire
- Emphysème sous-cutané
- Hémoptysie
Rupture trachéobronchique
- État de choc
- Distension des jugulaires
- Arythmies cardiaques
- Tamponnade cardiaque
- Plaie d'un gros vaisseau
- Contusion myocardique

Trouble de la vision

Interrogatoire

- Circonstances d'apparition : brutale ou progressive, à la suite d'un traumatisme... ?
- Antécédents : diabète, intervention sur une cataracte... ?
- Céphalées ? Douleur et/ou rougeur associée ?
- Autres anomalies neurologiques ?

Conduite à tenir

- Examen de l'acuité et du champ visuel.
- Examen neurologique complet, notamment des différentes paires crâniennes.
- Consultation ophtalmologique avec notamment fond d'œil et mesure de la pression oculaire.
- Imagerie : scanner cérébral au moindre doute de lésion intra-crânienne.

Signes de gravité

La **perte de la vision d'un œil est une urgence** nécessitant un **avis ophtalmologique** dans les meilleurs délais pour que le patient puisse bénéficier d'un traitement adéquat susceptible de faire régresser le trouble.

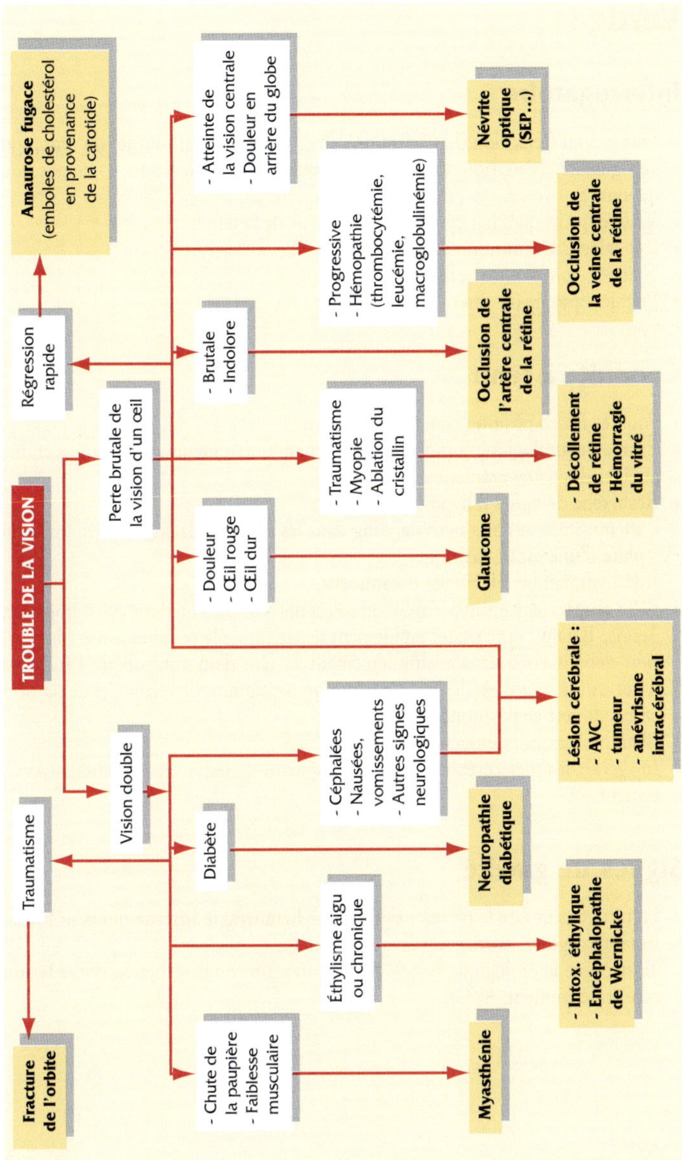
TROUBLE DE LA VISION
Perte brutale de la vision d'un œil
Vision double
Régression rapide
Amaurose fugace (emboles de cholestérol en provenance de la carotide)
Traumatisme
Fracture de l'orbite
- Atteinte de la vision centrale
- Douleur en arrière du globe
Névrite optique (SEP...)
- Progressive
- Hémopathie (thrombocytémie, leucémie, macroglobulinémie)
Occlusion de la veine centrale de la rétine
- Brutale
- Indolore
Occlusion de l'artère centrale de la rétine
- Traumatisme
- Myopie
- Ablation du cristallin
- Décollement de rétine
- Hémorragie du vitré
- Douleur
- Œil rouge
- Œil dur
Glaucome
- Céphalées
- Nausées, vomissements
- Autres signes neurologiques
Lésion cérébrale :
- AVC
- tumeur
- anévrisme intracérébral
Diabète
Neuropathie diabétique
Éthylisme aigu ou chronique
- Intox. éthylique
- Encéphalopathie de Wernicke
- Chute de la paupière
- Faiblesse musculaire
Myasthénie

Vertiges

Interrogatoire

- Vertige vrai (sensation de tête ou de l'environnement qui tourne) ou sensation vertigineuse (sensation de tête vide, sensation de syncope à la position debout) ?
- Vertiges provoqués par certains mouvements de la tête ?
- Céphalées ? Diminution de l'audition ?
- Nausées, vomissements, troubles de la marche ?
- Premier épisode ou antécédents similaires ?

Conduite à tenir

- Pouls et PA en position couchée et debout.
- Examen neurologique complet en recherchant notamment un nystagmus et une atteinte des paires crâniennes.
- Recherche de signes d'hypovolémie :
  - anémie : pâleur conjonctivale, sang dans les selles ou dans l'estomac (mise en place d'une sonde gastrique) ;
  - déshydratation : pli cutané notamment.
- ECG chez les patients hypotendus ou susceptibles de présenter une coronaropathie.
- Test de Barany : faire passer rapidement le patient de la position assise à la position debout en tournant simultanément la tête d'un côté ou de l'autre en observant le regard → déclenchement d'un nystagmus, de vertiges et de nausées en cas de vertige positionnel.
- Bilan biologique : ionogramme sanguin, NFS.
- Imagerie : scanner cérébral en cas de suspicion de lésion intracérébrale (AVC, tumeur…).

Signes de gravité

- Le vertige peut être le premier signe d'une **hémorragie interne** qui peut brutalement s'aggraver et menacer la vie du patient.
- Toute signe neurologique associé impose un scanner à la recherche d'une **lésion cérébrale** (tumeur, AVC).

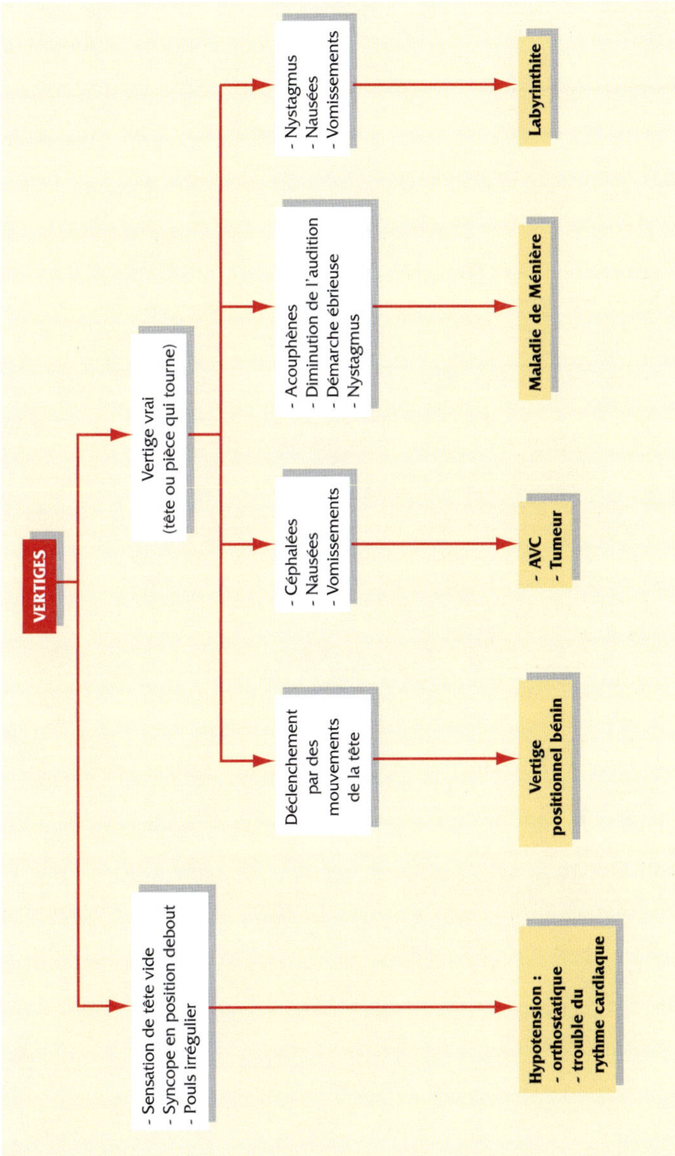
VERTIGES
- Sensation de tête vide
- Syncope en position debout
- Pouls irrégulier
Vertige vrai
(tête ou pièce qui tourne)
Déclenchement par des mouvements de la tête
- Céphalées
- Nausées
- Vomissements
- Acouphènes
- Diminution de l'audition
- Démarche ébrieuse
- Nystagmus
- Nystagmus
- Nausées
- Vomissements
Hypotension :
- orthostatique
- trouble du rythme cardiaque
Vertige positionnel bénin
- AVC
- Tumeur
Maladie de Ménière
Labyrinthite

Protocoles thérapeutiques

2

Accidents d'exposition au sang

(et à d'autres risques de transmission du VIH)

ACCIDENT

DÉCLARATION D'ACCIDENT DE TRAVAIL
- Dans les 24 heures
- En respectant l'anonymat du malade source

PREMIERS SOINS

EXPOSITION PERCUTANÉE
- Nettoyage immédiat de la plaie à l'eau et au savon
- Rinçage
- Antisepsie par dérivés chlorés (Dakin ou eau de Javel à 12 diluée au 1/10) ou alcool à 70 ou povidone iodée en solution dermique (contact au moins 5 min)

PROJECTION MUQUEUSE

Rinçage immédiat et prolongé au sérum physiologique ou à l'eau puis avec un antiseptique (***Amukine***)

ÉVALUATION DES RISQUES INFECTIEUX

En liaison avec le médecin responsable du malade source :
- profondeur de la blessure
- type d'aiguille et geste en cause
- statut sérologique et clinique du malade source

Proposition d'une prophylaxie antirétrovirale

- **Accord de l'intéressé**
  - Traitement immédiat (au mieux dans les 4 premières heures) *cf.* encadré p. 83
  - **Conseil médical dans les 48 h** (médecin référent pour décider de la poursuite ou non du traitement)
- **Refus de l'intéressé**

Pas de prophylaxie

- **Risque nul**
  Pas de suivi

Si risque identifié ou indéterminé, suivi sérologique et clinique par le médecin du travail :
- bilan biologique à J0, J15, J30, M2, M3, M4 et M6 (*cf.* tableau ci-après)
- en cas d'apparition de symptômes évocateurs d'une primo-infection par le VIH : sérologie VIH et charge virale

Indications de la prophylaxie post-exposition vis-à-vis du VIH

Accidents d'exposition au sang		
Risque et nature de l'exposition	**Patient source**	
	Infecté par le VIH	**De sérologie inconnue**
Important : - piqûre profonde, aiguille creuse, dispositif intravasculaire (artériel ou veineux)	Prophylaxie recommandée	Prophylaxie recommandée uniquement si personne source ou situation à risque*
Intermédiaire : - coupure avec bistouri - piqûre avec aiguille pleine - exposition cutanéomuqueuse avec temps de contact supérieur à 15 min	Prophylaxie recommandée	Prophylaxie non recommandée
Minime : - autres cas - morsures ou griffures	Prophylaxie non recommandée	Prophylaxie non recommandée

Expositions sexuelles		
Risque et nature de l'exposition	**Patient source**	
	Infecté par le VIH	**De sérologie inconnue**
Rapports anaux	Prophylaxie recommandée	Prophylaxie recommandée uniquement si personne source ou situation à risque*
Rapports vaginaux	Prophylaxie recommandée	Prophylaxie recommandée uniquement si personne source ou situation à risque**
Fellation	Prophylaxie recommandée	Prophylaxie non recommandée

* Notion de personne à risque :

- usager de drogue par voie intraveineuse ;
- homme hétérosexuel et/ou bisexuel ;
- personne ayant des rapports sexuels non protégés ou rupture de préservatif avec des personnes au statut sérologique inconnu ET appartenant à un groupe dans lequel la prévalence de l'infection est supérieure à 1 %.

** Notion de situation à risque :

- prise de substances psychoactives ;
- partenaires sexuels multiples.

Expositions chez les usagers de drogues		
Risque et nature de l'exposition	Patient source	
	Infecté par le VIH	De sérologie inconnue
Important : - partage de l'aiguille, de la seringue et/ou de la préparation	Prophylaxie recommandée	Prophylaxie recommandée
Intermédiaire : - partage du récipient, de la cuillère, du filtre ou de l'eau de rinçage	Prophylaxie recommandée	Prophylaxie non recommandée

Tableau d'examens biologiques initiaux de la personne exposée aux virus VIH, VHC, VHB

	AES traité	AES non traité	Exposition sexuelle traitée	Exposition sexuelle non traitée
J0	- NFS - ALAT - Créatinine et/ ou amylase selon prescription - Test sanguin de grossesse - Sérologie VIH - Sérologie VHC - Ac anti-HBs si vacciné sans taux connu ou dépistage AgHBs et Ac anti-HBc si non vacciné	- Sérologie VIH - ALAT + sérologie VHC - Ac anti-HBs si vacciné sans taux connu ou dépistage AgHBs et Ac anti-HBc si non vacciné	- NFS - ALAT - Créatinine et/ ou amylase selon prescription - Test sanguin de grossesse - Sérologie VIH - Ac anti-HBs si vacciné sans taux connu ou dépistage AgHBs et Ac anti-HBc si non vacciné - TPHA-VDRL	- Sérologie VIH - Ac anti-HBs si vacciné sans taux connu ou dépistage AgHBs et Ac anti-HBc si non vacciné - TPHA-VDRL

Référence des tableaux : Circulaire interministérielle n° DGS/RI2/DHOS/DGT/DSS/2008/91 du 13 mars 2008.

TRAITEMENT PROPHYLACTIQUE

- **Patient source non traité :** ***Truvada*** 1 cp/j pendant 3 jours + ***Kaletra*** 2 cp matin et 2 cp soir au cours des repas pendant 3 jours.
- **Patient source traité :** avis du médecin référent.
- **Femme enceinte :** ***Kaletra*** 2 cp matin et 2 cp soir au cours des repas pendant 3 jours + ***Combivir*** 1 cp matin et 1 cp soir pendant 3 jours.
- **Présence d'un traitement interagissant avec les antirétroviraux** (contraceptifs, antimigraineux, antiépileptiques, AVK, benzodiazépines, traitement de substitution) : avis du médecin référent.
- Dans les 72 h (selon avis du médecin référent) : éventuelle injection d'Ig anti-HBs et vaccination hépatite B.

Accidents hémorragiques des anticoagulants

MESURES GÉNÉRALES

- **Contrôle de l'éventuel état de choc hémorragique :**
  - Position : décubitus dorsal, jambes surélevées
  - O_2 nasal : 4-6 L/min
  - Voie veineuse de gros calibre avec soluté de remplissage (***Voluven*** ou ***Plasmion***), puis éventuelle transfusion
- **Biologie :**
  - Groupe, Rhésus, RAI
  - NFS, plaquettes
  - Hémostase : TP ou INR, TCA
- **Si TC** :
  - Hospitalisation systématique pour surveillance
  - Scanner cérébral immédiat si troubles neurologiques
  - Scanner dans les 6 h dans les autres cas

Héparine non-fractionnée

↓

TRAITEMENT SPÉCIFIQUE

- **Protamine** : 100 unités anti-héparine (UAH) neutralisent 100 unités d'héparine
- Dose variable en fonction de l'héparinémie constatée et non de la dose d'héparine injectée
- **En pratique :**
  - Héparine non-fractionnée en continu : **protamine** 3 000-5 000 UAH en IV lente
  - Héparine calcique en SC : même dose initiale suivie d'une perfusion de 5 000 UAH sur 6 h

HBPM

↓

TRAITEMENT SPÉCIFIQUE

- Neutralisation de l'activité anti-IIa complète mais seulement à 50 % de l'activité anti-Xa ; par ailleurs demi-vie longue
- **En pratique :**
  - **Protamine** 3000-5000 UAH en IV lente
  - Réinjection de 3000 UI de protamine si activité anti-Xa résiduelle au bout de 6 h supérieure à 0,2 UI

AVK

Asymptomatique ou absence de saignement majeur

TRAITEMENT SPÉCIFIQUE

- **Cible < INR < 4 :**
  - Pas de saut de prise
  - Contrôle INR le lendemain
- **4 < INR < 6 :**
  - Supprimer la prise suivante et rechercher la cause du surdosage
  - Contrôle INR le lendemain
- **6 < INR < 10 :**
  - Arrêt de l'AVK
  - **Vitamine K** 1-2 mg PO ou 1-1,5 mg IV lent (1 h)
  - Contrôle INR le lendemain
  - Reprendre à plus faible dose quand INR < 4
- **INR > 10 :**
  - Arrêt de l'AVK
  - **Vitamine K** 3-5 mg PO ou 1-1,5 mg IV lent (1 h) à renouveler éventuellement 6 h plus tard en fonction de l'INR
  - Reprendre à plus faible dose quand INR < 4

HÉMORRAGIE GRAVE

- Localisation : cérébrale, digestive
- Déglobulisation majeure
- Collapsus rebelle
- Nécessité d'une chirurgie d'hémostase

TRAITEMENT SPÉCIFIQUE

- **Vitamine K** 10 mg IV lente (> 10 min) à renouveler si besoin toutes les 12 heures
- Complexe prothrombinique (**PPSB** = ***Kanokad***) : 20-30 UI/kg (1 mL/kg) de facteur IX et/ou **PFC** 10-20 mL/kg
- Contrôle de l'INR à 30 min : si > 1,5, renouveler éventuellement l'administration de ***Kanokad***

Formule de calcul :

- 1 UI/kg de ***Kanokad*** augmente le TP de 1,5 %
- Dose (UI) = [P (kg) × (TP souhaité [%] – TP initial [%])] / 1,5

À noter : après traitement par fortes doses de vitamine K1, nécessitant l'utilisation d'héparine en attendant le retour à une efficacité des AVK

Accident vasculaire cérébral ischémique

ACCIDENT ISCHÉMIQUE TRANSITOIRE (AIT)
= régression des signes en moins de 30 min

- Cécité monoculaire transitoire
- Déficit sensitif et/ou moteur unilatéral, aphasie

En faveur du territoire carotidien

- Instabilité ou ataxie aiguë
- Troubles visuels, moteurs ou sensitifs bilatéraux ou à bascule
- Association de vertiges, diplopie, dysarthrie, troubles de la déglutition, troubles de la vigilance ou confusion

En faveur du territoire vertébrobasilaire

ATTENTION : diagnostic différentiel

- Hypoglycémie
- Migraine avec aura
- Crise convulsive
- Intoxication au CO
- Thrombophlébite cérébrale
- Infarctus ou hématome cérébelleux
- Méningo-encéphalite, abcès du cerveau
- Dissection de l'artère vertébrale ou de la carotide

BILAN
- **Biologie :** NFS et plaquettes, hémostase, ionogramme sanguin, glycémie, créatininémie, VS, CRP
- ECG
- **Imagerie cérébrale :** IRM avec séquence de diffusion ou scanner sans injection
- **Exploration des artères cervico-encéphaliques :** écho-Doppler (avec si possible Doppler transcrânien) ; possibilité d'angio-IRM ou d'angioscanner couplé à l'imagerie cérébrale

FACTEURS DE RISQUE
- AIT récidivants ou crescendo
- AIT d'origine cardiaque
- AIT en rapport avec une dissection carotidienne ou vertébrale

OUI

ANTICOAGULANTS :
- **Héparine** en IV continue : 50-100 UI/kg en bolus, puis 400-600 UI/kg/jour (objectif : TCA 1,5-2 fois le témoin)
- **HBPM :** objectif activité anti-Xa entre 0,5 et 1

CHIRURGIE EN URGENCE :
AIT récidivants et sténose très serrée de la carotide

NON

Aspirine
160-300 mg/j

ACCIDENT VASCULAIRE ISCHÉMIQUE CONSTITUÉ

- Déficit sensorimoteur unilatéral pouvant aller jusqu'à l'hémiplégie
- Aphasie
- Hémianopsie

→ Atteinte du territoire sylvien

Signes isolés ou associés
- Hémianopsie
- Troubles sensitifs d'un hémicorps
- Agnosie visuelle
- Syndrome cérébelleux
- Atteinte des nerfs crâniens du même côté que la lésion
- Troubles sensitifs ou moteurs du côté opposé à la lésion
- Diplopie

→ Atteinte du territoire vertébrobasilaire

- Déficit moteur ou sensitif pur
- Hémiparésie-hémiataxie
- Syndrome dysathrie-main malhabile

→ Syndrome lacunaire

- IRM de 1re intention si possible ou scanner cérébral de 2e intention : confirmation nature ischémique
- Possibilité d'initiation de la thrombolyse moins de 4 h 30 après l'apparition des symptômes

OUI

CRITÈRES D'ÉLIGIBILITÉ POUR UNE THROMBOLYSE
- Absence de signes d'hémorragie intracrânienne au scanner et de contre-indications à l'utilisation d'un thrombolytique
- Âge entre 18 et 80 ans (si > 80 ans, délai raccourci à 3 h)
- Déficit neurologique fixé sans amélioration rapide
- Absence de signes de gravité clinique (cotation entre 5 et 25 par le NIHSS, *cf.* p. 351) et/ou à l'imagerie
- Absence de crises convulsives
- Absence de signes pouvant évoquer une hémorragie sous-arachnoïdienne (même si scanner normal)
- Absence d'administration d'héparine dans les 48 h précédentes
- Plaquettes > 100 000 mm^3
- Absence de diabète avec ATCD d'AVC
- Absence d'AVC datant de moins de 3 mois
- PAS < 185 mmHg et PAD < 110 mmHg ou nécessité d'un traitement antihypertenseur IV pour obtenir ces chiffres
- Glycémie > 50 ou < 400 mg/dL

→ **TRAITEMENT THROMBOLYTIQUE**

Alteplase (*Actilyse*) : 0,9 mg/kg (dose max. 90 mg) dont 10 % en bolus et le reliquat en perfusion IV de 60 min

NON

Prise en charge classique et transfert dans une unité neurovasculaire (page suivante)

→ En cas d'AIT, d'infarctus mineur ou d'accident ischémique fluctuant ou évolutif → exploration des vaisseaux cervico-encéphaliques par écho-Doppler, ARM ou angioscanner

Absence d'indication de thrombolyse

MESURES GÉNÉRALES

- Oxygénothérapie en fonction de l'oxymétrie de pouls
- Sonde avec évacuation gastrique en cas de troubles de la déglutition
- Maintien de la glycémie en zone normale
- En l'absence de dissection aortique, d'insuffisance coronarienne aiguë ou d'œdème pulmonaire, respecter l'HTA jusqu'à 220/120 mmHg
- Traiter l'hyperthermie et rechercher une infection
- ECG à la recherche de troubles du rythme cardiaque
- En cas de crise convulsive (en dehors d'une crise inaugurale) → traitement anticonvulsivant préventif

- Cardiopathie emboligène
- AVC en progression dans le territoire vertébrobasilaire
- Dissection d'artère cervicale extracrânienne

→ **ANTICOAGULANTS**

- **Héparine** en IV continue : 50-100 UI/kg en bolus, puis 400-600 UI/kg/jour (objectif : TCA 1,5-2 fois le témoin)
- **HBPM** : objectif activé anti-Xa entre 0,5 et 1

- Coma profond
- Détresse respiratoire
- Inhalation

→ **INTUBATION ET VENTILATION ASSISTÉE :** discussion au cas par cas en tenant compte de l'âge physiologique, de la comorbidité, de l'état clinique et des données de l'imagerie

PA > 230/130 mmHg

→ **ANTIHYPERTENSEURS**

Doses à augmenter progressivement en fonction du résultat, soit objectif PAM ≥ 90 mmHg, PAS ≥ 185 mmHg et PAD < 110 mmHg :

- ***Nicardipine (Loxen)*** : 0,5 mg/h, augmentation par paliers de 0,5 mg/h toutes les 15 min jusqu'à 4 mg/h max. (arrêt si PAS < 160 mmHg)

AVIS NEUROCHIRURGICAL en cas d'ischémie cérébelleuse et d'hydrocéphalie aiguë

Accouchement inopiné

Présentation du sommet

Dilatation complète
+
Poche des eaux rompue

↓

Faire pousser pendant les contractions :
- pas plus de 3 efforts par contraction
- respiration ample et profonde entre les contractions

↓

Empêcher la tête de sortir trop vite :
- main droite soutient le périnée
- main gauche ralentit la sortie de la tête

↓

Arrêt de la progression
ou périnée blanc
→ **épisiotomie**
lors d'un effort de poussée

↓

Après la sortie de la tête,
index et médius sur les mastoïdes
et le maxillaire inférieur
→ traction douce vers le plancher
(dégagement de l'épaule antérieure)
puis
→ traction douce vers le plafond
(dégagement de l'épaule postérieure)

Présentation du siège

4 gestes qui sauvent

↓

1. Arrêt de la progression
   → **épisiotomie**

↓

2. **Respecter une position dos antérieur, sinon tourner le dos en avant**

↓

3. **Pas de manœuvres intempestives (surtout ne jamais tirer)**

↓

4. En cas de rétention tête dernière :
manœuvre de Mauriceau
- fœtus à cheval sur l'avant-bras droit avec index et médius en crochet dans la bouche
- avant-bras gauche sur le dos avec index et médius en fourche sur le cou
- tirer dans l'axe

puis
- lorsque les oreilles apparaissent, redresser le dos progressivement

Différentes phases d'un accouchement par le siège

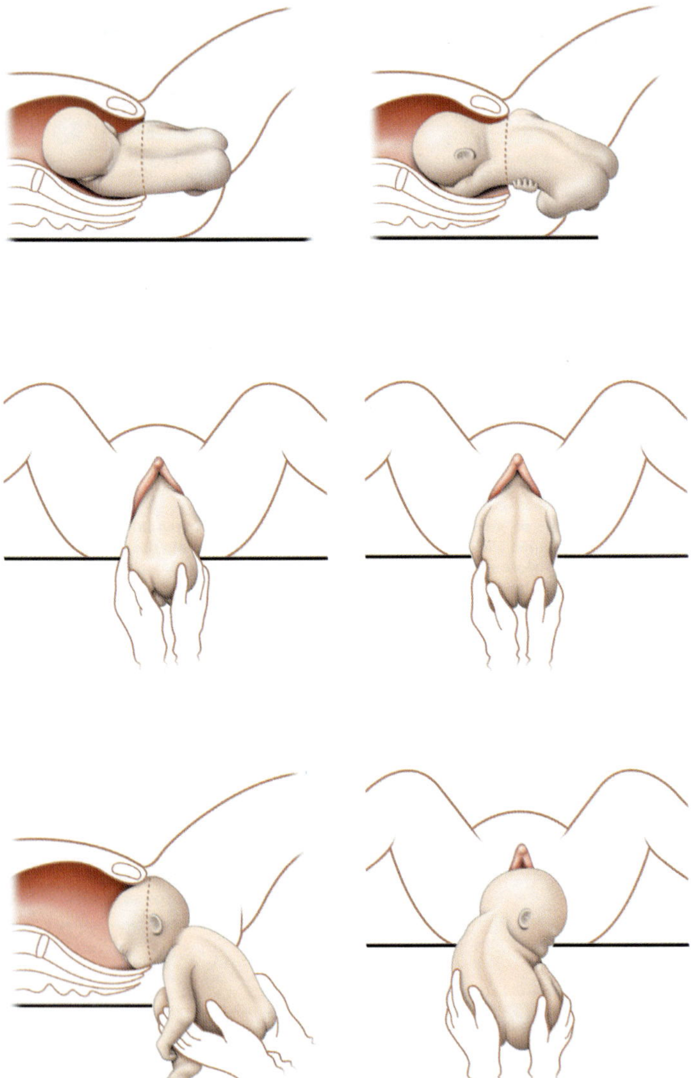

Nouveau-né

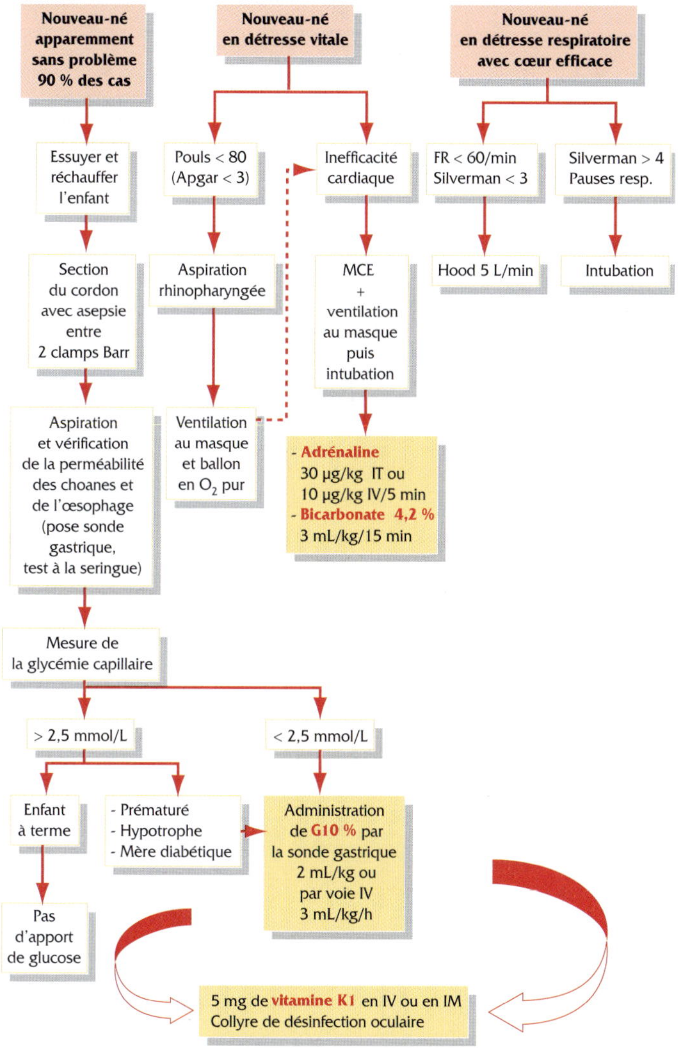
Nouveau-né apparemment sans problème 90 % des cas
Essuyer et réchauffer l'enfant
Section du cordon avec asepsie entre 2 clamps Barr
Aspiration et vérification de la perméabilité des choanes et de l'œsophage (pose sonde gastrique, test à la seringue)
Mesure de la glycémie capillaire
> 2,5 mmol/L
< 2,5 mmol/L
Enfant à terme
Pas d'apport de glucose
- Prématuré
- Hypotrophe
- Mère diabétique
Administration de G10 % par la sonde gastrique 2 mL/kg ou par voie IV 3 mL/kg/h
Nouveau-né en détresse vitale
Pouls < 80 (Apgar < 3)
Aspiration rhinopharyngée
Ventilation au masque et ballon en O_2 pur
Inefficacité cardiaque
MCE + ventilation au masque puis intubation
- Adrénaline 30 µg/kg IT ou 10 µg/kg IV/5 min
- Bicarbonate 4,2 % 3 mL/kg/15 min
Nouveau-né en détresse respiratoire avec cœur efficace
FR < 60/min Silverman < 3
Hood 5 L/min
Silverman > 4 Pauses resp.
Intubation
5 mg de vitamine K1 en IV ou en IM
Collyre de désinfection oculaire

Délivrance

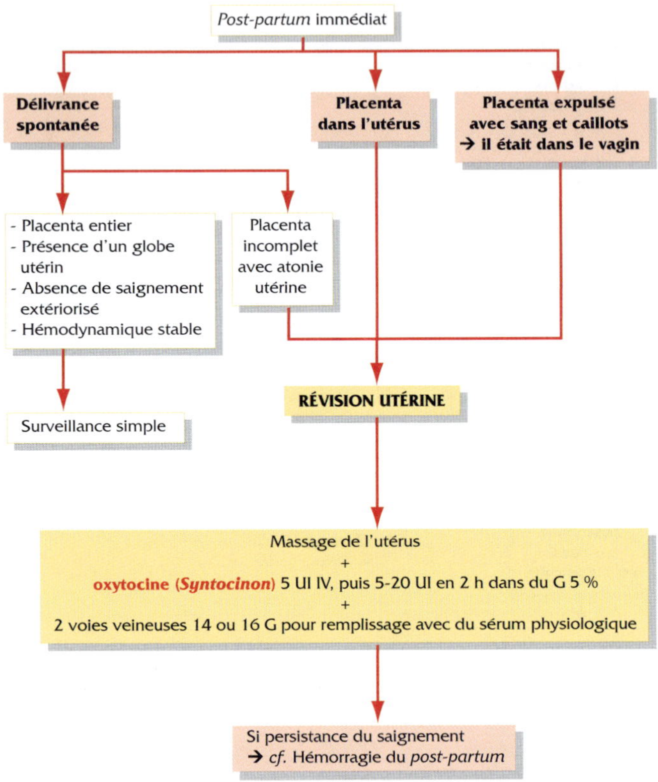

Post-partum immédiat
Délivrance spontanée
Placenta dans l'utérus
Placenta expulsé avec sang et caillots → il était dans le vagin
- Placenta entier
- Présence d'un globe utérin
- Absence de saignement extériorisé
- Hémodynamique stable
Placenta incomplet avec atonie utérine
Surveillance simple
RÉVISION UTÉRINE
Massage de l'utérus
+
oxytocine (*Syntocinon*) 5 UI IV, puis 5-20 UI en 2 h dans du G 5 %
+
2 voies veineuses 14 ou 16 G pour remplissage avec du sérum physiologique
Si persistance du saignement
→ *cf.* Hémorragie du *post-partum*

Acidocétose diabétique

80 % DID connu
- Insulinothérapie inadaptée
- Infection
- Médicaments (corticoïdes)
- IDM (parfois indolore)
- AVC, ischémie aiguë de membre
- Traumatisme, chirurgie

20 %
Révélation
du DID inconnu

FACTEUR DÉCLENCHANT

OBJECTIFS : CORRIGER
- La volémie
  (déficit en eau et en sodium)
- Le déficit en insuline
- L'acidose
- Le déficit en potassium

TRAITEMENT DE LA CAUSE DÉCLENCHANTE

RÉHYDRATATION et REMPLISSAGE
- Si PAS < 90 mmHg :
  500 mL de produit de remplissage en 30 min (*Plasmion* ou *Voluven*)
- H0-H2 :
  2 000 mL de sérum physiologique
- H2-H6
  (ou dès que glycémie < 10 mmol/L :
  3-4 000 mL de G 5 % + 3-4 g NaCl/L
  + 2-3 g KCl/L
- H6-H24 :
  1 000 mL de G 5 %/3 h + 2 g NaCl/L
  + 2 g KCl/L
  + 1 A phosphate dipotassique/L

- 100 mg de vitamine B1
  dans le premier flacon si éthylisme

INSULINE
0,1 UI/kg/h au PSE
à baisser progressivement
dès que la glycémie
< 20 mmol/L

BICARBONATE DE SODIUM
- Uniquement si pH < 7
- 500 mL de 1,4 % en 30 min

SURVEILLANCE
(horaire pendant les 3 h puis toutes les 3-4 h)
- Diurèse horaire
- Glycémie capillaire + bandelette urinaire
- Ionogramme sanguin, glycémie ± GDS

ADAPTATION DU TRAITEMENT

Formules utiles

Osmolarité

[2 × Na (mmol/L)] + glucose (mmol/L) + urée (mmol/L) → hyperosmolarité > 330 mOsm/L

Trou anionique

Na + K – [Cl + HCO_3] en mmol/L → augmentation si > 16 mmol/L

Natrémie corrigée

Na mesurée + [0,3 × glycémie (mmol/L)]

Recharge potassique

- Kaliémie < 3,3 mmol/L: retarder l'injection d'insuline et KCl en perfusion continue sans dépasser 1 g/h.
- 3,5 < kaliémie < 5,4 mmol/L: ajouter 3 g/L de KCl à partir du 3e litre de remplissage.
- Kaliémie > 5,4 mmol/L: pas de KCl.

Acrosyndromes aigus

DOULEURS
+
MODIFICATIONS DE COULEUR OU DE TEMPÉRATURE DES EXTRÉMITÉS

PHÉNOMÈNE DE RAYNAUD
- Accès répétés d'ischémie suivie d'une phase de reperfusion :
  - Phase blanche (syncopale)
  - Phase bleue (cyanose)
  - Phase rouge (reperfusion)
- Doigts des mains et des pieds (en général respect du pouce)
- Régression totale mais durée variable
- En général, rythmée par le froid

CAUSES
- Primitives
- Secondaires :
  - Médicaments et toxiques (dérivés de l'ergot de seigle…)
  - Connectivites et vascularites (sclérodermie…)
  - Artériopathies
  - Professionnelles et traumatiques (syndrome des vibrations…)
  - Endocrines (myxœdème, acromégalie…)

ENGELURES
- Lésions éryhrocyaniques à type de papules érythémateuses
- Au niveau des pulpes ou de la face externe des orteils

CAUSES
- Exposition prolongée au froid humide modéré
- Souvent femme jeune, de poids inférieur à la moyenne, portant volontiers des souliers trop serrés

GRAVITÉ
- Douleur profonde
- Ischémie persistante et inhabituelle

→ risque de nécrose cutanée irréversible

TRAITEMENT
- Réchauffement des doigts et pansements vaselinés en cas de nécrose
- Éviter les traumatismes
- Arrêt du médicament éventuellement responsable
- Perfusion de macromolécules ou de sérum physiologique (hémodilution)
- Antalgie : **morphine** 0,1 mg/kg, puis 2 mg/10 min jusqu'à obtention de l'effet souhaité et en surveillant la respiration
- Vasodilatateurs :
  - **nicardipine (*Loxen*)** : 2-4 mg/h à adapter par palier de 0,5 mg/h
  - parfois **iloprost (*Ilomédine*)** : 1 A dans 25 mL de sérum physiologique, débuter à 1 mL/h, puis augmenter par palier de 1 mL/h toutes les 30 min en fonction de la tolérance jusqu'à 4 mL/h (si P < 75 kg) et 5 mL/h (si P > 75 kg)
- En fonction de la cause : souvent anti-agrégants plaquettaires (**aspirine** 160 à 300 mg) et anticoagulants (**héparine**)
- Antibiothérapie antistaphylococcique en cas de surinfection
- Mise à jour de la protection antitétanique

Agitation

Hypoglycémie

→

- 20-50 mL de **G 30 %**

puis

- Sucres lents *per os* ou G 10 % IV

Glycémie capillaire normale

→

TROUBLES ORGANIQUES
- Neurologiques, infectieux, métaboliques, endocriniens, cardiovasculaires
- Intoxication (psychostimulants : cocaïne, ecstasy, amphétamines…)
- Traumatisme crânien

→ **OUI**

→ **SÉDATION PAR BENZODIAZÉPINES**
- **Diazépam (*Valium*)** 10-20 mg IV ou IM (renouvellement éventuel, dose max. 60 mg)

ou

- **Clorazépate dipotassique (*Tranxène*)** 20-50 mg IV ou IM (renouvellement éventuel, dose max. 300 mg)

→ Présence de signes neurologiques de focalisation, d'un syndrome méningé … et toujours en cas de TC

→ **SCANNER CÉRÉBRAL** (sans injection)

→ Prise en charge symptomatique et traitement étiologique

→ **NON**

→ **TROUBLES PSYCHIATRIQUES**
- Délire, hallucinations
- Excitation, euphorie, logorrhée

→ **MESURES GÉNÉRALES**
- Isoler le patient mais avec une surveillance continue
- Limiter les échanges à un seul interlocuteur
- Proposer un traitement *per os* : **prazépam (*Lysanxia*)** 10-40 mg en sub-lingual
- Si besoin, contention physique

→ **SÉDATION PAR NEUROLEPTIQUES**
- **Halopéridol (*Haldol*)** 10-20 mg *per os*

ou

- **Cyamémazine (*Tercian*)** 25-50 mg IM

→ Si besoin, hospitalisation contre la volonté du patient (*cf.* ADT, API ou ADRE)

→ Réévaluer en permanence la situation

→ **les causes psychiatriques sont un diagnostic d'élimination** (→ retour à TROUBLES ORGANIQUES)

Agranulocytose et pancytopénie iatrogène

DÉFINITION

Agranulocytose :
- Neutrophiles < 500/mm³ (souvent < 200/mm³)
- Pas d'anomalie des autres lignées

Pancytopénie :
- Atteinte des trois lignées
- Hémoglobine < 12 g/dL
- Plaquettes < 120 000/mm³
- Neutrophiles < 1 500/mm³

↓

BILAN D'ENTRÉE
- NFS, plaquettes, réticulocytes, CRP, VS
- Bilan hépatique
- Hémostase : TP, TCA, fibrinogène
- Ionogramme sanguin, urée et créatinine
- Bilan infectieux : radiographie thoracique, ECBU, hémocultures et coprocultures répétées

\+ éventuel myélogramme dans les meilleurs délais à visée étiologique

↓

MESURES GÉNÉRALES
- **Isolement** en chambre seule et transfert dans un service spécialisé avec chambre d'isolement
- Mesures d'**asepsie rigoureuse** (port de bavette, lavage soigneux des mains avant d'entrer dans la chambre, surblouse, utilisation de gants stériles pour examiner le patient)
- Surveillance (4 fois/jour) : température, PA, pouls, fréquence respiratoire
- Bains de bouche à répéter 6 fois par jour (**héxétidine [*Hextril*]**, **amphotéricine B** en suspension, **bicarbonate de sodium à 1,4 %**)

URGENCE
=
Neutrophiles < 500/mm³ + fièvre > 38 °C
(évaluation de la gravité, *cf.* p. 350)

↓

ANTIBIOTHÉRAPIE APRÈS PRÉLÈVEMENTS
(*cf.* page suivante)

↓

AUTRES MESURES EN FONCTION DE LA SITUATION
- Retrait en urgence d'une éventuelle voie centrale si suspicion de porte d'entrée (cathéter ou chambre douloureuses, orifice inflammatoire)
- Transfusion de concentrés de globules rouges si hémoglobine < 8 g/dL (ou 10 g/dL chez le coronarien)
- Transfusion de plaquettes si chiffre < 20 000/mm³ (notamment si syndrome hémorragique cutanéomuqueux) ou < 50 000 mm³ en cas de CIVD, d'hémorragie active ou de nécessité de geste invasif

ANTIBIOTHÉRAPIE PROBABILISTE EN CAS DE NEUTROPÉNIE FÉBRILE

FAIBLE RISQUE

BITHÉRAPIE ORALE
(en l'absence de troubles digestifs)

- **Amoxicilline + acide clavulanique (*Augmentin*)** 1 g × 3/j

plus

- **Ciprofloxacine (*Ciflox*)** 500 mg × 2-3/j

RISQUE ÉLEVÉ

ANTIBIOTHÉRAPIE IV

- **Ceftazidime (*Fortum*)** 4-6 g/j en 3 ou 4 injections

ou

- **Pipéracilline + tazobactam (*Tazocilline*)** 4 g × 4/j

ou

- **Imipénème (*Tiénam*)** 1 g × 3/j

ou

- **Céfépime (*Axépim*)** 2 g × 3/j

SUSPICION D'INFECTION SUR CVC ou D'INFECTION À SMR

Plus

- **Vancomycine** 15 mg/kg en dose de charge sur 2 h puis 30 mg/kg/j en continu

ou

- **Téicoplanine (*Targocid*)** 6 mg/kg × 2/j

ÉTAT DE CHOC PNEUMOPATHIE COLONISATION PRÉALABLE à *P. aeruginosa*

Plus

Amikacine (*Amiklin*) 20 mg/kg/j en une injection

SI ALLERGIE AUX BÊTALACTAMINES

Aztréonam (*Azactam*) 1 g × 2-3/j **plus vancomycine** ou **téicoplanine** plus ou moins **amikacine**

Algie vasculaire de la face

CRITÈRES DIAGNOSTIQUES

- Au moins 5 crises de douleurs sévères, unilatérales, orbitaires, supraorbitaires et/ou temporales, durant 15 à 180 minutes et survenant entre 1 fois tous les 2 jours et 8 fois par jour
- Présence notamment du côté douloureux d'au moins un des signe suivants : rougeur conjonctivale, larmoiement, congestion nasale ou rhinorrhée, sudation du front et de la face, myosis, ptosis ou œdème de la paupière
- Fréquente agitation

PREMIER CHOIX

OXYGÈNE
Débit de 6 à 8 L/min

AUTRE OPTION
(mais pas plus de 2 injections/jour)

SUMATRIPTAN

- ***Imiject:*** injection sous-cutanée de 6 mg
- Dose journalière maximale 12 mg, soit 2 injections

SUMATRIPTAN

EFFETS INDÉSIRABLES

- Troubles digestifs, vertiges, flushs, somnolence, fatigue
- Douleurs, picotements, sensation de pesanteur, de chaleur, de pression ou de constriction (notamment poitrine et gorge)
- Bradycardie ou tachycardie, palpitations
- Colites ischémiques ou troubles cardiaques (arythmies, angor, IDM)
- AVC, convulsion, phénomène de Raynaud

CONTRE-INDICATIONS

- ATCD cardiovasculaires
- Hypersensibilité aux sulfamides
- Association avec les dérivés de l'ergot de seigle, les antidépresseurs inhibiteurs de recapture de la sérotonine

Amibiase

AMIBIASE INTESTINALE

Symptomatique dans 10 % des cas uniquement !
- Syndrome dysentérique (diarrhée glairosanglante)
- Douleurs abdominales basses
- Fièvre (1/3 cas)
- Faux-besoins

↓

Examen parasitologique des selles

↓

Pas de nécessité d'attendre le résultat pour commencer le traitement :
- **Hydroxyquinoléine (*Intétrix*)** 4 à 6 gél/j en 3 prises pendant 10 jours
- **Métronidazole (*Flagyl*)** *per os* 20-40 mg/kg/j en 3 prises pendant 10 jours

ou

- **Secnidazole (*Flagentyl*)** 2 g/ j *per os* en une prise pendant 3 jours

AMIBIASE HÉPATIQUE

- Douleur intense de l'hypochondre droit avec irradiation dans l'épaule droite
- Fièvre
- Altération de l'état général
- Hépatomégalie

↓

- Échographie et scanner
- Sérologie
- Examen parasitologique des selles (rarement contributif)

↓

- **Métronidazole (*Flagyl*)**
IV 1,5 g/j en 3 perfusions de 30-60 min

ou

- **Ornidazole (*Tibéral*)**
IV 20-40 mg/kg/j en 3 prises pendant 10 jours
- **Hydroxyquinoléine (*Intétrix*)**
4 à 6 gél/j en 3 prises pendant 10 jours

Anévrisme de l'aorte abdominale

- Signes de choc
- Douleur abdominale violente
- Contracture abdominale avec masse battante, douloureuse

→ **RUPTURE**

- Marbrures des jambes sans état de choc
- Pouls fémoraux asymétriques
- Masse abdominale battante, douloureuse

→ **FISSURATION**

MESURES GÉNÉRALES

- Oxygène au masque (4-6 L/min)
- Voie veineuse périphérique de gros calibre (si possible 2) avec soluté de type **Ringer lactate**
- Antalgique : **morphine** 0,1 mg/kg IV
- Installation du pantalon antichoc non gonflé sous le patient
- Prélèvements : groupe, Rhésus, agglutinines irrégulières, NFS, hémostase, ionogramme sanguin, urée et créatinine

RUPTURE :

- Décubitus dorsal avec les jambes surélevées
- **Remplissage** avec sérum physiologique puis si besoin soluté colloïde (***Plasmion, Voluven***) et accélérateur de perfusion
→ objectif, PAS = 80 mmHg
- **Gonflage éventuel du pantalon antichoc :** 80 mmHg aux jambes et 60 mmHg pour abdomen
- Si **intubation** → induction en séquence rapide (**étomidate *[Hypnomidate]*** 0,3 mg/kg, **succinylcholine *[Célocurine]*** 1 mg/kg)

→ **BLOC OPÉRATOIRE DIRECT**

FISSURATION :

Hypotension artérielle contrôlée (PAS = 90-100 mmHg) : **nicardipine (*Loxen*)** 1-4 mg/h

→ Échographie éventuellement complétée, si le patient est stable, par un scanner (± aortographie)

→ **AVIS CHIRURGICAL**

Angiocholite

- Confirmation du diagnostic : **échographie**
- Bilan biologique : hémocultures, ionogramme sanguin, urée et créatinine, NFS, bilirubine, transaminases, phosphatases alcalines

↓

MESURES GÉNÉRALES

- Voie veineuse avec 2 L de **G 5 %** avec 4 g/L de NaCl et 2 g/L de KCl (à adapter selon la fonction rénale et le ionogramme)
- Si vomissements : aspiration gastrique continue
- Laisser le malade à jeun
- Vessie de glace sur l'hypochondre droit
- Antalgiques : **phloroglucinol (*Spasfon*)** 40 mg en IV lent (3/4 fois par jour) ou **tiémonium (*Viscéralgine*)** 5 mg en IV lent (3/4 fois par jour)

↓

SIGNES DE GRAVITÉ
(péritonite et/ou choc septique)

OUI ↓

CHIRURGIE EN URGENCE
(drainage des voies biliaires et cholécystectomie)
- Traitement symptomatique de l'état de choc
- Débuter l'antibiothérapie (*cf.* ci-contre)

NON ↓

ANTIBIOTHÉRAPIE
- **Pipéracilline/tazobactam (*Tazocilline*)** 4 g/8 h et **gentamicine** 1,5 mg/kg/12 h ou (en cas d'allergie aux β-lactamines)
- **Ciprofloxacine (*Ciflox*)** 400 mg/12 h, **métronidazole (*Flagyl*)** 500 mg/8 h et **gentamicine** 1,5 mg/kg/12 h (mais schéma peu actif sur l'entérocoque)

↓

TRAITEMENT ENDOSCOPIQUE
Cholangiopancréatographie rétrograde endoscopique (CPRE) avec sphinctérotomie après 48 h d'antibiothérapie

↓

Cholécystectomie dans un second temps

Angiœdème bradykinique (ou œdème angioneurotique)

GÉNÉRALITÉS

Mécanismes :
- angiœdèmes héréditaires : ATCD familiaux, porteurs d'une carte
- angiœdèmes acquis : prise IEC, syndromes lymphoprolifératifs, maladies auto-immunes
- œstrogénodépendants : augmentation des crises au moment de la puberté, au cours de la grossesse et sous contraception œstrogénique

Traitement au long cours éventuel : danazol *(Danatrol)* ou **acide tranexamique *(Exacyl)***

ATTENTION : pas de réponse aux antihistaminiques et aux corticoïdes

↓

CLINIQUE
- Œdème de consistance ferme, ne prenant pas le godet qui apparaît brutalement et dont la durée est limitée (< 72 h)
- Non prurigineux, sensation de tension ou de brûlure, couleur de la peau normale
- Prédominance aux membres, à la face et au périnée mais possibilité d'atteinte du tube digestif (douleurs abdominales, syndrome subocclusif)

↓

GRAVITÉ = ŒDÈME LARYNGÉ
(25 % de décès en l'absence de traitement)

↓

MESURES GÉNÉRALES
Traitement symptomatique de la dyspnée, de l'hypovolémie, de la douleur et des vomissements (formes abdominales → échographie, scanner)

↓

TRAITEMENT SPÉCIFIQUE
- **Concentré de C1-inhibiteur *(Bérinert)*** → de préférence dans les formes héréditaires (et au moment de l'induction si intubation en urgence) : injection IV en au moins 5 min de 500 U (si < 20 kg) ou 1000 U (si > 20 kg, à injecter en 2 doses espacées d'au moins 5 min), à renouveler 1 h après si insuffisant

ou
- **Icatibant *(Firazyr)*** → de préférence dans les formes acquises mais pas CI chez femme enceinte et enfants < 15 ans : 30 mg en SC à renouveler 6 h après si insuffisant

À défaut ou dans l'attente de ces produits : utiliser ***Exacyl*** par voie IV à la même dose.

↓

ADMISSION EN REANIMATION

Pas de signe de gravité

↓

Acide tranexamique *(Exacyl)* :
1 g/4 h pendant 24 à 48 h
(10 mg/kg/6 h chez l'enfant)

Pour en savoir plus : Centre national de Référence des Angio-œdèmes à Kinines CRéAK : CHU de Grenoble, 04 76 76 76 40, creak@chu-grenoble.fr

Anorexie mentale

- L'indication d'hospitalisation ne repose pas sur un seul critère mais sur leur association et leur évolutivité.
- L'hospitalisation sous contrainte ne doit être utilisée que lorsque le risque vital est engagé et que des soins consentis sont impossibles.

Critères somatiques d'hospitalisation (HAS 2010)

Critères chez l'enfant et l'adolescent	
Anamnestiques	- Perte de poids rapide : plus de 2 kg/semaine - Refus de manger : aphagie totale - Refus de boire - Lipothymies ou malaises d'allure orthostatique - Fatigabilité voire épuisement évoqué par le patient
Cliniques	- IMC < 14 kg/m^2 au-delà de 17 ans, ou IMC < 13,2 kg/m^2 à 15 et 16 ans, ou IMC < 12,7 kg/m^2 à 13 et 14 ans - Ralentissement idéique et verbal, confusion - Syndrome occlusif - Bradycardies extrêmes : pouls < 40/min quel que soit le moment de la journée - Tachycardie - Pression artérielle systolique basse (< 80 mmHg) - PA < 80/50 mmHg, hypotension orthostatique mesurée par une augmentation de la fréquence cardiaque > 20/min ou diminution de la PA > 10-20 mmHg - Hypothermie < 35,5 °C - Hyperthermie
Paracliniques	- Acétonurie (bandelette urinaire), hypoglycémie < 0,6 g/L - Troubles hydroélectrolytiques ou métaboliques sévères, en particulier : hypokaliémie, hyponatrémie, hypophosphorémie, hypomagnésémie (seuils non précisés chez l'enfant et l'adolescent) - Élévation de la créatinine (> 100 µmol/L) - Cytolyse (> 4 × N) - Leuconeutropénie (< 1 000 /mm^3) - Thrombopénie (< 60 000 /mm^3)

Chez l'adulte	
Anamnestiques	- Importance et vitesse de l'amaigrissement : perte de 20 % du poids en 3 mois - Malaises et/ou chutes ou pertes de connaissance - Vomissements incoercibles - Échec de la renutrition ambulatoire
Cliniques	- Signes cliniques de déshydratation - IMC < 14 kg/m^2 - Amyotrophie importante avec hypotonie axiale - Hypothermie < 35 °C - Hypotension artérielle < 90/60 mmHg - Fréquence cardiaque : • bradycardie sinusale FC < 40/min • tachycardie de repos > 60/min si IMC < 13 kg/m^2
Paracliniques	- Anomalies de l'ECG en dehors de la fréquence cardiaque - Hypoglycémie symptomatique < 0,6 g/L ou asymptomatique si < 0,3 g/L - Cytolyse hépatique > 10 × N - Hypokaliémie < 3 mEq/L - Hypophosphorémie < 0,5 mmol/L - Insuffisance rénale : clairance de la créatinine < 40 mL/min - Natrémie : • < 125 mmol/L (potomanie, risque de convulsions) • > 150 mmol/L (déshydratation) - Leucopénie < 1 000/mm^3 (ou neutrophiles < 500/mm^3)

Critères psychiatriques d'hospitalisation (HAS 2010)

Critères chez l'enfant et l'adolescent	
Risque suicidaire	- Tentative de suicide réalisée ou avortée - Plan suicidaire précis - Automutilations répétées
Comorbidités	Tout trouble psychiatrique associé dont l'intensité justifie une hospitalisation : - dépression - abus de substances - anxiété - symptômes psychotiques - troubles obsessionnels compulsifs

Anorexie mentale	- Idéations obsédantes intrusives et permanentes, incapacité à contrôler les pensées obsédantes - Renutrition : nécessité d'une renutrition par sonde nasogastrique ou autre modalité nutritionnelle non réalisable en ambulatoire - Activité physique : exercice physique excessif et compulsif (en association avec une autre indication d'hospitalisation) - Conduites de purge (vomissements, laxatifs, diurétiques) : incapacité à contrôler seul des conduites de purge intenses
Motivation, coopération	- Échec antérieur d'une prise en charge ambulatoire bien conduite - Patient peu coopérant ou coopérant uniquement dans un environnement de soins très structuré - Motivation trop insuffisante rendant impossible l'adhésion aux soins ambulatoires

Critères environnementaux d'hospitalisation (HAS 2010)

Critères chez l'enfant et l'adolescent	
Disponibilité de l'entourage	- Problèmes familiaux ou absence de famille pour accompagner les soins ambulatoires - Épuisement familial
Stress environnemental	- Conflits familiaux sévères - Critiques parentales élevées - Isolement social sévère
Disponibilités des soins	Pas de traitement ambulatoire possible par manque de structures (impossibilité du fait de la distance)
Traitements antérieurs	Échec des soins ambulatoires (aggravation ou chronicisation)

Arrêt cardiorespiratoire

Libération des voies aériennes, MCE et ventilation au ballon (RCP au rythme de 30/2, correspondant à environ 2 min)
+
Mise en place d'un scope-défibrillateur sans interrompre le MCE

↓

ANALYSE DU RYTHME

↓

Fibrillation ventriculaire ou tachycardie ventriculaire

↓

Conduite à tenir *cf.* p. 108

Asystolie ou rythme sans pouls

↓

Conduite à tenir *cf.* p. 109

ATTENTION – UTILISATION DES DÉFIBRILLATEURS

- **Défibrillateur semi-automatique :** suivre les consignes vocales
- **Défibrillateur manuel biphasique :** énergie entre 120 et 200 J (2 à 4 J/kg, en fonction de la résistance de la cage thoracique, épaisseur des muscles et du pannicule adipeux)
- **Défibrillateur manuel monophasique :** 360 J

FIBRILLATION VENTRICULAIRE
ou
TACHYCARDIE VENTRICULAIRE

↓

- **1 choc électrique :**
  - appareil biphasique : 120 à 200 J
  - appareil monophasique : 360 J
- **Reprise immédiate de la RCP** (5 cycles)

↓

ANALYSE DU RYTHME → Choc non indiqué → Conduite à tenir asystolie/rythme sans pouls, p. 109

↓

Choc indiqué

↓

- **1 choc électrique**
- Reprise immédiate de la RCP
- Pose d'une voie veineuse* (sérum physiologique)
  - **adrénaline** : 1 mg IVD
  - à répéter toutes les 3 à 5 min
- Reprise de la RCP (5 cycles)

* Voie intra-osseuse : alternative possible

↓

ANALYSE DU RYTHME → Choc non indiqué

↓

Choc indiqué

↓

- **1 choc électrique**
- Reprise immédiate de la RCP
- **Injection d'un antiarythmique :**
  - **amiodarone (*Cordarone*)** : 300 mg IVD, complété si besoin avec 150 mg

  ou
  - **lidocaïne (*Xylocard*)** : 1 à 1,5 mg IVD, renouvelable 2 fois sans dépasser 3 mg/kg
  - **sulfate de magnésium** : 1 à 2 g en IV en cas de torsade de pointes
- Reprise de la RCP (5 cycles)

↓

ANALYSE DU RYTHME → Choc non indiqué → (vers Conduite à tenir asystolie/rythme sans pouls)

↓

Choc indiqué → (retour à « Choc indiqué » ci-dessus)

ASYSTOLIE
ou
RYTHME SANS POULS

↓

- **Reprise immédiate de la RCP** (5 cycles)
- Pose d'une voie veineuse* :
  - **adrénaline** 1 mg IVD, à répéter toutes les 3 à 5 min
  - **atropine** 1 mg IVD en cas d'asystolie ou de bradycardie extrême, à répéter toutes les 3 à 5 min
- Reprise de la RCP (5 cycles)

* Voie intra-osseuse : alternative possible

↓

ANALYSE DU RYTHME

Choc indiqué → Conduite à tenir FV/TV p. 108

Choc non indiqué ↓

- Poursuivre la RCP
- Intubation orotrachéale sans interrompre la RCP :
  - vérifier la bonne position de la sonde (auscultation)
  - monitorage de l'$EtCO_2$
  - réglage du respirateur : VT = 6 mL/kg et FR = 8-10 cycles/min

(→ retour à la reprise de la RCP)

↓

ENVISAGER LE TRAITEMENT D'UNE CAUSE POSSIBLE

- Hypovolémie → remplissage
- Pneumothorax compressif, tamponnade → décompression à l'aiguille
- Intoxication médicamenteuse aux cardiotropes → traitement spécifique du choc cardiogénique
- IDM, EP massifs → thrombolyse, angioplastie
- Hypothermie → réchauffement
- ACR prolongé, hyperkaliémie, acidose, intoxication aux tricycliques, bêtabloquants → **bicarbonate de sodium** : 1 mmol/kg, puis 0,5 mmol/kg 10 min plus tard

PRISE EN CHARGE DE L'ACR RÉCUPÉRÉ

- **Prévenir :**
  - hyperventilation
  - hypotension
  - hypo-/hyperglycémie
  - hypothermie excessive
- **Surveiller :**
  - scope
  - $EtCO_2$, SpO_2
  - GCS
  - qualité de la sédation

Arthrite infectieuse

PONCTION ARTICULAIRE
- 1 tube examen cytobactériologique, 1 tube recherche de cristaux, 2 flacons d'hémocultures
- Évacuation de l'épanchement

ARGUMENTS POSITIFS
Recherche d'une cause : pathologie favorisante (polyartrhite rhumatoïde, immunodépression, diabète, alcoolisme, cancer), infection locale (ulcère de jambe, cellulite...), bactériémie (pneumopathie, pyélonéphrite...), piqûre ou morsure, prothèse articulaire, urétrite, toxicomanie, séjour récent en forêt (maladie de Lyme)...

Liquide purulent et/ou plus de 50 000 éléments/mm^3

MESURES GÉNÉRALES
- Prélèvements : hémocultures, NFS avec CRP, hémostase (en cas d'hémarthrose ou de traitement anticoagulant)
- Radiographie en cas de traumatisme, de suspicion de corps étranger ou de chrondrocalcinose
- Mise au repos de l'articulation (éventuelle immobilisation par gouttière plâtrée) et prévention thrombo-embolique par HBPM si membre inférieur
- Antalgique : **paracétamol codéine (*Efferalgan codéine*)** ou **propofan (*Antalvic*)** 3-6 cps /j
- En cas de porte d'entrée cutanée : vérifier la vaccination antitétanique

PORTE D'ENTRÉE NOSOCOMIALE
Vancomycine
IV 30 mg/kg/ j en 2-3 fois
plus
ofloxacine (*Oflocet*)
IV 400-600 mg/j en 2-3 fois

SUSPICION D'IST
Ceftriaxone (*Rocéphine*)
IV 2 g/j en 1 fois
ou (en cas d'allergie aux ß-lactamines)
ofloxacine (*Oflocet*)
IV 400-600 mg/j en 2-3 fois

ANTIBIOTHÉRAPIE EMPIRIQUE
(examen direct inconstamment positif)
- **Amoxicilline-acide clavulanique (*Augmentin*)** IV 4-6 g/j en 4 fois
plus **ofloxacine (*Oflocet*)** IV 400-600 mg/j en 2-3 fois
ou **gentamicine** IV 3 mg/kg/j en 2 fois
ou (si allergie aux β-lactamines)
- **Ofloxacine (*Oflocet*)** IV 400-600 mg/j en 2-3 fois
plus **rifampicine (*Rifadine*)** IV 20 mg/kg/j en 1 injection

Ascite (complications de l')

ASCITE TENDUE

- Gêne fonctionnelle (notamment respiratoire)
- Résistance au régime désodé/diurétiques

PONCTION ÉVACUATRICE

- Prélèvements pour analyse biochimique et bactériologique du liquide
- Au-delà de 5 L, expansion volémique par de l'albumine à 20 % (***Octabiline, Vialebex***) : 100 mL pour 2 L évacués au-delà de 5 L

TRAITEMENT MÉDICAL

- Repos au lit
- Régime désodé (0,5 g/j)
- Diurétiques :
  - **spironolactone** 75 à 300 mg/j en augmentant progressivement la dose

ou

  - **furosémide** 20-80 mg/j en complémentant en potassium

SURVEILLANCE

- Perte de poids : égale au volume ponctionné (ou 500 g/j avec le seul traitement diurétique)
- Périmètre abdominal
- Diurèse des 24 h
- Ionogrammes sanguin et urinaire :
- Natrémie et kaliémie
- Créatininémie

→ si $Na^+ < 130$ mmol/L, $K^+ > 5,5$ mmol/L, créatininémie > 100 µmol/L : ARRÊT DES DIURÉTIQUES

ASCITE + FIÈVRE ou HYPOTHERMIE
=
INFECTION DU LIQUIDE D'ASCITE
=
URGENCE

Autres éléments en faveur :
- Hypotension artérielle
- Douleurs abdominales, diarrhée
- Encéphalopathie hépatique, décompensation œdémato-ascitique sans cause évidente, hémorragie digestive
- Hyperleucocytose avec polynucléose
- Aggravation de la fonction hépatique (↓ facteur V, ↑ bilirubine)
- Apparition d'une insuffisance rénale

PRÉLÈVEMENTS BIOLOGIQUES

- Liquide d'ascite :
  - **cytologie : neutrophiles > 500/mm³ (mais doute à partir de 250/mm³)**
  - culture sur milieu d'hémoculture
  - dosage des protides
- Hémocultures
- Bandelette urinaire et ECBU

TRAITEMENT

- **Antibiothérapie** immédiate après prélèvements :
  - **céfotaxime (*Claforan*)** 2 g × 3 fois/j ou **amoxicilline + ac. clavulanique (*Augmentin*)** 1 g × 3 fois/j
  - alternative : **ofloxacine (*Oflocet*)** 200 mg × 2 fois/jour
- **Remplissage** vasculaire avec albumine à 20 % (***Octabiline, Vialebex***) : 1,5 g/kg/24 h soit 300-400 mL

SURVEILLANCE

- Pouls, PA, température
- Poids
- Conscience (risque d'encéphalopathie hépatique)
- Recherche d'un ictère, d'une défaillance rénale, cardiaque ou respiratoire

→ **ATTENTION** au **syndrome hépatorénal** qui est une insuffisance rénale fonctionnelle compliquant une insuffisance hépatocellulaire en phase terminale

Asthme aigu grave

Critères de gravité immédiate

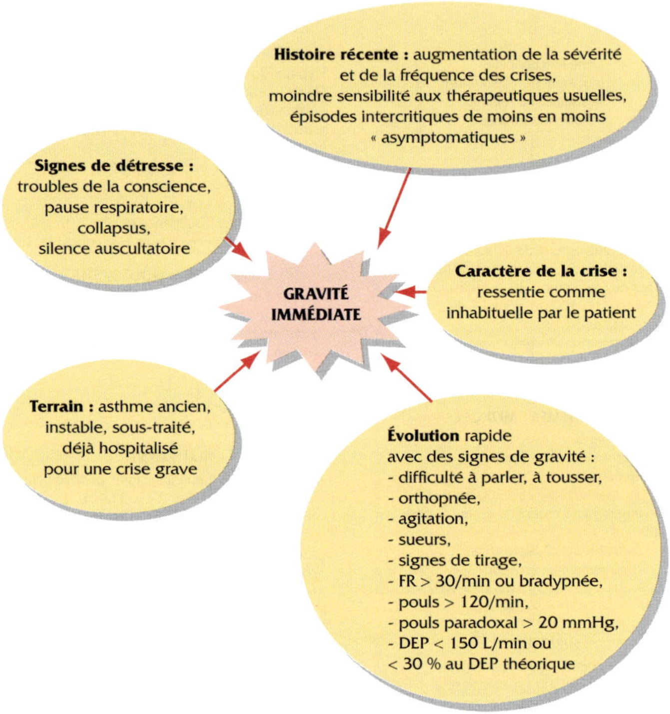

Classification de la crise d'asthme en fonction du DEP instantané ou du DEP théorique (*cf.* p. 324)

- DEP < 150 L/min ou < 30 % du DEP théorique : crise d'asthme aigu grave
- 150 < DEP < 250 L/min ou 30 % < DEP < 50 % : crise d'asthme sévère
- DEP > 250 L/min ou > 50 % : crise d'asthme modérée

Traitement

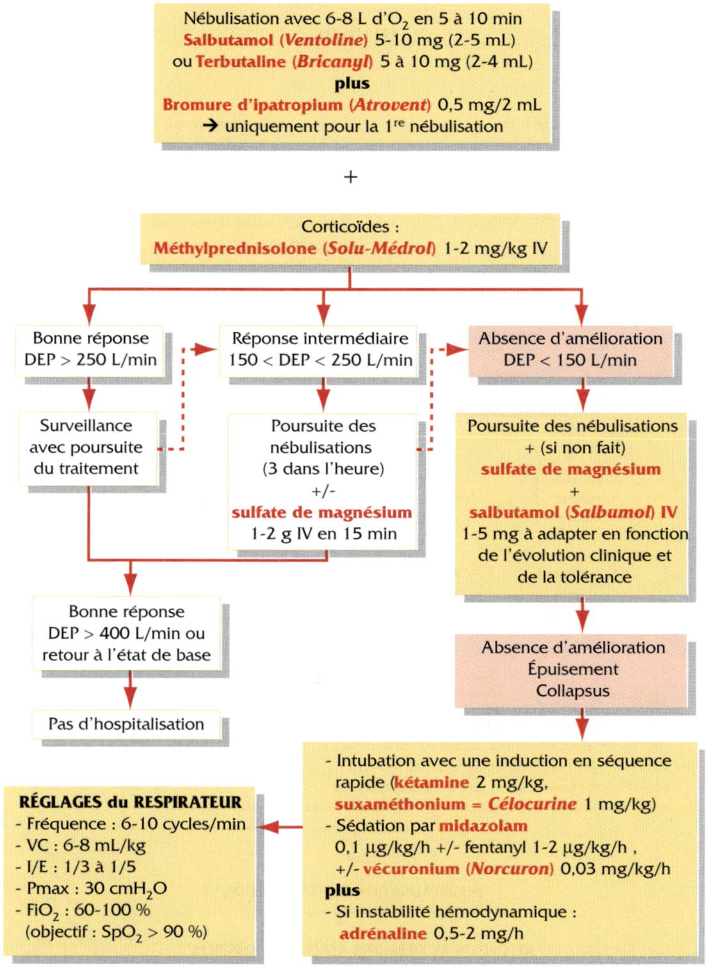

NB. Chez l'enfant : *Ventoline* 50 à 150 µg/kg (sans dépasser 5 mg), soit 2-6 gouttes/10 kg si solution à 5 mg/mL ; *Bricanyl* dosette 0,1 à 0,2 mg/kg soit 1-2 gouttes/kg (à partir de 20 kg, dosette complète) ; à compléter avec de l'*Atrovent* enfant, dosette à 0,25 mg/2 mL ou du sérum physiologique pour obtenir 4 à 5 mL de solution.

Blast

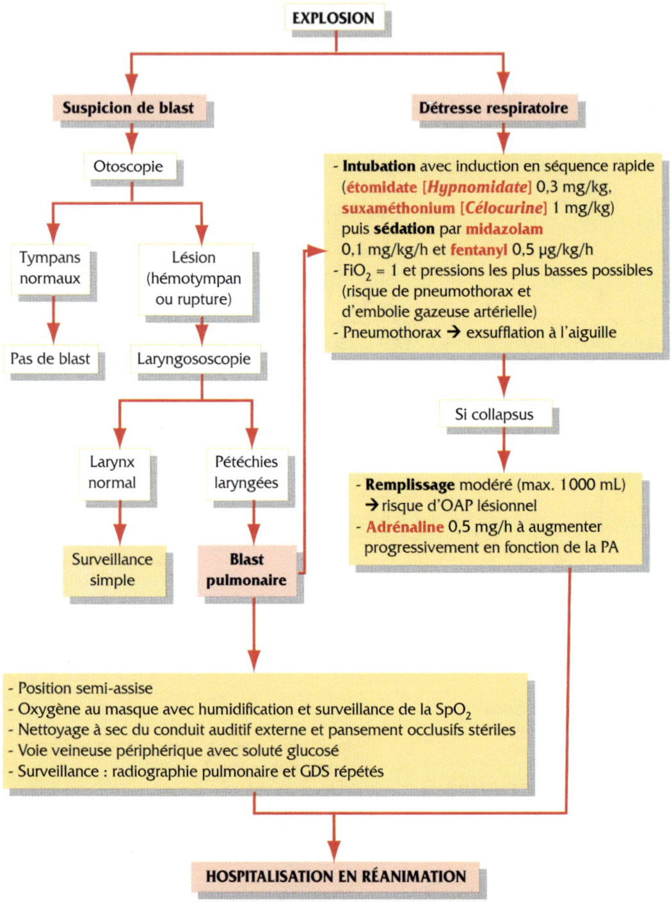

ATTENTION AUX LÉSIONS ASSOCIÉES POSSIBLES

- **Lésions abdominales :** perforations des organes creux (côlon, intestin grêle…)
- **Lésions oculaires :** hématome sous-conjonctival, hémorragie de la chambre antérieure ou du vitré, luxation du cristallin, décollement de la rétine, plaie du globe
- **Atteinte cardiaque :** troubles du rythme ou de la conduction, signes d'ischémie dus à des embolies gazeuses d'origine pulmonaire

Bloc atrioventriculaire complet (BAV 3)

MESURES GÉNÉRALES
- ECG et surveillance scopique
- Voie veineuse avec **G 5 %**
- Oxygène au masque 6 L/min

→ Bonne tolérance hémodynamique, pouls > 40/min

→ Respect de la bradycardie et surveillance simple
→ arrêt des médicaments bradycardisants (digitaliques, β-bloquants, autres anti-arythmiques)
→ hospitaliser en cardiologie

↓

En cas de **mauvaise tolérance** : angor fonctionnel, dyspnée, hypotension, troubles de la conscience, œdème du poumon, IDM*

↓

TRAITEMENT MÉDICAMENTEUX
- **Atropine** 0,5-1 mg IVD, à répéter si besoin (max. 3 mg)

si insuffisant
- **Isoprénaline (*Isuprel*)** 5 A dans 250 mL de G 5 %, régler le débit entre 5 et 25 gouttes/min pour obtenir une FC à 50-60/min ou au PSE 0,05-1 µg/kg/min. Protéger flacon et tubulure de la lumière

ENTRAÎNEMENT PAR VOIE EXTERNE
- Analgésie souvent nécessaire pour supporter les contractions des muscles de la paroi thoracique : **morphine** 0,05-0,1 mg/kg IV.
- Sédation de complément si nécessaire par **midazolam** 2-3 mg IV

↓

EN CAS D'INEFFICACITÉ
- Si choc associé : **adrénaline** 1 mg/h à augmenter par palier de 0,5 mg/h en fonction de la PA et de FC
- Pose d'une sonde d'entraînement par voie veineuse.

↓

TRANSFERT
dans service spécialisé pour pose d'un *pacemaker* définitif

PENSER À UNE INTOXICATION
- Bêtabloquants (*cf.* p. 202) ou
- Digitaliques (*cf.* p. 206)

* À la phase aiguë de l'IDM, l'isoprénaline n'est pas formellement contre-indiquée mais la mesure essentielle est la désobstruction coronaire (thrombolyse ou angioplastie).

Botulisme

Incubation 12 à 36 h
(extrêmes 5 h-8 jours)

- Signes digestifs : nausées, vomissements, douleurs abdominales, diarrhée ou constipation
- Troubles oculaires : troubles de l'accommodation (lecture difficile), mydriase bilatérale, ptosis, diplopie, strabisme, sécheresse conjonctivale
- Troubles de la déglutition et de la phonation, sécheresse de la bouche
- Diminution de la force musculaire : muscles du cou, racine des membres

Recherche de la toxine :
- dans le sérum du malade
- dans l'aliment suspect (si possible)

SIGNES DE GRAVITÉ
- Incubation courte
- Évolution rapide
- Troubles de la déglutition
- Troubles respiratoires

HOSPITALISATION EN RÉANIMATION

PAS DE SIGNE DE GRAVITÉ

Hospitalisation et surveillance de l'évolution des troubles de la déglutition et de la respiration

TRAITEMENT SYMPTOMATIQUE
- Si troubles de la déglutition : alimentation parentérale
- Si troubles respiratoires : intubation et ventilation assistée
- Surveillance du rythme cardiaque car possibilité d'atteinte neurovégétative (vigilance particulière pendant le *nursing*)

TRAITEMENT SPÉCIFIQUE
Sérothérapie **(sérum polyvalent A + B)** en injection SC ou IM par la méthode de Besredka.
Mais risque de maladie sérique et efficacité inconstante

SI BOTULISME PAR PLAIE → ANTIBIOTHÉRAPIE
- **Pénicilline G**
  300 000 UI/kg/j en 6 injections
  ou (si allergie à la pénicilline)
- **Clindamycine (*Dalacine*)**
  30 mg/kg/j en 3-4 injections

ATTENTION
- Maladie à déclaration obligatoire
- En cas d'intoxication en restauration collective → prévenir les autorités sanitaires (DDASS) pour organiser les mesures de protections adéquates

Méthode de Besredka : injection de 1/10 à 1/100 de mL 1-2 h avant de faire l'injection curative pour éviter un accident anaphylactique.

Bouffée délirante aiguë

PREMIÈRE ÉTAPE
- Vérifier la glycémie capillaire
- Contrôler la température

→

ÉLIMINER UNE CAUSE TOXIQUE
- Abus de substances toxiques : alcool, haschich à fortes doses, amphétamines, ecstasy, cocaïne
- Intolérance ou surdosage médicamenteux : antidépresseurs tricycliques, surdosage en insuline, corticoïdes, isoniazide, antiparkinsoniens, cimétidine, surdosage en thyroxine, digitaline, méfloquine…
- Toxiques professionnels : plomb tétraéthyle, organo-mercuriels, bromure de méthyle, sulfure de carbone…

ÉLIMINER UNE AFFECTION NEUROLOGIQUE
- Encéphalite virale et abcès cérébral sans fièvre
- Épilepsie temporale
- Hypertension artérielle maligne, surtout chez le vieillard
- Hémorragie méningée, méningite, hypertension intracrânienne
- Porphyrie aiguë intermittente
- Insolation

↓

DEUXIÈME ÉTAPE

Dialoguer avec le patient pour essayer de confier le patient au psychiatre sans sédation

↓

ÉCHEC

↓

TROISIÈME ÉTAPE : SÉDATION PHARMACOLOGIQUE
- Neuroleptique : **loxapine (*Loxapac*)** 75-125 mg IM ou **cyamémazine (*Tercian*)** 50-100 mg IM

plus
- Benzodiazépine : **clorazépate dipotassique (*Tranxène*)** 50 mg IM **ou diazépam (*Valium*)** 10 mg IM

↓

PRÉVOIR HOSPITALISATION SOUS CONTRAINTE

Cf. ADT, API ou ADRE p. 465-472

BPCO en décompensation aiguë

ÉVALUATION DE LA GRAVITÉ CLINIQUE

SIGNES NEUROLOGIQUES
- Somnolence, astérixis
- Agitation, obnubilation
- Troubles du jugement, du comportement

SIGNES RESPIRATOIRES
- Tachypnée ou pauses respiratoires
- Tirage, respiration paradoxale
- Cyanose, sueurs
- Encombrement, incapacité de tousser

SIGNES CARDIOVASCULAIRES
- Tachycardie
- Signes d'insuffisance cardiaque droite (hépatomégalie, reflux hépatojugulaire, turgescence jugulaire...)

- O_2 (sonde nasale) avec objectif d'une saturation > 90 %
- Gaz du sang en air ambiant et sous oxygène
- ECG, radio de thorax face et profil (si possible debout)

- Surveillance clinique. Faire tousser et cracher (*clapping* +++)
- Adapter le débit d'oxygène en fonction des GDS
- Si bronchospasme : nébulisation de **terbutaline** (***Bricanyl***) 2 dosettes (10 mg) + **bromure d'ipratropium** (***Atrovent***) 1 dosette (0,5 mg). À renouveler 4-6 fois/j (ajouter l'***Atrovent*** 1 fois sur 2 seulement)
- Si signes d'insuffisance cardiaque gauche : **furosémide** (***Lasilix***) 20-60 mg IVD, **isosorbide dinitrate** (***Risordan***) 2-4 mg/h à adapter en fonction de la PA, sinon tonicardiaques (**dobutamine** 3-10 µg/kg/min)
- Protection thrombo-embolique par HBPM : par ex. **enoxaparine** (***Lovénox***) 20-40 mg/j en SC
- Si signe d'infection pulmonaire → antibiothérapie : **amoxicilline + acide clavulanique** (***Augmentin***) 1 g × 3/j ou si traitement préalable par une pénicilline, **ofloxacine** (***Oflocet***) 200 mg × 2/j

ABSENCE D'AMÉLIORATION

PAS D'ÉPUISEMENT

Essai d'une ventilation non-invasive en pression positive (CPAP)

→ **ÉPUISEMENT** → Intubation et ventilation

ÉPUISEMENT
Aggravation des troubles de la conscience et des GDS avec acidose, hypercapnie et hypoxie sévères (pH < 7,30, PCO_2 > 60 mmHg et PO_2 < 50 mmHg)

INTUBATION ET VENTILATION
- Remplissage préalable pour éviter le collapsus de reventilation : 150-200 mL de sérum physiologique
- Intubation avec une induction en séquence rapide : **étomidate** (***Hypnomidate***) 0,3 mg/kg et **suxaméthonium** (***Célocurine***) 1 mg/kg)
- Sédation : **midazolam** 0,1 mg/kg/h et **fentanyl** 0,3-0,5 µg/kg/h

Bronchiolite

INTOLÉRANCE ALIMENTAIRE
- Vomissements
- Refus des biberons
- Incapacité à assurer des apports hydriques minimaux de 100 mL/kg

TERRAIN
- Âge < 3 mois
- Prématurité, dysplasie bronchopulmonaire ou autres atteinte pulmonaire
- Cardiopathie congénitale
- Immunodépression

GRAVITÉ

DÉTRESSE RESPIRATOIRE
- Tachypnée > 60/min
- Lutte respiratoire ou épuisement
- Irrégularité du rythme respiratoire
- Sueurs, tachycardie, HTA, signes d'hypercapnie
- Agitation empêchant le sommeil

INTUBATION ET VENTILATION ASSISTÉE
- Prémédication IV (voie intrarectale possible : dose × 3) avec **midazolam** 0,1 mg/kg et **atropine** 0,02 mg/kg (risque de bradycardie, voire d'asystolie)
- Intubation nasotrachéale avec raccord de Beaufils (permet l'intubation sous O_2)
- Aspiration trachéale dès la réussite de l'intubation
- Ventilation : FR = 60/min, FiO_2 = 100 %, Pmax = 20 cmH_2O, PEEP = 2 cmH_2O
- Sédation avec **midazolam** 0,1 mg/kg/h et **fentanyl** 0,5 µg/kg/h
- Contention pour éviter l'extubation

ABSENCE DE SIGNES DE GRAVITÉ

↓

TRAITEMENT AMBULATOIRE

↓

- Biberons fractionnés
- Kinésithérapie respiratoire
- Humidification de l'air ambiant
- Lavage de nez au sérum physiologique
- Couchage proclive dorsal

↓

BRONCHODILATATEURS

Terbutaline (*Bricanyl*) ou **salbutamol (*Ventoline*)** avec ***Babyhaler*** ou équivalent : 2 bouffées à répéter en fonction de l'évolution

PRÉSENCE DE SIGNES DE GRAVITÉ

↓

HOSPITALISATION

↓

- Position semi-assise
- Monitoring cardiorespiratoire
- Kinésithérapie respiratoire
- Désinfection rhinopharyngée
- Gavage 120 mL/kg/j (fractionnement des repas)

ou

- Perfusion 100-120 mL/kg/j avec G 10 % avec 3 g/L NaCl, 1,5 g/L KCl et 1 g/L de gluconate de calcium

↓

OXYGÈNE

Lunettes nasales

→ objectif saturation > 95 %

↓

BRONCHODILATEURS

Terbutaline (*Bricanyl*) nébulisation : 1 goutte/kg (avec un minimum de 10 gouttes) + sérum physiologique pour obtenir un volume de 4 mL à renouveler toutes les 4-6 h

↓

ANTIBIOTIQUES

En cas de :

- fièvre > 39 °C
- sécrétions purulentes
- otite

- **Amoxicilline-acide clavulanique (*Augmentin*)** 80 mg/kg/j en 3 prises

ou

- **Cefpodoxime (*Orélox*)** 8 mg/kg/j en 2 prises

↓

CORTICOÏDES

Si évolution traînante :

bétaméthasone (*Celestène*) 15 gouttes/kg en 1 prise le matin pendant 4 jours

Brûlures graves

PREMIERS GESTES
- Éteindre les flammes (manœuvre du « tomber-rouler »), couper l'alimentation électrique, enlever les vêtements (sauf si adhésion à la peau)
- Refroidissement par l'eau du robinet : 15 min si surface limitée, temps plus réduit si surface étendue (risque d'hypothermie)

SUSPICION DE LÉSIONS D'INHALATION
(espace clos, flammes, brûlures de la face, crachats noirs ou suie au niveau ORL, dyspnée)

Insuffisance respiratoire → INTUBATION

Pas d'insuffisance respiratoire → **LARYNGOSCOPIE ou FIBROSCOPIE**

- Œdème glottique → INTUBATION
- Pas d'œdème glottique → **SURVEILLANCE** (SpO_2, GDS, radio de poumons) → **AGGRAVATION** → INTUBATION

REMPLISSAGE
(objectif → diurèse > 1 mL/kg/h)

ADULTE (besoins/24 h)
- **Formule de Parkland :**
  - 4 mL/kg et pour chaque % de surface brûlée avec du **Ringer lactate**
  - la moitié à perfuser dans les 8 premières heures

ou
- **Formule d'Evans :**
  - 2 000 mL de ration de base
  - plus 2 mL/kg et pour chaque % de surface brûlée
  - la moitié en **Ringer lactate** et la moitié avec une gélatine (par ex. ***Plasmion***)
  - la moitié à perfuser dans les 8 premières heures

ENFANT (besoins/24 h)
- 2 000 mL par m^2 de surface corporelle (SC) plus 5 000 mL/m^2 de surface brûlée
- La moitié dans les 8 premières heures
- Soluté de **Ringer-Hartman** ou **Ringer lactate**
- $SC \text{ en } m^2 = \frac{(\text{Poids en kg} \times 4) + 7}{\text{Poids en kg} + 90}$

INTUBATION
- Voie nasotrachéale
- Induction en séquence rapide : **étomidate (*Hypnomidate*)** 0,3 mg/kg et **suxaméthonium (*Célocurine*)** 1 mg/kg
- Sédation : **midazolam** 0,1 mg/kg/h et **fentanyl** 0,5 µg/kg/h

MESURES GÉNÉRALES
- Hospitalisation dans un centre spécialisé
- Emballage des lésions dans des champs stériles humidifiés au sérum physio. ou dans des pansements spéciaux au gel à l'eau (uniquement si petites surfaces)
- En cas de brûlures circulaires, de signes de compression et de délai pour le transfert dans un centre spécialisé
  → nettoyage avec antiseptique non alcoolisé, incisions de décharge et emballage dans du tulle gras

ANTALGIE
- **Morphine** IV 0,1 mg/kg puis 2 mg/10 min jusqu'à l'effet souhaité **ou**
- **Fentanyl** 1 µg/kg IV **ou**
- **Nalbuphine (*Nubain*)** 0,25 mg/kg IV (chez l'enfant > 18 mois 0,3 mg intrarectal ou 0,2-0,5 mg IV)
  midazolam 0,3 mg/kg en IR ou 0,1 mg/kg en IV

Caustiques (ingestion de)

MESURES GÉNÉRALES

- Examen ORL (recherche de lésions)
- Nettoyage de la bouche avec des compresses par tamponnement, lavage abondant de la peau souillée par le caustique ou les vomissements avec du sérum physiologique (ou de l'eau du robinet).
- Voie veineuse périphérique avec soluté de type **Ringer lactate**
- Si troubles respiratoires : oxygène au masque à haute concentration (10-12 L/min) et corticoïdes (**méthylprednisolone = *Solu-Médrol*** 120 mg IV)
- Antalgiques (en fonction de l'intensité) : **paracétamol (*Perfalgan*)** flacon de 1 g dans 100 mL à perfuser en 15 min, **morphine** IV bolus 0,1 mg/kg, puis 2 mg/10 min jusqu'à obtention de l'effet souhaité et en surveillant la respiration

NE RIEN DONNER PAR LA BOUCHE. NE PAS FAIRE VOMIR. PAS DE SONDE GASTRIQUE

ABSENCE DE GRAVITÉ IMMÉDIATE

→

- Surveillance
- Fibroscopie œsogastro-duodénale :
  - en cas d'ingestion certaine ou fortement suspecte
  - pas d'indication en cas de produits dilués, comme l'eau de Javel, et en l'absence de signes cliniques persistants

SIGNES DE GRAVITÉ

Vomissements (éventuellement hémorragiques), défense ou contracture abdominale, état de choc hypovolémique, agitation majeure, détresse respiratoire

État de choc

→

- Remplissage avec du sérum physiologique
- Biologie : NFS, hémostase, ionogramme sanguin, GDS

État instable

→ Fibroscopie et/ou chirurgie en urgence

État stabilisé

→

- Radio pulmonaire et ASP
- Fibroscopie digestive

Détresse respiratoire

→

- Intubation avec induction en séquence rapide :
  - **étomidate (*Hypnomidate*)** 0,3 mg/kg
  - **suxaméthonium (*Célocurine*)** 1 mg/kg
  - remplissage préventif avec du sérum physiologique 250-500 mL

puis

- Sédation avec :
  - **midazolam** 0,1 mg/kg/h
  - **fentanyl** 0,5 µg/kg/h

→

- Radio pulmonaire et ASP
- Fibroscopie digestive et trachéobronchique

Cellulites infectieuses – Gangrène gazeuse

ASPECT TYPIQUE

- Localisation : membres inférieurs, visage, membres supérieurs, organes génitaux externes
- Placard rouge inflammatoire, induré, douloureux, couvert de bulles hémorragiques
- Fièvre à 38-39 °C
- Douleur intense avec fréquente abolition de la sensibilité superficielle
- Signes de sepsis grave : polypnée, hypotension, oligurie
- Parfois crépitation à la palpation : gangrène gazeuse à *Clostridium perfringens*

↓

EXAMENS

- **Biologie :**
  - NFS, plaquettes, CRP, VS, ionogramme sanguin, urée et créatinine
  - Sérologies antistreptococciques : ASLO, ADB, anti-hyaluronidase
- **Imagerie :** radiographie de la région atteinte à la recherche d'air sous-cutané
- **Bactériologie :** hémocultures, prélèvements de plaies et des lésions nécrotiques au niveau de la cellulite (écouvillon ou ponction)

↓

MESURES GÉNÉRALES

- Hospitalisation en urgence en USI
- Voie veineuse avec traitement d'un éventuel état de choc (*cf.* p. 127)
- Oxygénothérapie nasale +/- intubation et ventilation assistée
- Mise à jour de la protection antitétanique
- Antalgie : **paracétamol (*Perfalgan*)** 1 g en IV lente en 15 min, si insuffisant **morphine** 0,1 mg/kg, puis 2 mg/10 min jusqu'à obtention de l'effet souhaité et en surveillant la respiration
- Thromboprophylaxie avec une HBPM

↓

ANTIBIOTHÉRAPIE IMMÉDIATE

- **Protocole classique :**
  Pénicilline G 5 MUI × 6 fois/j
  plus gentamicine 1 mg/kg × 3 fois/j
  plus métronidazole (*Flagyl*) 500 mg × 3 fois/j
- **Alternative : pipéracilline + tazobactam (*Tazocilline*)** 4 g × 3 fois/j
- **En cas de doute sur staphylocoque** (plaie cutanée, diabète, début moins brutal) : remplacer la pénicilline G par **amoxicilline-acide clavulanique (*Augmentin*)** 1 g × 6 fois/j ou **vancomycine** 1 g × 2 fois/j

→

INDICATIONS CHIRURGICALES

- Signes généraux : état de choc
- Signes locaux : crépitation et/ou gaz sur la radio, nécrose cutanée, anesthésie cutanée, lividité ou cyanose du membre

↓

CHIRURGIE

- Après correction de l'état de choc
- Débridement avec excision des tissus nécrosés

↓

OXYGÉNOTHÉRAPIE HYPERBARE
(présence de gaz dans les tissus)

- Ne doit pas retarder le traitement chirurgical
- Dépendant de la disponibilité d'un caisson

Choc anaphylactique

FACTEURS DÉCLENCHANTS

- Médicaments (antibiotiques, antalgiques, hypnotiques, morphinomimétiques, solutés de remplissage, produits de contraste)
- Aliments (poissons, crustacés...)
- Piqûres d'hyménoptères

MESURES GÉNÉRALES

- Éviction de l'allergène (arrêt de perfusion+++)
- Pas de dyspnée → décubitus dorsal, jambes surélevées
- Dyspnée → position semi-assise avec jambes surélevées et oxygénothérapie au masque à haute concentration (10-12 L/min)
- Voie veineuse périphérique de gros calibre (si possible 2) avec du sérum physiologique

Collapsus prédominant

- Remplissage
- **Adrénaline** :
  - 1 mg dilué dans 10 mL de sérum physiologique → injection IV mL par mL jusqu'à obtention d'une PAS > 90 mmHg
  - Si collapsus persistant : 0,5 mg/h en IV continu à augmenter par palier de 0 ,5 mg/h

Laryngospasme prédominant

- **Adrénaline** IV et/ou en nébulisation (*cf. supra*)
- Si absence d'amélioration immédiate et asphyxie → intubation sous induction à séquence rapide (**étomidate [*Hypnomidate*]** 0,3 mg/kg, **suxaméthonium [*Célocurine*]** 1 mg/kg) avec une sonde de petit calibre
- Si échec → cricothyroïdectomie de sauvetage

Bronchospame prédominant

- Nébulisation de **terbutaline (*Bricanyl*)** 10 mg ou **adrénaline** (2 mg dans 3 mL de sérum physio.) avec 6-8 L/min d'O_2
- Si insuffisant, passer à la voie IV → **salbutamol (*Salbumol*)** 0,5 mg/h à augmenter progressivement jusqu'à un max. de 5 mg/h sous surveillance de la fréquence cardiaque

MESURES ASSOCIÉES

- Corticoïdes : **méthylprednisolone (*Solu-Médrol*)** 120 mg IVD
- Si choc peu sévère :
  - **dexchlorphéniramine (*Polaramine*)** 5 mg IVD

ou

  - **hydroxyzine (*Atarax*)** 100 mg IV lente en 5 min

Choc cardiogénique

INSUFFISANCE CARDIAQUE DROITE ISOLÉE
- Embolie pulmonaire
- Tamponnade péricardique
- IDM du ventricule droit trouble de la conduction
- Insuffisance respiratoire aiguë

INSUFFISANCE CARDIAQUE GAUCHE
- IDM à la phase aiguë
- Lésions valvulaires aiguës (endocardite ou dissection aortique avec insuffisance aortique)
- Troubles du rythme et de la conduction
- Évolution terminale d'une cardiomyopathie
- Intoxication médicamenteuse (ß-bloquants, carbamates, inhibiteurs calciques…)
- Myocardite (+ IVD)

MESURES GÉNÉRALES
- Position semi-assise
- Oxygène au masque à haute concentration → objectif $SpO_2 > 90$ %
- Si troubles de la conscience et/ou détresse respiratoire → intubation avec induction par séquence rapide (**étomidate [*Hypnomidate*]** 0,3 mg/kg, **suxaméthonium [*Célocurine*]** 1 mg/kg)
- Voie veineuse périphérique
- Scope et ECG

TRAITEMENT SYMPTOMATIQUE (insuffisance cardiaque droite)
- Test de remplissage 250 mL de gélatine (***Plasmion***) en 10 min
- **Adrénaline** 0,5 mg/h à augmenter par palier de 0,5 mg

TRAITEMENT SYMPTOMATIQUE (insuffisance cardiaque gauche)
- **Dobutamine** 5 µg/kg/min à augmenter en fonctions des résultats
- Possibilité de ventilation non invasive si patient coopérant

TRAITEMENT ÉTIOLOGIQUE (insuffisance cardiaque droite)
- Entraînement électrosystolique externe
- Thrombolyse d'une EP
- Thrombolyse et/ou angioplastie d'un IDM
- Ponction d'un épanchement péricardique

TRAITEMENT ÉTIOLOGIQUE (insuffisance cardiaque gauche)
- Angioplastie d'un IDM (thrombolyse à discuter en fonction du délai de mise en œuvre)
- Réduction du trouble du rythme (CEE)
- Traitement spécifique d'une intoxication
- Assistance circulatoire (contre-pulsion intra-aortique)
- Chirurgie cardiaque en urgence

Choc hémorragique

MESURES GÉNÉRALES
- Surélévation des jambes
- 2 voies veineuses périphériques de gros calibre (16 ou 14 G) avec soluté de remplissage
- Oxygène au masque à haute concentration (10-12 L/min)
- Prélèvements : groupe, Rhésus, agglutinines irrégulières, NFS, hémostase

REMPLISSAGE RAPIDE
Sérum physiologique, puis si besoin soluté colloïde (***Voluven, Plasmion***) en perfusion accélérée (poches de contre-pression)
→ objectif, PAS = 80 mmHg en l'absence de TC, sinon 100 mmHg

GESTES D'HÉMOSTASE
- Pansement compressif ou point de compression
- Garrot pneumatique en cas d'amputation de membre
- Suture du scalp
- Clampage d'une artériole superficielle
- Mèchage d'un épistaxis
- Sonde digestive de tamponnement
  → *cf.* Hémorragie digestive

INSUFFISANT = HÉMODYNAMIQUE INSTABLE

HÉMOSTASE CHIRURGICALE
→ bloc opératoire direct

PANTALON ANTI-CHOC
- **Indications :**
  - hémorragie abdominale non contrôlée
  - fracture du bassin avec état de choc
  - fracture des membres inférieurs avec état de choc
- **Gonflage initial** → jambes = 80 mmHg
- Si insuffisant → gonflage de l'abdomen à 60 mmHg

INTUBATION ET VENTILATION
- **Indications :** troubles de la conscience, détresse respiratoire, gonflage du pantalon anti-choc avec de hautes pressions
- **Induction** en séquence rapide : **étomidate (*Hypnomidate*)** 0,3 mg/kg, **suxaméthonium (*Célocurine*)** 1 mg/kg
- Si pneumothorax, possibilité d'aggravation sous ventilation mécanique
  → drainage thoracique

TRANSFUSION
- Culots globulaires O^- en attente de sang isogroupe
- Possibilité d'autotransfusion de sauvetage en cas d'hémothorax grave

Choc septique

MESURES GÉNÉRALES

- Position semi-assise, jambes surélevées
- Oxygène avec masque à haute concentration (10-12 L/min)
- Voie veineuse périphérique de gros calibre (si possible 2) avec du sérum physiologique
- **Bactériologie :** hémoculture, ECBU et prélèvements ciblés en fonction de la porte d'entrée suspectée
- **Biologie :** ionogramme sanguin et urinaire, urée et créatinine, glycémie, NFS, hémostase complète (possible CIVD), bilan hépatique
- GDS
- Sonde urinaire pour surveiller la **diurèse horaire**
- Surveillance : pouls, PA, SpO_2, température
- Si détresse respiratoire et/ou troubles de la conscience : **intubation** avec induction en séquence rapide (**étomidate** = ***Hypnomidate*** 0,3 mg/kg, **suxaméthonium** = ***Célocurine*** 1 mg/kg)

↓

REMPLISSAGE VASCULAIRE
500 mL (20 mL/kg chez l'enfant) de sérum physiologique en 20 min

↓

- Échec
  → Nouveau remplissage avec les mêmes volumes ou avec de l'albumine
  → Échec → CATÉCHOLAMINES
- Mauvaise tolérance du remplissage
  → CATÉCHOLAMINES

CATÉCHOLAMINES
Noradrénaline 0,1-0,3 µg/kg/min à augmenter par palier en fonction de l'effet jusqu'à 3-5 µg/kg/min (soit 0,5-20 mg/h)

↓

Échec

↓

EXPLORATION HÉMODYNAMIQUE
(PVC, écho-Doppler, Swan-Ganz)

- OUI → Choix des catécholamines en fonction des résultats
- NON → **Adrénaline** 0,5-5 µg/kg/min (adaptation par palier de 0,5 µg/kg/min toutes les 10 min)

Coma hyperosmolaire

Osmolarité calculée (mOsml/L) = [(natrémie + kaliémie) × 2] + urée sanguine + glycémie (valeurs en mmol/L)

COLLAPSUS

REMPLISSAGE
Sérum physiologique ou soluté colloïde (***Plasmion***) 1 000 mL (ou plus) en 1 h

Si troubles de la conscience marqués et/ou troubles respiratoires

INTUBATION
- Induction par **étomidate (*Hypnomidate*)** 0,3 mg/kg (pas de suxaméthonium car contexte d'acidose et d'hyperkaliémie)

puis
- Sédation par **midazolam** 0,1 mg/kg et **fentanyl** 0,5 µg/kg en surveillant la PA

PAS DE COLLAPSUS ou APRÈS CORRECTION DU COLLAPSUS

RÉHYDRATATION
- **Sérum salé à 4,5 %** : 2-3 L dans les 3 premières heures puis correction progressive sur 48 h (au total 8-10 L)
- Surveiller la reprise de la diurèse

INSULINOTHÉRAPIE
- **Insuline** 0,1 mg/kg/h
- Associer du **sérum glucosé 2,5 %** lorsque la glycémie atteint 3 g/L
- Chlorure de potassium : 2 g/L

SURVEILLANCE
- Biologie : glycémie, ionogramme sanguin et urinaire, urée et créatinine, CPK
- GDS
- ECG
- Surveiller l'apparition de signe de surcharge hydrique en cas d'altération de la fonction cardiaque
- Prévention thrombo-embolique : HBPM

Coma myxœdémateux

CONTEXTE
- Adulte > 50 ans avec antécédent d'hypothyroïdie
- Affections intercurrentes : infection, AVC, IDM, exposition au froid...

\+

TABLEAU DES « HYPO »
- Coma calme hypotonique (parfois crises convulsives)
- Hypothermie
- Bradycardie avec hypotension
- Bradypnée avec hypoventilation alvéolaire
- Peau froide, sèche, infiltrée
- Hyponatrémie, anémie, hypoglycémie

↓

MESURES GÉNÉRALES
- Voie veineuse avec sérum physiologique
- ECG et surveillance scopique
- Assurer une ventilation efficace : **intubation et ventilation** assistée d'indication large
- **Réchauffement** externe lent et progressif : couverture de type ***Metalline***
- **Restriction hydrique** car hyponatrémie de dilution
- Bilan biologique : ionogramme, glycémie, NFS-plaquettes, hémostase, CPK, **bilan hormonal** (T_3, T_4 et TSH)
- GDS
- **Si collapsus : sérum physiologique** et/ou un colloïde (***Voluven***) car insensibilité aux catécholamines
- **Si anémie sévère :** transfusion
- Surveillance régulière de la **glycémie** car risque d'hypoglycémie

↓

TRAITEMENT SPÉCIFIQUE
- **Hormonothérapie :**
  - **T_3 (*Cynomel*)** 75-100 µg/j *per os* en 3 prises
  - **T_4 (*L-Thyroxine*)** 300-500 µg/j en bolus IV
- **Corticoïdes :**
  hémissucinate d'hydrocortisone 50-100 mg/8 h IV

\+

TRAITEMENT DE L'ÉVENTUEL FACTEUR DÉCLENCHANT

Convulsions

Crise(s) convulsive(s) isolée(s)

ARRÊTER LA CRISE
Diazépam (*Valium*) 2 mg/min jusqu'à l'arrêt des convulsions (max 20 mg)
ou
clonazépam (*Rivotril*) 1 mg en 3 min pouvant être répété après 10 min

Glycémie capillaire : si hypoglycémie → 10 à 50 mL de G 30 %

Crise convulsive accompagnée :
- Répétition des crises, état de mal convulsif (EMC)
- Confusion post-critique > 30 min
- Déficit post-critique
- Fièvre > 38 °C
- Alcoolisation
- Syndrome de sevrage alcoolique, éthylique chronique
- Intoxication
- Trouble métabolique
- Maladie générale (cancer, lymphome, SIDA…)
- Grossesse

- EMC → *cf.* page suivante
- Grossesse → *cf.* Éclampsie
- Sevrage alcoolique → *cf.* p. 260
- Selon les cas :
  - scanner puis éventuelle ponction lombaire
  - recherche de toxiques, alcoolémie
  - bilan biologique sanguin

TRAITEMENT SPÉCIFIQUE

Crise convulsive isolée

Épilepsie connue

- Prise correcte du traitement → dosage des anti-épileptiques
- Recherche d'un facteur déclenchant (manque de sommeil, surmenage, fièvre, sevrage éthylique ou en benzodiazépine …)

- Reprise du traitement antérieur
- Consultation neurologique pour équilibration du traitement

1re crise convulsive

EEG

Normal

Signes en foyer

Scanner et/ou IRM

- Traitement anti-épileptique de fond
- Traitement étiologique si possible

- **Consultation neurologique**
- **Si sortie avant la consultation :**
  - **Clobazam (*Urbanyl*)** 60 mg à J1, 40 mg J2 puis 20 mg à partir de J3
  - **Conseils :**
    - arrêt de travail et repos (éviter le surmenage, beaucoup dormir)
    - pas d'activité dangereuse (conduite automobile, certains sports…)
    - éviter la consommation d'alcool
    - prendre les benzodiazépines régulièrement

État de mal convulsif (EMC)

MESURES GÉNÉRALES

- Assurer la liberté des voies aériennes (si possible canule de Guedel)
- Oxygénothérapie au masque
- Mise en place d'une voie veineuse avec du sérum glucosé
- Vérification de la glycémie capillaire
- Détecter et traiter une hyperthermie
- Injecter 100 mg de vitamine B1 chez l'alcoolique connu ou suspecté

< 30 min

Clonazépam (*Rivotril*) 0,015 mg/kg

> 30 min

- **Clonazépam (*Rivotril*)** 0,015 mg/kg
plus
- **Fosphénytoïne (*Prodilantin*)** 20 mg/kg ou **phénobarbital (*Gardénal*)** 15 mg/kg

Convulsions après 5 min

- **Clonazépam (*Rivotril*)** 0,015 mg/kg
plus
- **Fosphénytoïne (*Prodilantin*)** 20 mg/kg ou **phénobarbital (*Gardénal*)** 15 mg/kg

Clonazépam (*Rivotril*) 0,015 mg/kg

- Convulsions 20 min après le début de la fosphénytoïne
- Convulsions 30 min après le début du phénobarbital

- Durée de l'EMC < 60 min
- Probabilité faible de lésion cérébrale aiguë
- Pas de facteur incontrôlé d'agression cérébral
- Pas d'EMC larvé

Oui — Non

Ajouter le produit non encore utilisé (**fosphénytoïne** ou **phénobarbital**)

- Convulsions 20 min après le début de la fosphénytoïne
- Convulsions 30 min après le début du phénobarbital

ANESTHÉSIE GÉNÉRALE

- **Thiopental** : bolus 2 mg/kg/ 5 min jusqu'à arrêt des convulsions et selon tolérance hémodynamique puis 3-5 mg/kg/h
- **Propofol (*Diprivan*)** : bolus 2 mg/kg puis 1 mg/kg/5 min puis 2-5 mg/kg
- **Midazolam** : bolus 0,1 mg/kg puis 0,5 mg/kg/5 min puis 0,05-0,6 mg/kg/h

NB. Particularités chez l'enfant :

- **diazépam (*Valium*) :** 0,5-1 mg/kg en intrarectal; 0,2-0,5 mg/kg IV ;
- **clonazépam (*Rivotril*) :** 0,1 mg/kg IV ;
- **phénobarbital (*Gardénal*) :** 20 mg/kg IV en 10 min ;
- **fosphénytoïne (*Prodilantin*)** et **thiopental :** mêmes doses que chez l'adulte.

Corps étranger laryngo-trachéo-bronchique

Corps étranger (CE)

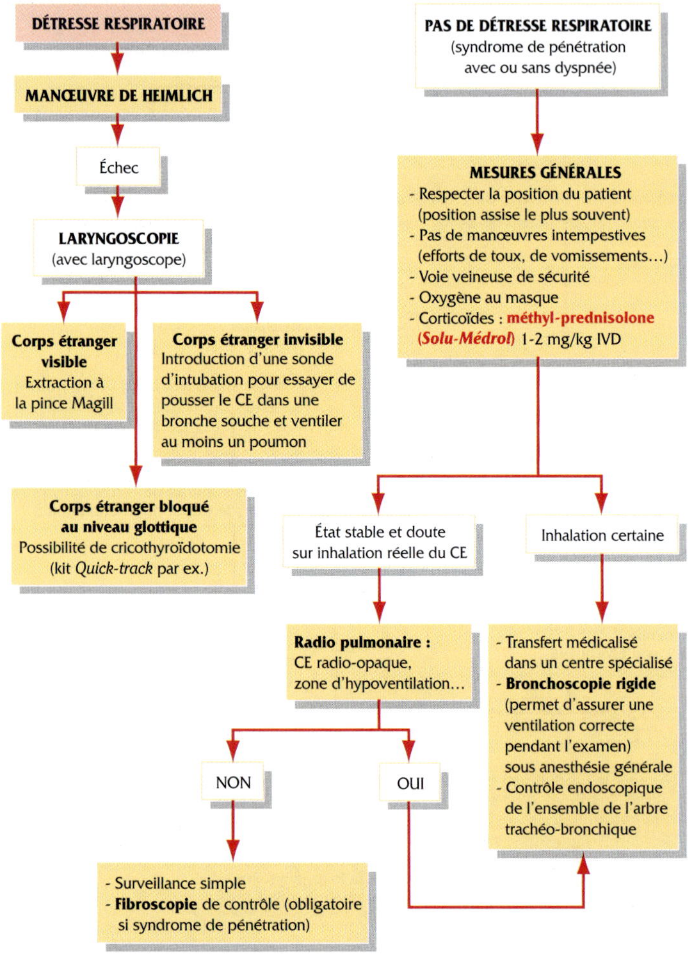

Coup de chaleur

ÉLÉMENTS FAVORISANTS
- Effort prolongé et intense
- Vague de chaleur
- Nourrisson, vieillard, obèse, syndrome infectieux, éthylique chronique…

+

SIGNES CLINIQUES ÉVOCATEURS
- Obnubilation, coma, parfois convulsions
- Hyperventilation
- Peau chaude, congestive et sèche
- Muqueuses sèches
- Température > 40 °C
- tachycardie, éventuellement collapsus

MESURES GÉNÉRALES
- **Déshabillez complètement, aspergez d'eau et ventiler** (arrêter dès que la température passe en-dessous de 39 °C → si possible surveillance en continu par sonde rectale)
- Oxygénothérapie par masque
- Surveillance ECG et PA
- Voie veineuse de gros calibre avec soluté de **Ringer lactate** ou **sérum physiologique** : 1 000-1 500 mL pendant la première heure puis adapter en fonction du ionogramme
- **Antipyrétiques : paracétamol (*Perfalgan*)** flacon de 1 g dans 100 mL à perfuser en 15 min.
- Bilan biologique : ionogramme sanguin et urinaire, NFS et plaquettes, hémostase, urée et créatinine, CPK et LDH, calcémie et magnésémie, éventuellement hémocultures (doute sur infection sous-jacente)
- GDS
- Selon l'état de conscience : sonde urinaire ou étui pénien (*Pénilex*)

SI COLLAPSUS
Remplissage avec sérum physiologique ou soluté colloïde (***Plasmion***)

SI CONVULSIONS
Clonazépam (*Rivotril*)
1 mg IVD à renouveler 1 fois si besoin, puis 1 mg/8 h en perfusion continue

SI TROUBLES RESPIRATOIRES ET/OU COMA PROFOND
Intubation et ventilation mécanique avec induction par **étomidate (*Hypnomidate*)** 0,3 mg/kg

ATTENTION !
NE PAS MÉCONNAÎTRE UNE AUTRE PATHOLOGIE
- Hémorragie méningé, méningite, méningo-encéphalite
- Paludisme ou autres infections
- Diurétiques et déshydratation
- Hyperthermie des neuroleptiques…

ATTENTION !
COMPLICATIONS POSSIBLES
- Insuffisance rénale anurique (en particulier si rhabdomyolyse importante)
- CIVD → à suspecter si hémorragies muqueuses, épistaxis, purpura

Médicaments et chaleur

<table>
<tr><th colspan="3">Médicaments susceptibles d'aggraver le coup de chaleur</th></tr>
<tr><td>Médicaments provoquant des troubles de l'hydratation et des troubles électrolytiques</td><td colspan="2">Diurétiques, (en particulier diurétiques de l'anse comme le furosémide)</td></tr>
<tr><td>Médicaments susceptibles d'altérer la fonction rénale</td><td colspan="2">- AINS (y compris l'aspirine)
- IEC
- Antagonistes des récepteurs de l'angiotensine II
- Sulfamides
- Indinavir</td></tr>
<tr><td>Médicaments ayant un profil cinétique pouvant être affecté par la déshydratation</td><td colspan="2">- Sels de lithium
- Anti-arythmiques
- Digoxine
- Anti-épileptiques
- Biguanides et sulfamides hypoglycémiants
- Statines et fibrates</td></tr>
<tr><td rowspan="5">Médicaments pouvant empêcher la perte calorique</td><td colspan="2">- Neuroleptiques
- Agonistes sérotoninergiques</td></tr>
<tr><td>Anticholinergiques</td><td>- Antidépresseurs tricycliques
- Antihistaminiques de 1re génération
- Certains antiparkinsoniens
- Certains antispasmodiques, notamment à visée urinaire
- Neuroleptiques
- Disopyramide (Isorythm, Rythmodan)
- Pizotifène (Sanmigran)</td></tr>
<tr><td>Vasoconstricteurs</td><td>- Agonistes et amines sympathomimétiques
- Certains antimigraineux (dérivés de l'ergot de seigle, triptans)</td></tr>
<tr><td>Médicaments limitant l'augmentation du débit cardiaque</td><td>- Bêtabloquants
- Diurétiques</td></tr>
<tr><td colspan="2">Hormones thyroïdiennes</td></tr>
<tr><th colspan="3">Médicaments pouvant induire une hyperthermie
(dans les conditions normales de température ou en cas de vague de chaleur)</th></tr>
<tr><td colspan="3">- Neuroleptiques
- Agonistes sérotoninergiques</td></tr>
<tr><th colspan="3">Médicaments pouvant aggraver les effets de la chaleur</th></tr>
<tr><td colspan="3">Médicaments pouvant abaisser la pression artérielle</td></tr>
<tr><td colspan="3">Médicaments altérant la vigilance</td></tr>
</table>

Crise hypertensive

TRAITER LES FACTEURS AGGRAVANTS

- Mettre le patient au repos et le rassurer
- Douleur : **paracétamol (*Perfalgan*)** flacon de 1 g dans 100 mL à perfuser en 15 min ou si insuffisant **morphine** IV 0,1 mg/kg, puis si insuffisant 2 mg/10 min jusqu'à obtention de l'effet souhaité en surveillant la respiration
- Angoisse : 1/2 cp sub-lingual de **bromazépam (*Lexomil*)**
- Corriger un trouble respiratoire, une hypoglycémie, une hyperthermie...

↓

BILAN

- Prises répétées de la PA
- ECG
- Bandelette urinaire : protéinurie ?
- Biologie : ionogramme sanguin et urinaire, urée et créatinine, NFS et plaquettes
- Éventuelle recherche de toxique : alcool, amphétamines, cocaïne, vasoconstricteurs nasaux, abus de réglisse...
- Si chiffres élevés persistants (PAS > 210 et PAD > 130 mmHg) : fond d'œil

↓

URGENCE
(mais très rare)

↓

ENCÉPHALOPATHIE HYPERTENSIVE

Céphalées, vomissements, troubles visuels, confusion, troubles de la vigilance, altération du FO (œdème papillaire, hémorragies et exsudats cotonneux)

↓

- Objectif lors de la 1re heure → ramener la PAD en dessous de 100 mmHg
- **Nicardipine (*Loxen*)** :
  - dose de charge 1 mg/min (maximum 10 mg) jusqu'à obtention de l'effet souhaité
  - relais en perfusion continue à la moitié de la dose de charge par heure
- En cas d'aggravation des signes neurologiques : arrêter la nicardipine, laisser remonter la PA puis réduction ultérieure plus progressive

PRISE EN CHARGE EN FONCTION DE L'ÉTIOLOGIE

AVC →

- À la phase aiguë d'un AVC, l'HTA doit être respectée
- Traitement uniquement si : mauvaise tolérance cardiaque, chiffres durablement très élevés (> 230/130 mmHg) :
  - **nicardipine (*Loxen*)** 1 mg/h ou **uradipil (*Eupressyl*)** 10 mg/h à adapter très progressivement en fonction des résultats
  - objectif → 60-180/100-110 mmHg

HÉMORRAGIE MÉNINGÉE →

- Même attitude initiale que dans les autres AVC
- Lorsque le diagnostic est confirmé : **nimodipine (*Nimotop*)** 1 mg/h puis, si maintien de la PA au bout de 2 h, augmentation à 2 mg/h

OAP → Le traitement de l'OAP prime (*cf.* p. 238)

INSUFFISANCE CORONARIENNE AIGUË →

- **Dérivé nitré : trinitrine (*Lénitral*)** 1-3 mg/h (sauf si IDM du ventricule droit)
- **Bêtabloquant : aténolol (*Ténormine*)** 5-10 mg IV lent (1 mg/min) en fonction de l'effet sur la PA et le pouls puis relais *per os* par 50 mg 15 min plus tard
- **Si contre-indication aux bêtabloquants : urapidil (*Eupressyl*)** 25 mg IV en 20 s, si insuffisant répéter 5 min plus tard, puis relais en perfusion continue à 15 mg/h

DISSECTION AORTIQUE → Objectif PAS 100-120 mmHg (*cf.* p. 148)

FEMME ENCEINTE → *Cf.* Éclampsie p. 155

Crush syndrome

AVANT DÉCOMPRESSION

↓

MESURES GÉNÉRALES

- Oxygène avec masque à haute concentration (10-12 L/min) avec surveillance de la SpO_2
- Voie veineuse périphérique de gros calibre (si possible 2) avec soluté de type sérum physiologique
- Protection thermique
- Lutte contre la douleur : **morphine** 0,1 mg/kg, puis si insuffisant 2 mg/10 min jusqu'à obtention de l'effet souhaité et en surveillant la respiration
- Si plaie ou délabrement cutané :
→ antibiothérapie avec **amoxicilline-acide clavulanique (*Augmentin*)** 2 g en IV lent
- Surveillance de la PA et de l'ECG → recherche de signes en faveur d'une hyperkaliémie
- Prélèvements : groupe, Rhésus, agglutinines irrégulières, NFS, hémostase, ionogramme sanguin
- Pas de garrot sauf en cas d'état de choc incontrôlable ou de d'impossibilité de réanimation adaptée

↓

PRÉVENTION DU CHOC ET DE L'INSUFFISANCE RÉNALE

Sérum physiologique 500-1000 mL avant la décompression

SI TROUBLES DE LA CONSCIENCE ET/OU DÉTRESSE RESPIRATOIRE

- Intubation avec induction par **étomidate (*Hypnomidate*)** 0,3 mg/kg

puis

- sédation par **midazolam** 0,1 mg/kg/h et **fentanyl** 0,5 µg/kg/h

↓

LUTTE CONTRE L'HYPERKALIÉMIE ET L'ACIDOSE

- **Bicarbonate de sodium 1,4 %** 250 mL
- **Furosémide (*Lasilix*)** 1 mg/kg après remplissage et PA stabilisée (mais discuté)

↓

APRÈS DÉCOMPRESSION

↓

- Poursuivre le remplissage avec du **sérum physiologique** ou un soluté colloïde (***Plasmion***)
→ objectif PAS = 80 mmHg
- Si hyperkaliémie menaçante : **gluconate de calcium 10 %** 10-30 mL IV lent sous surveillance ECG et envisager une épuration extrarénale

Défibrillateur automatique implantable (DAI)

Choc électrique, patient stable →

1. Faire un ECG sans appliquer d'aimant
2. Interroger le patient afin de déterminer le contexte du choc
3. Rassurer le patient, administrer un anxiolytique si besoin
4. Traiter les symptômes de façon habituelle
5. Demander la carte de porteur de DAI
6. Contacter le centre de surveillance pour avis et consultation dans les 48 h

Chocs multiples et répétés →

1. Déterminer rapidement la nature de l'événement en mettant le patient sous scope et en multipliant les ECG : arythmie ventriculaire vraie ou dysfonctionnement du DAI ?
2. En cas de TV/FV (orage rythmique), délivrer si nécessaire un CEE et un traitement médicamenteux approprié
3. En cas de dysfonctionnement du DAI, appliquer un aimant afin d'arrêter la délivrance de chocs inappropriés.
4. Contacter le centre de surveillance pour avis et transfert urgent.

Syncope, malaise, TV, FV, ACR →

1. Prendre en charge le patient « comme si pas de DAI »
2. Délivrer un CEE si nécessaire avec les électrodes en antéro-postérieur
3. Administrer éventuellement un traitement médicamenteux
4. Demander la carte de porteur de DAI
5. Interrogatoire pour connaître le contexte (troubles du rythme, douleur thoracique, zone d'interférence…)
6. Contacter le centre de surveillance pour avis et transfert urgent.

FACTEURS ENVIRONNEMENTAUX SANS INFLUENCE SUR LE DAI

- Téléphones portables
- Passage rapide à travers portiques de détection
- Four à micro-ondes
- Examen de radiologie, y compris scanner
- PET scan
- Échographie

FACTEURS CONTRE-INDIQUÉS

- Champs magnétiques intenses
- Stationnement prolongé sous portique de détection
- Lignes à haute tension
- Radiothérapie locale
- Bistouri électrique
- IRM
- CI relative : proximité avec moteurs électriques industriels, antennes et émetteurs de haute puissance, appareils électriques défectueux

Delirium tremens

Forme simple → *cf.* Syndrome de sevrage alcoolique, p. 260

RECHERCHER ET TRAITER UN FACTEUR DÉCLENCHANT
(infection, diabète, traumatisme, hémorragie digestive...)

↓

MESURES GÉNÉRALES
- Hospitalisation en réanimation
- **Bilan biologique :** ionogramme sanguin et urinaire, glycémie, urée et créatinine, NFS et plaquettes, hémostase, bilan hépatique, CPK
- Au moindre doute à l'examen neurologique → **scanner cérébral** et **ponction lombaire**
- Surveillance ECG, PA et oxymétrie de pouls

↓

SÉDATION IV
(uniquement lorsque la voie orale est impossible)
Midazolam 5 mg IVD
puis 2 mg/h à augmenter en fonction de l'effet par palier de 2 mg/2 mg

+

RÉHYDRATATION
(uniquement si déshydratation avérée)
- **G 5 %** 3-4 L/24 h
- **plus** 6 g/L NaCl
- **plus** 2 g/L/KCl
- **plus** 2 amp/L de sulfate de magnésium 15 %
- **plus** 2 amp/L de phosphate disodique
(à adapter en fonction du ionogramme)

+

VITAMINOTHÉRAPIE
- **Vitamine B1** 100 mg IVD puis 1 g/j
- **Vitamine B6** 500 mg/j
- **Vitamine B12** 1 g/j
- **Vitamine PP (*Nicobion*)** 1 amp/j

SI TROUBLES DE LA CONSCIENCE ET/OU TROUBLES RESPIRATOIRES

↓

INTUBATION et VENTILATION ASSISTÉE
- **Induction** en séquence rapide :
étomidate (*Hypnomidate*) 0,3 mg/kg et **suxaméthonium (*Célocurine*)** 1 mg/kg
- **Sédation :**
midazolam 0,1-0,2 mg/kg/h et **fentanyl** 0,5-1 µg/kg/h

Déshydratation aiguë du nourrisson

- Perte de poids > 10 %
- Âge < 3 mois
- Signes de collapsus : tachycardie (puis bradycardie), allongement du temps de recoloration cutanée, extrémités froides
- Troubles de la conscience
- Dénutrition associée

↓

SIGNES DE GRAVITÉ

↓

RECHERCHE DE LA CAUSE

PERTES EXTRARÉNALES
- digestives : diarrhée, vomissements+++
- hyperthermie
- coup de chaleur
- brûlures
- dermatoses suintantes étendues
- hyperventilation

PERTES RÉNALES
(plus rare)
- insuffisance rénale
- tubulopathies
- diabète insipide
- diabète insulinodépendant
- syndrome de perte de sel

MESURES GÉNÉRALES

- Pesée
- Poche pour le recueil des urines → objectif : diurèse de 1-2 mL/kg/h
- Prélèvements (si perte de poids > 10 %) : ionogramme sanguin et urinaire, glycémie, calcémie, GDS
- Selon le contexte : hémocultures, uroculture, ponction lombaire, analyse des selles

PEU SÉVÈRE
Perte de poids < 10 %

SÉVÈRE
Perte de poids > 10 % ou échec de la réhydratation orale

RISQUE VITAL
Perte de poids > 15 % et/ou collapsus

RÉHYDRATATION ORALE

- **Soluté de type OMS** ou ***Adiaril***, ***Alhydrate*** ou ***GES 45***
- Volume par 24 h : 200-250 mL/kg
  - 100 mL/kg les 6 premières heures
  - 100-150 mL/kg les 18 h suivantes à adapter selon l'évolution
  - petits volumes répétés 30-50 mL à chaque fois
  - si refus du biberon : gavage continu 10 mL/kg/h

REMPLISSAGE

- **Sérum physiologique** ou gélatine (***Plasmion***) : 15-20 mL/kg en 20 min
- Puis, si pH < 7,20, **bicarbonate à 1,4 %** : 15-20 mL/kg en 20 min
- Puis poursuivre comme dans le cas de la forme sévère en adaptant les apports électrolytiques en fonction des résultats du ionogramme sanguin

RÉHYDRATATION PAR VOIE VEINEUSE

- Soluté standard : **G 5 %** avec 3 g/L NaCl et 1 g/L de gluconate de calcium (KCl à adapter en fonction du ionogramme)
- Volume :
  - 50 % de la perte de poids en 4-6 h
  - 50 % de la perte de poids + besoins de 24 h (100-130 mL/kg) en 18-20 h
  - augmenter les volumes et la vitesse d'administration si persistance et/ou absence de prise de poids après 6-8 h
- Adapter les apports hydroélectrolytiques en fonction du ionogramme sanguin (toutes les 3 h initialement)

Déshydratation chez l'adulte

Déshydratation extracellulaire (DEC)

BIOLOGIE

- Élévation de l'hématocrite, de l'hémoglobine et des protides totaux (dans la DEC pure, la natrémie est normale)
- Calcul du **trou anionique : Na + K – Cl – Bicar, N = 12 ± 4 mmol/L**
- Recherche de glucose et de corps cétoniques à la bandelette urinaire
- Chez la personne âgée, appréciation de la fonction rénale en recherchant la clairance de la créatinine (en mL/min) :

$$\textbf{Clairance créatinine (mL/min)} = \frac{F \times (140 - \text{âge}_{\text{années}}) \times \text{poids}_{\text{kg}}}{\text{créatininémie}_{\mu\text{mol/L}}}$$

F : 1,05 chez l'homme
F : 1,25 chez la femme

$$\textbf{Clairance créatinine (mL/min)} = \frac{F \times (140 - \text{âge}_{\text{années}}) \times \text{poids}_{\text{kg}}}{7{,}2 \times \text{créatininémie}_{\text{mg/L}}}$$

F : 1 chez l'homme
F : 0,85 chez la femme

Na urinaire < 20 mmol/L

PERTES EXTRARÉNALES

- **Pertes digestives :**
  - vomissements, aspiration gastrique (alcalose métabolique hypochlorémique et hypokaliémique, Cl urinaire effondré)
  - diarrhée, laxatifs, tumeur villeuse (acidose métabolique, bicarbonates diminués, trou anionique normale, hypokaliémie)
  - 3e secteur (occlusion, pancréatite, péritonite, rhabdomyolyse)
- **Pertes cutanées :**
  - rarement responsable d'une DEC isolée sauf en cas de mucoviscidose et de brûlures étendues

Na urinaire > 20 mmol/L

PERTES RÉNALES

- Diurétiques (alcalose métabolique et hypokaliémie)
- Insuffisance surrénale aiguë
- Néphropathies interstitielles chroniques (facteur déclenchant : troubles digestifs ou régime désodée)
- Acidoses tubulaires distales
- Reprise de diurèse dans les insuffisances rénales par nécrose tubulaire et syndrome de levée d'obstacle

TRAITEMENT

- **Corriger le déficit hydrosodé** en apportant de l'eau et du sel :
  - boire 3 L/jour d'eau, régime normosodé, arrêt des diurétiques
  - **sérum physiologique** si voie IV
  - correction de 30 à 50 % des pertes dans les premières 24 h
  - quantité :

    Besoins journaliers 1 500 mL + compensations des pertes avec du G 5 % avec 4 g/L NaCl et 2 g/L de KCl + 300-400 mL par degré de fièvre au-dessus de 38 °C

    Pertes estimées = perte de poids
- Si **acidose métabolique** par fuite de bicarbonates : **bicarbonate à 1,4 %** 500 mL
- En cas de **choc hypovolémique** : remplissage avec du sérum physiologique
- Efficacité du traitement jugé sur la diurèse, le pouls, la pression artérielle, le poids, la reprise de la natriurie et la diminution de l'hémoconcentration

Déshydratation intracellulaire

BIOLOGIE
- Soit hypernatrémie
- Soit hyperosmolarité sans hypernatrémie

Calcul de l'osmolalité :
Osmolalité (mosmol/L) = Na × 2 + urée + glycémie

PERTES RÉNALES
- Diabète insipide central
- Diabète insipide néphrogénique :
  - hypercalcémie
  - lithium, amphotéricine B

PERTES EXTRARÉNALES
Voies respiratoires chez les sujets en coma chronique, trachéotomisés

DESHYDRAT EXTRA-C^R
= SERUM φ

DESHYDRAT INTRA-C^R
= G5
↳ volume eau = 0,6 x pds x $\frac{Na-140}{140}$

% 38 °C

nu

Déshydratation globale

Pertes sodées et hydriques anormales avec perte d'eau plus importante que de sodium

Na urinaire > 20 mmol/L

PERTES RÉNALES
- Hyperosomalarité diabétique, mannitol
- Hypercalcémie
- Polyurie osmotique due à l'urée et reprise de diurèse après une nécrose tubulaire aiguë ou une levée d'obstacle

Na urinaire < 20 mmol/L

PERTES EXTRARÉNALES
- Pertes digestives (diarrhée…)
- Sueurs abondantes (*delirium tremens*, coup de chaleur)

TRAITEMENT
- **Correction des troubles de la volémie :** remplissage avec du sérum physiologique ou des macromolécules (par ex. ***Plasmion***)
- Puis **correction simultanée du déficit hydrique et sodé** avec du **G 5 %** avec 4 g/L de NaCl et 2 g/L de KCl
- **Quantité par jour :**

Besoins journaliers 1500 mL + compensations des pertes avec du G 5 % avec 4 g/L NaCl et 2 g/L de KCl + 300-400 mL par degré de fièvre au-dessus de 38 °C

Diarrhée aiguë chez l'enfant

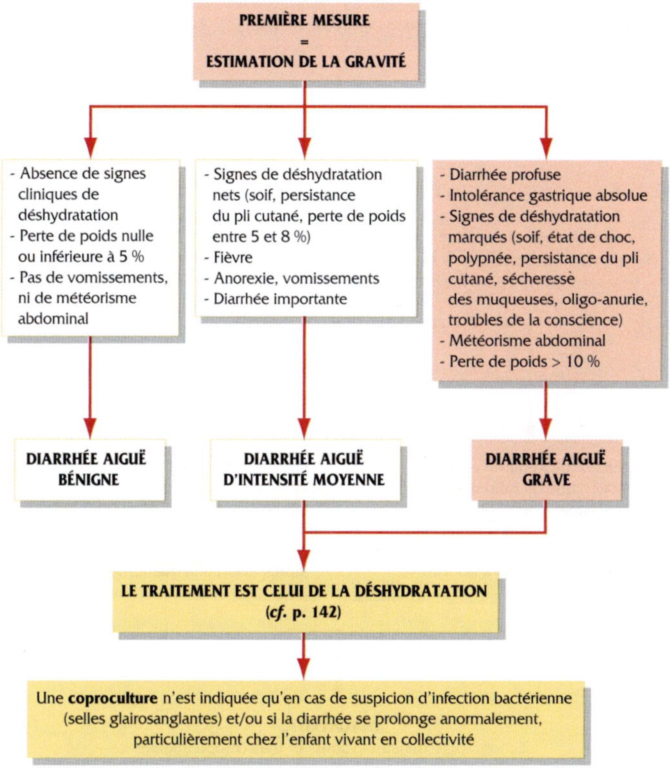

Dissection aortique

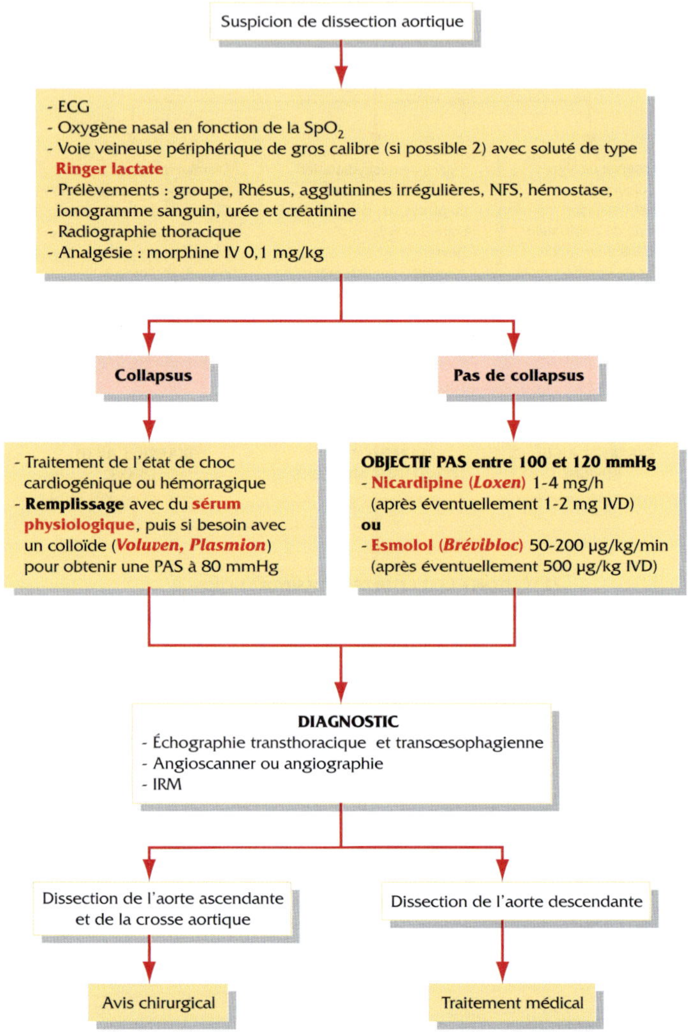

Diverticulite aiguë

CONTEXTE
- Diverticulose connue ou non
- Douleur de la fosse iliaque gauche ou sous-ombilicale avec parfois une défense et éventuellement une masse palpable
- Fièvre modérée
- En général, pas de troubles du transit

\+

BIOLOGIE
NFS = hyperleucocytose

IMAGERIE
- Scanner avec injection
- Échographie (débrouillage si scanner non disponible)

MESURES GÉNÉRALES
- Voie veineuse périphérique avec **G 5 %** avec 4 g/L de NaCl et 2 g/L de KCl (2 L/j à adapter à l'état d'hydratation et à la fonction rénale)
- Laisser le malade à jeûn
- Glace sur la fosse iliaque gauche
- Antalgiques et antispasmodiques : **phloroglucinol (*Spasfon*)** 40 mg IV lent × 3-4/j et **paracétamol (*Perfalgan*)** 1 g IV lent × 3-4/j
- Hémocultures × 3 avant la mise sous antibiotiques

FORME SIMPLE → **ANTIBIOTHÉRAPIE IV**
- **Amoxicilline + acide clavulanique (*Augmentin*)** 1 g/8 h

ou
- **Ofloxacine (*Oflocet*)** 200 mg/12 h

plus **métronidazole (*Flagyl*)** 500 mg/8 h
Dans les formes simples, possibilité de traitement ambulatoire avec même antibiothérapie pendant 10 jours

FORME COMPLIQUÉE

PÉRITONITE → **CHIRURGIE EN URGENCE** (exérèse colique avec colostomie = opération de Hartmann)

ABCÈS →
- Antibiothérapie et drainage radiologique de l'abcès
- Puis dans un second temps (3 semaines en général), résection sigmoïdienne avec rétablissement de continuité

FISTULE →
- Initialement, traitement médical (antibiothérapie)
- Puis, chirurgie à froid (résection sigmoïdienne avec fermeture de la fistule)

Douleur

(prise en charge en urgence)

ÉVALUATION DE LA DOULEUR

Échelle verbale simplifiée

Pas de douleur	0
Douleur faible	1
Douleur modérée	2
Douleur intense	3
Douleur extrêmement intense	4

Échelle visuelle analogique

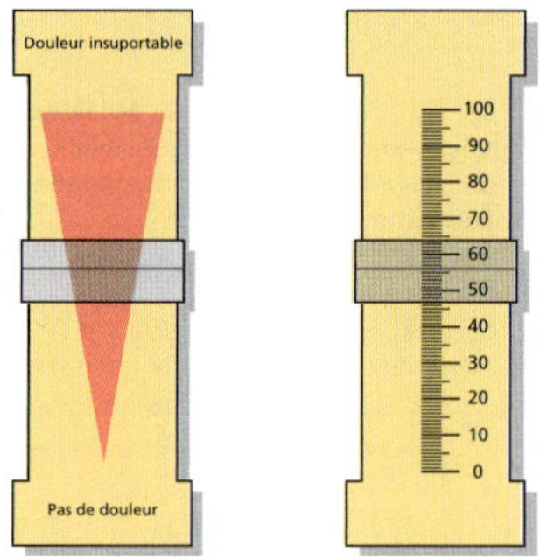

Chez l'enfant

- Méthode des 4 jetons : « Chaque jeton représente un morceau ou une partie de ma douleur; prends-en autant que tu as mal ».
- Échelle des 6 visages : représentation de 6 visages → depuis un calme et souriant jusqu'à un grimaçant et pleurant.

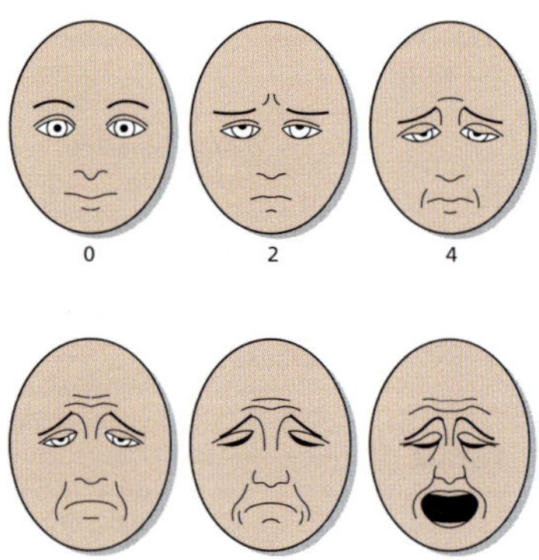

Douleur aiguë sévère (EVA > 60)

→

Morphine
- **Titration :** 3 mg (2 mg si poids < 60 kg) en IV, à renouveler toutes les 5 min jusqu'à obtention d'une EVA < 30.

ou
- **Bolus initial** de 0,1 mg/kg puis, si besoin, 3 mg toutes les 5 min jusqu'à obtention d'une EVA < 30.

↓

CORRECTION DES EFFETS INDÉSIRABLES
- **Si FR < 12 :** surveillance de la SpO_2, administration d'oxygène et éventuelle injection de **naloxone** (***Narcan***) de manière titrée (10 mg diluée dans 10 mL, injection mL par mL jusqu'à obtention d'une FR > 12).
- **Nausées et vomissements :** **métoclopramide** (***Primpéran***) 10 mg en IV ou **dropéridol** (***Droleptan***) 1,25 mg en IV ou **ondansétron** (***Zophren***) 4 mg en IV)
- **Rétention urinaire :** sondage vésical

Douleur modérée (30 < EVA < 60)

—

Paracétamol (***Perfalgan***)
- **Adulte :** 1 g en IV lente en 15 min.
- **Enfant :** 15 mg/kg (chez l'enfant < 33 kg, utiliser la forme à 500 mg par flacon pour nourrissons et enfants sans effectuer de dilution).

↓

En association ou à la place au paracétamol (notamment dans les coliques néphrétiques)

→

Kétoprofène (***Profénid***)
100 mg dans 100 à 150 mL de glucosé 5 % ou de sérum physiologique à passer en 15 min

ALTERNATIVE POSSIBLE

- **Douleur sévère (EVA ≥ 60) ou geste thérapeutique douloureux**
- **Très utile chez le patient non perfusé, notamment l'enfant**

→

MEOPA (***Entonox* ou *Kalinox***)
débit 6 L/min puis augmenter jusqu'à 12 L/min en fonction de la consommation

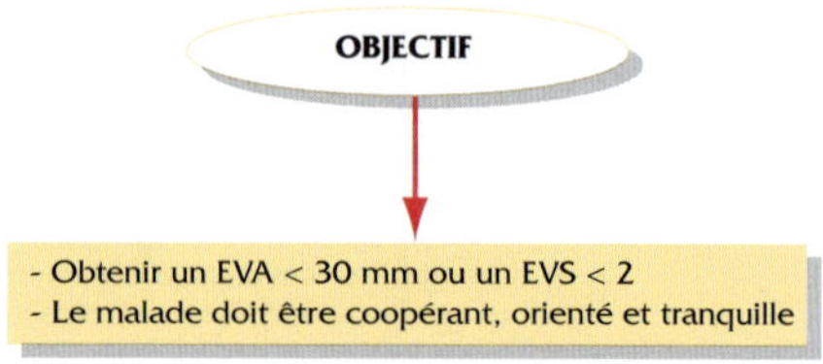
OBJECTIF
- Obtenir un EVA < 30 mm ou un EVS < 2
- Le malade doit être coopérant, orienté et tranquille

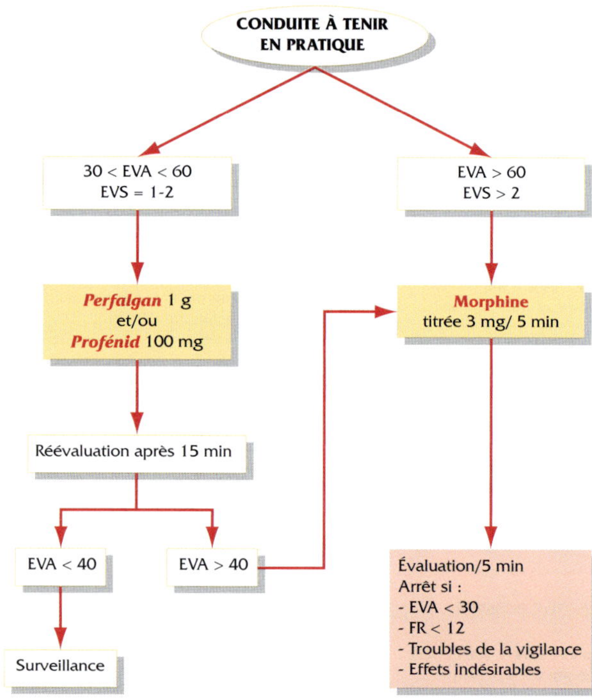
CONDUITE À TENIR EN PRATIQUE
30 < EVA < 60
EVS = 1-2
EVA > 60
EVS > 2
Perfalgan 1 g
et/ou
Profénid 100 mg
Morphine
titrée 3 mg/ 5 min
Réévaluation après 15 min
EVA < 40
EVA > 40
Surveillance
Évaluation/5 min
Arrêt si :
- EVA < 30
- FR < 12
- Troubles de la vigilance
- Effets indésirables

Drépanocytose

CRITÈRES DE GRAVITÉ

- Fièvre > 38,5 °C
- Douleur > 24 h ou douleur intense
- Augmentation de taille de la rate
- Somnolence, asthénie inhabituelle, pâleur majeure
- Priapisme
- Complication neurologique ou ophtalmologique aiguë
- Polypnée, douleur thoracique de type pleural, hypoxie
- Vomissements répétés

↓

HOSPITALISATION EN URGENCE

↓

BILAN

- Bilan biologique de base : NFS et plaquettes, CRP, transaminases, bilirubine, ionogramme sanguin, urée et créatinine
- Hémocultures et ECBU si fièvre > 38 °C
- Tube à envoyer en hématologie pour dosage du pourcentage d'HbS
- Radiographie de thorax
- ECG (surtout en cas de douleur thoracique)
- ASP et échographie abdominale au moindre doute sur un problème chirurgical

+

MESURES GÉNÉRALES

- Hydratation avec du **G 5 %** avec 4 g/L NaCl et 2 g/L de KCl : 2-3 L chez l'adulte, 100 mL/kg chez l'enfant en surveillant l'éventuelle apparition de signes de surcharge
- Oxygène nasal 3-6 L/min à adapter en fonction de l'oxymètre de pouls

DOULEURS →

TRAITEMENT ANTALGIQUE

- **Paracétamol (*Perfalgan*)** : 1 g en IV lente en 15 min chez l'adulte, 15 mg/kg chez l'enfant (si < 33 kg, utiliser la forme à 500 mg par flacon pour nourrissons et enfants sans effectuer de dilution).
  À renouveler au maximum 4 fois/j
- Si insuffisant, **morphine** : 0,1 mg/kg IV à répéter toutes les 2-3 h en fonction des besoins

FIÈVRE > 38 °C →

ANTIBIOTHÉRAPIE EMPIRIQUE

(après prélèvements infectieux : hémocultures, ECBU, éventuelle PL...)

- **Céfotaxime (*Claforan*)** 150 mg/kg/j IV en 3 fois
- **Plus érythromycine** en cas de pneumopathie : 3 g/j chez l'adulte, 30 mg/kg/j chez l'enfant IV en 3 fois
- **Plus fosfomycine (*Fosfocine*)** en cas d'infection ostéoarticulaire : 200 mg/kg/j en 3-4 perfusions d'une durée de 4 h

ANÉMIE

- Hb < 6 g/dL ou perte brutale de plus de 2 g/dL
- Mauvaise tolérance clinique

→

TRANSFUSION

Culots globulaires phénotypés déleucoplaquettés : 15 mL/kg

ACCIDENTS VASO-OCCLUSIFS
(AVC, thrombose rétinienne, priapisme)

→

ÉCHANGES TRANSFUSIONNELS

(dans le cas du priapisme en association avec la ponction du corps caverneux, *cf.* p. 254)

- Objectif HbS < 40 %
- Transfuser au préalable si HB < 6 g/dL
- Soustraction de 10-15 mL/kg avec compensation du même volume par du **sérum physiologique**
- Puis soustraction de 30-40 mL/kg à compenser en transfusant la même masse globulaire

MISE EN ŒUVRE UNIQUEMENT APRÈS AVIS D'UN SPÉCIALISTE

SYNDROME THORACIQUE AIGU GRAVE
(hypoxémie, images radiologiques bilatérales et extensives)

→ (vers Échanges transfusionnels et Hospitalisation en réanimation)

HOSPITALISATION EN RÉANIMATION

- Mesures générales comme ci-dessus :
  • oxygénothérapie et hydratation
  • antalgie
- Antibiothérapie systématique si fièvre :
  céfotaxime (*Claforan*) 150 mg/kg/j en 3 fois
  plus **érythromycine** 3 g/j chez l'adulte, 30 mg/kg/j chez l'enfant IV en 3 fois ou **ofloxacine (*Oflocet*)** 400 mg/j en 2 fois IV chez l'adulte
- Kinésithérapie respiratoire et éventuelle VNI
- Transfusions et échanges transfusionnels comme ci-dessus

Éclampsie

PRÉ-ÉCLAMPSIE
(PA > 140/90, œdèmes, protéinurie, céphalées, barre épigastrique)

MESURES GÉNÉRALES
- Repos en décubitus latéral gauche
- Voie veineuse avec du **Ringer lactate**
- Prélèvements : groupe, Rhésus, agglutinines irrégulières, NFS, hémostase, ionogramme sanguin

ANTIHYPERTENSEUR
(objectif PAM entre 110 et 120 mmHg)
- **Nicardipine (*Loxen*)** titration par 0,5 mg/2 min IV

ou (si traitement par sulfate de magnésium)
- **Dihydralazine (*Népressol*)** 5 mg/h

Jusqu'à obtention de l'effet souhaité

PAM < 100

Arrêt des anti-hypertenseurs

100 < PAM < 120

- **Nicardipine (*Loxen*)** 1-6 mg/h

ou
- **Dihydralazine (*Népressol*)** 1-3 mg/h

PAM > 120

Bithérapie, adjoindre :
- **Labétolol (*Trandate*)** 10-20 mg/h

ou (si CI aux bêtabloquants)
- **Clonidine (*Catapressan*)** 0,015-0,06 mg/h

ÉCLAMPSIE
(convulsions)

- **Sulfate de magnésium** (action anticonvulsivante et antihypertensive) : 4 à 6 g IV en 15-20 min puis 1 à 2 g/h en continu

plus (si convulsions persistantes)
- **Clonazépam (*Rivotril*)** 1 mg IV puis 1 mg/4 h en continu

- Si association avec le sulfate de magnésium : **Dihydralazine (*Népressol*)**
- Arrêt du sulfate de magnésium : **Nicardipine (*Loxen*)** (*cf.* ci-contre)

- **Remplissage** 500 mL de **Ringer lactate** (base journalière 3-4 L)
- Si troubles de la conscience et/ou détresse respiratoire → **intubation** avec induction par **thiopental** 3 à 5 mg/kg et **suxaméthonium (*Célocurine*)** 1 mg/kg

Transfert dans une maternité de niveau adapté pour extraction du fœtus ce qui entraînera en général la régression rapide des signes

Électrisation

ACR → *Cf.* réanimation de l'ACR p. 107

Troubles de la conscience et/ou respiratoires →

- **Intubation** avec induction par **étomidate** (***Hypnomidate***) 2-3 mg/kg IV et **suxaméthonium** (***Célocurine***) 1 mg/kg

puis

- **Sédation** avec **midazolam** 0,1 mg/kg/h et **fentanyl** 0,5 µg/kg/h

Patient apparemment indemne

↓

- Recherche du trajet du courant (points d'entrée et de sortie)
- Hospitalisation avec voie veineuse de sécurité
- Surveillance ECG pendant 24 h → risque de troubles du rythme

Brûlures
ATTENTION :
brûlures cutanées + brûlures et nécrose profondes

↓

- **Refroidissement** par aspersion d'eau des brûlures cutanées puis emballage dans des pansements à base de gel à l'eau
- **Remplissage** avec un soluté cristalloïde (**Ringer lactate** ou **chlorure de sodium**), 20 mL/kg la première heure
- **Antalgique : morphine** IV 0,1 mg/kg, puis si insuffisant 2 mg/10 min jusqu'à obtention de l'effet souhaité et en surveillant la respiration
- Assurer un **diurèse efficace** (1-1,5 mL/kg/h) : **furosémide** (***Lasilix***) 1 mg/kg après remplissage et stabilité hémodynamique
- Si rhabdomyolyse importante, **alcalinisation : bicarbonate de sodium 1,4 %** 250 mL puis adaptation en fonction du pH

↓

- Recherche de lésions traumatiques associées (rachis+++)
- Hospitalisation dans un centre spécialisé avec dialyse possible (réanimation polyvalente, réanimation brûlés)
- Surveillance de l'équilibre hydroélectrolytique et de la fonction rénale
- Surveillance ECG continue car risque de troubles du rythme cardiaque
- Chirurgie en urgence dans certains cas : incision de décharge (syndrome des loges), greffe vasculaire (brûlures des extrémités)...
- Brûlures par arc électrique : consultation ophtalmologique

Embolie pulmonaire

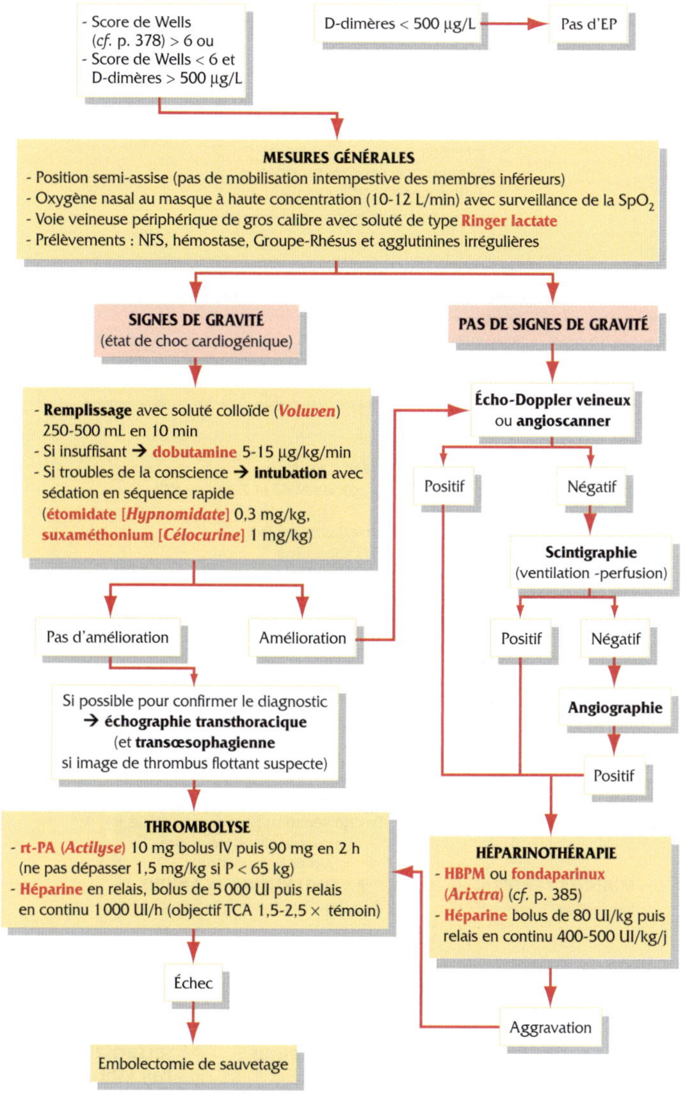

Encéphalopathie hépatique

Cas de la cirrhose hépatique, l'hépatite fulminante est traitée p. 177.

FACTEURS DÉCLENCHANTS
- Sédatifs
- Hémorragie digestive
- Infection
- Régime trop riche en protides
- Traitement diurétique mal conduit

↓

BILAN
- Biologie : NFS et plaquettes, hémostase complète, bilan hépatique, ionogramme, glycémie, urée et créatinine
- En cas de sepsis : hémocultures, ECBU, ponction d'ascite et mise en culture
- Toucher rectal et sonde gastrique à la recherche d'un saignement digestif
- Radio de thorax

↓

MESURES GÉNÉRALES
- Voie veineuse avec du **G 5 %** avec 4 g/L de NaCl et 2 g/L de KCl (1-1,5 L/j, plus en cas de fièvre)
- **Vitamine B1** 100 mg IVD puis 500 mg/j en perfusion
- Oxygène nasal avec surveillance de la saturation
- Monitorage cardiaque et de la pression artérielle
- Arrêt de tous les médicaments sauf les bêtabloquants
- Anti-ammoniémiant : **lactulose (*Duphalac*)** 6-10 sachets dissous dans l'eau à passer dans la sonde gastrique ou 20 sachets à diluer dans 1 L d'eau tiède en lavement à garder 1 h

↓

Au moindre doute sur la nature des troubles de la conscience : traumatisme crânien, signe de localisation …
→ **SCANNER CÉRÉBRAL**

Si agitation
→ Pas de sédation pharmacologique (en particulier si nécessité d'une intubation)
→ **CONTENTION MÉCANIQUE**

Si infection
→ **TRAITEMENT ANTIBIOTIQUE EMPIRIQUE** en fonction de l'origine supposée et en attendant l'identification du germe

Si hémorragie digestive sur VO
→ **SCLÉROSE PAR VOIE ENDOSCOPIQUE**

Endocardite

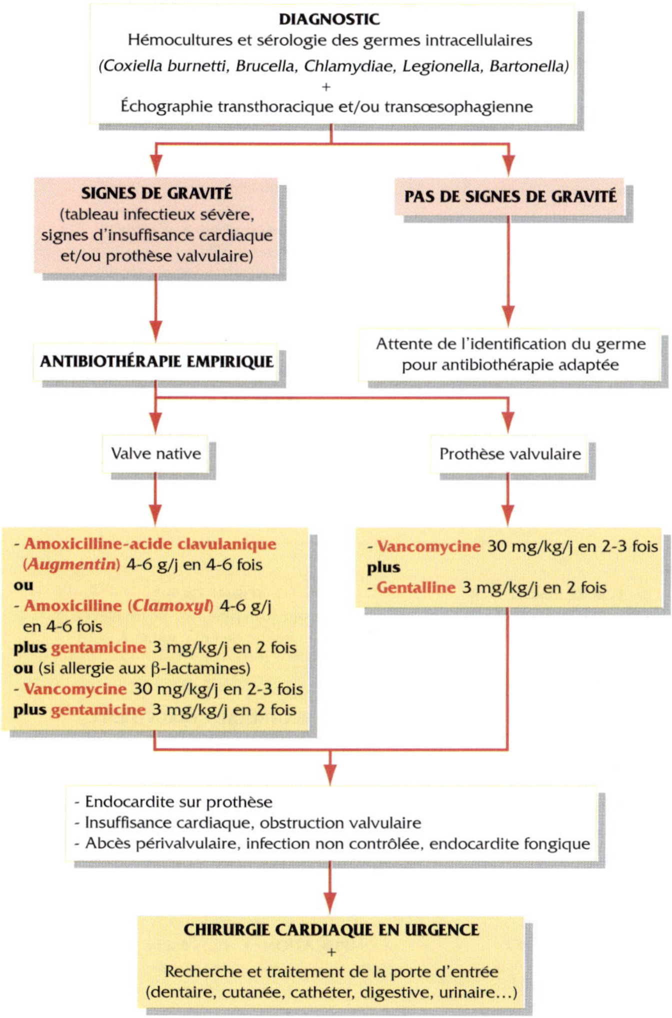

Épididymite et orchi-épididymite

ÉLIMINER UNE TORSION DE TESTICULE
Testicule douloureux unilatéral, remonté à l'anneau inguinal

→ **AU MOINDRE DOUTE**
→ **EXPLORATION CHIRURGICALE**

→ **EXAMENS COMPLÉMENTAIRES**
- ECBU (éventuellement hémocultures)
- Si sujet jeune : prélèvement urétral, sérologie *Chlamydiae*, de la syphilis et éventuellement VIH
- Échographie : épaississement localisé ou diffus de l'épididyme avec augmentation de la taille du testicule

→ **MESURES GÉNÉRALES**
- Repos strict au lit
- Antalgiques-antipyrétiques : **paracétamol** 1 g × 3/j
- AINS : **acide niflumique** (***Nifluril***) 250 mg × 3/j
- Abstinence ou rapports protégés pendant la durée du traitement en cas de suspicion d'IST

→ **FORME SIMPLE**
(souvent sujet jeune)

→ **ANTIBIOTHÉRAPIE *PER OS***
Ofloxacine (***Oflocet***)
200 mg × 2 /j
pendant 3 à 4 semaines

→ **FORME GRAVE**
(souvent sujet âgé avec fièvre élevée, altération de l'état général…)

→ **ANTIBIOTHÉRAPIE PARENTÉRALE**
- **Ofloxacine** (***Oflocet***) 200 mg IV × 2/j

plus
- **Nétilmicine** (***Nétromycine***) 3 mg/kg/j IV (adaptation des doses à la fonction rénale)

puis
- Relais *per os* par **ofloxacine** (***Oflocet***) 200 mg × 2/j

→ **SURVEILLANCE**
- Traitement systématique du ou des partenaires si IST probable
- ECBU : stérilisation des urines

→ **COMPLICATION** → abcès épididymo-testiculaire
→ Drainage chirurgical

Épiglottite aiguë

Devenue très rare depuis le développement de la vaccination anti-*Haemophilus*.

CONTEXTE D'URGENCE ABSOLUE
- Signes d'infection sévère et de dyspnée rapidement progressive
- Attitude évocatrice : assis, bouche ouverte, impossibilité d'avaler la salive, très algique, concentré sur ses difficultés respiratoires
- Pas de modification de la voix, ni de toux rauque

↓

INTERDICTION D'ALLONGER et D'EXAMINER LA GORGE DE L'ENFANT

↓

MESURES GÉNÉRALES
- Position semi-assise
- O_2 humidifié, 6 L/min
- Nébulisation avec **adrénaline** 1-2 mg +/- 1 mg de **budésonide** (***Pulmicort***) (compléter si besoin avec sérum physiologique pour obtenir 5 mL au total)

→ Uniquement en cas d'asphyxie aiguë

↓

ASSURER LA LIBERTÉ DES VAS
- Intubation en position assise avec une sonde de diamètre inférieure à la théorique pour l'âge (si une voie veineuse existe, prémédication possible avec **atropine** 10 µg/kg et **midazolam** 50-100 µ/kg IV lente, sinon intuber sans voie veineuse)
- En cas d'échec → possibilité d'utiliser des systèmes de cricothyroïdotomie (ex. *Quick-trach*) ou dans les cas extrêmes en insérant plusieurs cathéters de 14 G dans la membrane cricothyroïdienne

↓ (depuis les mesures générales et la liberté des VAS)

Transfert le plus rapide possible dans un bloc ORL ou une réanimation pédiatrique

↓

CHIMIOPROPHYLAXIE
- S'adresse à l'entourage de l'enfant atteint, surtout s'il existe des enfants de moins de 4 ans
- **Rifampicine** (***Rifadine***) 20 mg/kg en 1 seule prise

Épistaxis

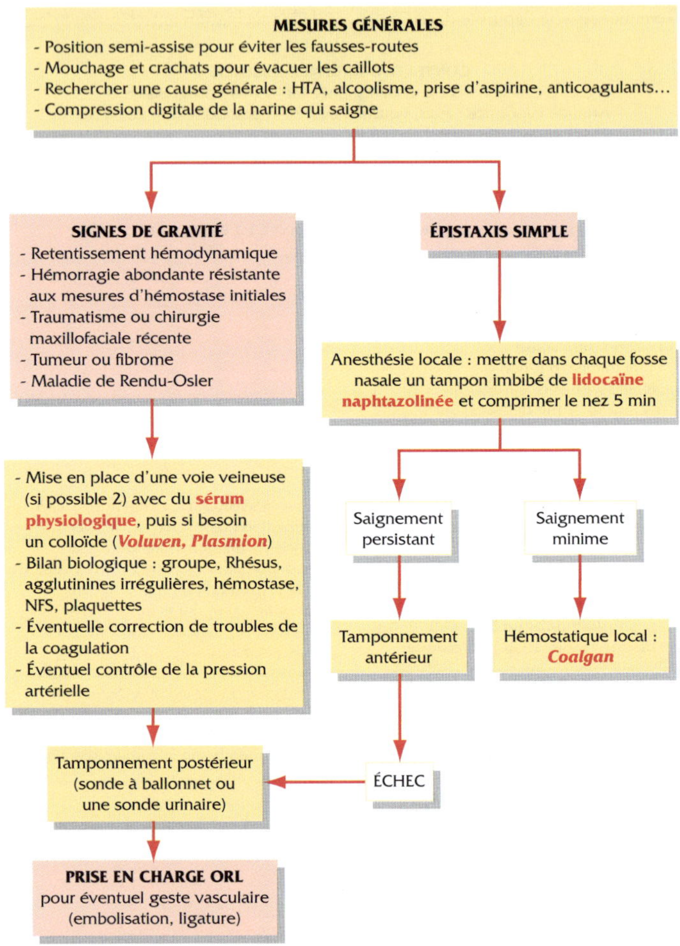
MESURES GÉNÉRALES
- Position semi-assise pour éviter les fausses-routes
- Mouchage et crachats pour évacuer les caillots
- Rechercher une cause générale : HTA, alcoolisme, prise d'aspirine, anticoagulants…
- Compression digitale de la narine qui saigne
SIGNES DE GRAVITÉ
- Retentissement hémodynamique
- Hémorragie abondante résistante aux mesures d'hémostase initiales
- Traumatisme ou chirurgie maxillofaciale récente
- Tumeur ou fibrome
- Maladie de Rendu-Osler
- Mise en place d'une voie veineuse (si possible 2) avec du sérum physiologique, puis si besoin un colloïde (Voluven, Plasmion)
- Bilan biologique : groupe, Rhésus, agglutinines irrégulières, hémostase, NFS, plaquettes
- Éventuelle correction de troubles de la coagulation
- Éventuel contrôle de la pression artérielle
Tamponnement postérieur (sonde à ballonnet ou une sonde urinaire)
PRISE EN CHARGE ORL
pour éventuel geste vasculaire (embolisation, ligature)
ÉPISTAXIS SIMPLE
Anesthésie locale : mettre dans chaque fosse nasale un tampon imbibé de lidocaïne naphtazolinée et comprimer le nez 5 min
Saignement persistant
Saignement minime
Tamponnement antérieur
Hémostatique local : Coalgan
ÉCHEC

Tamponnement antérieur

- Pour être compressif, le plus souvent le tamponnement est réalisé de manière bilatérale.
- En l'absence de troubles de la coagulation, utilisation de matériel non résorbable : *Biogaze*, *Mérocel*, *Algostéril*
- En cas de troubles de la coagulation, utilisation de matériel résorbable : *Surgicel*, *Spongel*.
- Laisser en place 48-72 h et ablation par un médecin spécialisé en ORL.
- Couverture antibiotique : amoxicilline – acide clavulanique (*Augmentin*) 500 mg × 3/j.

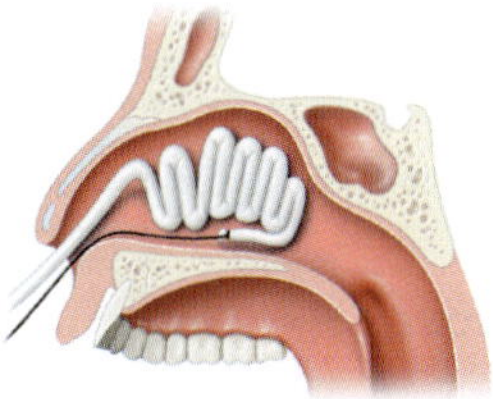

Tamponnement postérieur

- Utilisation d'une sonde urinaire de type Foley (ou d'une sonde spécifique mais rarement disponible).
- Introduction de la sonde dans la narine qui est glissée jusqu'au cavum. Le ballonnet est alors gonflé à l'eau pour qu'il se bloque dans le rhinopharynx.
- Un tamponnement antérieur est alors réalisé.
- La sonde de Foley est maintenue en place sans comprimer la columelle, ni les cartilages alaires car il existe un risque de nécrose.
- La sonde peut être laissée en place pendant plusieurs jours à condition d'être dégonflée toutes les 24 h.
- Couverture antibiotique : amoxicilline – acide clavulanique (*Augmentin*) 500 mg × 3/j.

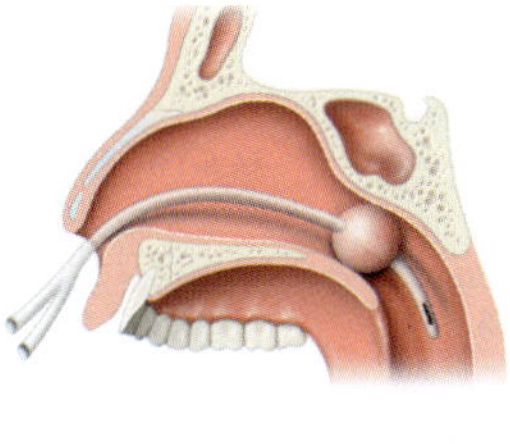

Érysipèle

MESURES GÉNÉRALES

- Traitement de la porte d'entrée. Si intertrigo → toilette au savon et à l'eau, séchage méticuleux et antifongique local (**miconazole** [*Daktarin*] poudre, 2 applications quotidiennes)
- Si membre inférieur : repos au lit, surélévation de la jambe et protection par arceau
- Si doute avec phlébite → écho-Doppler
- Vérification de la vaccination antitétanique
- Pas de protection thromboembolique systématique sauf si facteur de risque associé

FORME SIMPLE

(placard rouge et chaud, d'évolution centrifuge avec bourrelet périphérique)

→ **TRAITEMENT AMBULATOIRE**

Pas d'examen complémentaire

→ **ANTIBIOTHÉRAPIE ORALE**

- **Amoxicilline** ***(Clamoxyl)*** 3 à 4,5 g/j en 3 prises

ou (si allergie aux β-lactamines)

- **Pristinamycine** ***(Pyostacine)*** 3 g/j en 3 prises
- Traitement pour 15 jours
- Réévaluation clinique quotidienne

FORME GRAVE

- Signes généraux importants
- Comorbidité (diabète, artérite)
- Contexte social rendant le maintien à domicile impossible

→ **HOSPITALISATION**

Bilan biologique : NFS, hémostase, ionogramme sanguin, CRP et hémocultures

→ **ANTIBIOTHÉRAPIE IV**

- **Pénicilline G** : 12 à 20 MUI/j en 4 à 6 perfusions courtes

ou (si allergie aux β-lactamines)

- **Érythromycine** 3 g/j en 3 prises
- Puis, dès le retour à l'apyrexie, voie orale (encadré de gauche)

→ **CELLULITE ou FASCIITE NÉCROSANTE**

(placards violacés nécrotiques, décollement bulleux, crépitation, signes de choc)

→

- **CHIRURGIE EN URGENCE**
- Traitement du choc septique (*cf.* p. 127)
- **Antibiothérapie à large spectre :**
  - **Pipéracilline-tazobactam** (***Tazocilline***) 12 g/j **plus** **métronidazole** (***Flagyl***) 1,5 g/j **plus** **gentalline** 3 mg/kg/j

  ou (si allergie aux ß-lactamines)
  - **Clindamycine** (***Dalacine***) 600-1 200 mg/j **plus** **ofloxacine** (***Oflocet***) 600 mg/j **plus** **gentalline** 3 mg/kg/j

Fibrillation ou flutter atrial (ou auriculaire)

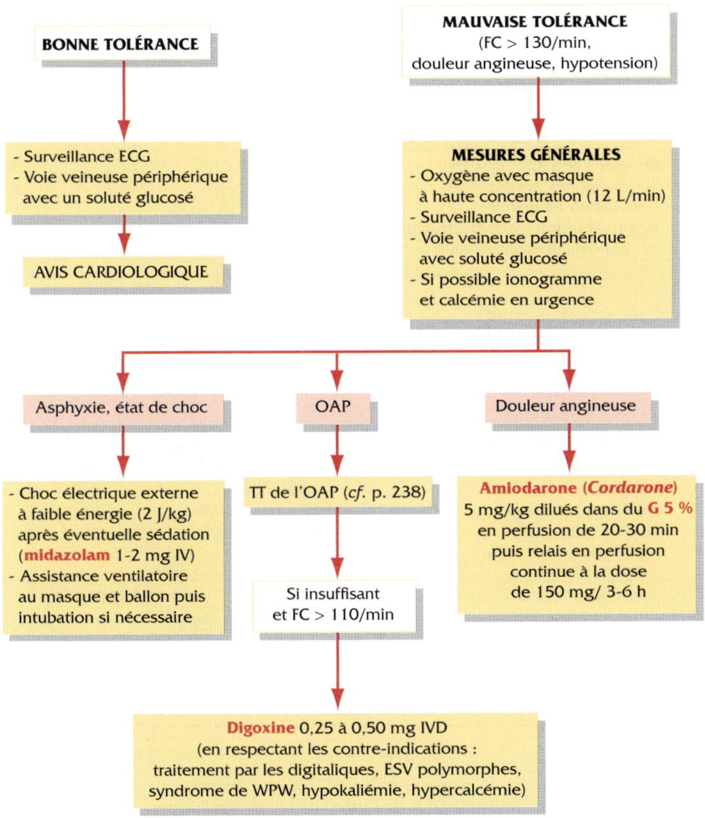

ATTENTION !

Si suspicion ou Wolff-Parkinson-White connu :

- **contre-indication de :** adénosine, inhibiteurs calciques et digoxine ;
- mauvaise tolérance : choc électrique externe ou amiodarone.

Fièvre typhoïde

MESURES GÉNÉRALES

- Hospitalisation en chambre seule
- **Mesures d'hygiène :** thermomètre, bassin, vaisselle individuels ; désinfection des selles et des urines, respect des règles d'asepsie par le personnel soignant (lavage des mains+++)
- **Recherche du germe :** hémocultures, coproculture (± examen parasitologique des selles)
- **Biologie :** NFS, CRP, ionogramme sanguin
- ECG (possibles complications cardiaques)
- **Déclaration obligatoire**
- **Rééquilibration hydroélectrolytique**, régime hypercalorique et riche en potassium en cas de diarrhée importante

Forme simple

→ **TRAITEMENT *PER OS***
(pendant 7 jours)
- **Ofloxacine (*Oflocet*)**
400 mg/j en 2 fois

ou
- **Ciprofloxacine (*Ciflox*)**
1 g/j en 2 fois

Vomissements et/ou sepsis sévère

→ **TRAITEMENT IV**
- Rééquilibration hydroélectrolytique
- **Antibiotiques :**
  - **Ofloxacine (*Oflocet*)**
  400 mg/j en 2 fois

  ou
  - **Ceftriaxone (*Rocéphine*)**
  75 mg/kg /j (maximum 4 g) en 2 fois

→ **RECHERCHE DE COMPLICATIONS**

- Saignements digestifs → **TRANSFUSION**
- Signes d'atteinte neurologique ou cardiaque → **CORTICOÏDES**
Méthylpredinosolone
(*Solu-Médrol*)
120 mg initialement
puis 40 mg/8 h pendant 48 h
- Abdomen aigu chirurgical → possible perforation → ASP → **CHIRURGIE**

Glaucome aigu

TRAITEMENT EN URGENCE SANS ATTENDRE L'OPHTALMOLOGISTE

↓

TRAITEMENT GÉNÉRAL

- **Acétazolamine (*Diamox*)** IV 500 mg en IV lent dans 10 mL de sérum physiologique (à défaut, *per os*, 2 cp à 250 mg) avec supplémentation en **potassium** (***Kaléorid*** 1 cp) puis ***Diamox*** et ***Kaléorid*** 1 cp de chaque/8 h (en surveillant la kaliémie, la glycémie et l'hydratation, en particulier chez les sujets âgés)
- **Paracétamol (*Perfalgan*)** flacon de 1 g dans 100 mL à perfuser en 15 min
- **Bromazépam (*Lexomil*)** 6 mg en sub-lingual
- Si vomissements : **métoclopramide (*Primpéran*)** 10 mg IV lent

↓

TRAITEMENT LOCAL
(pour les 2 yeux)

- **Pilocarpine 2 %** dans l'œil atteint : 2 gouttes/10 min jusqu'à obtention d'un myosis, puis 2 gouttes/4 h
- **Pilocarpine 2 %** dans l'œil sain : 2 gouttes/6 h
- **Timolol (*Timoptol* 0,50 %)** : 1 goutte/ 12 h
- **Dexaméthasone collyre** 1 goutte/6 h

↓

SI INSUFFISANT

↓

SOLUTÉS HYPEROSMOTIQUES

Mannitol 20 % 100-250 mL en 30 min (mais CI en cas d'insuffisance cardiaque ou rénale sévères) avec arrêt dès que la pression oculaire a atteint le niveau souhaité

↓

Lorsque la pression oculaire s'est normalisée ou est redescendue à un niveau suffisant pour que la cornée redevienne transparente

↓

IRIDECTOMIE

- Au laser YAG et/ou argon
- Chirurgicale (en cas d'impossibilité de laser)

Goutte (crise de)

MESURES GÉNÉRALES

ANTALGIE
- Repos au lit avec arceau au-dessus des articulations atteintes et application de vessies de glace
- **Paracétamol ± codéine** (***Efferalgan, Efferalgan codéiné***) 4-6 cp/j

RÉGIME
- Régime hypocalorique
- Régime hypopurinique : exclusion des abats, gibiers, crustacés, poissons gras (harengs, anchois, sardines), légumes (oseille, épinards, rhubarbe, choux)
- Exclusion des boissons alcoolisées

SUPPRESSION DES MÉDICAMENTS FAVORISANTS
(dans la mesure du possible)
aspirine à faible dose, corticoïdes, médicaments hyperuricémiants (diurétiques thiazidiques, éthambutol, pyrazinamide, lévodopa, ciclosporine)

URINES
- Apports hydriques permettant une diurèse de 2 L/j
- Alcalinisation des urines (en l'absence d'hypertension artérielle) : 1/2 L de Vichy-Célestins par jour

TRAITEMENT SPÉCIFIQUE
- **Colchicine** (***Cochicine Houdé***) J1 = 3 mg, J2 et J3 = 2 mg, les jours suivants (minimum 10 jours) = 1 mg
- En cas de diarrhée : **lopéramide** (***Imodium***) 1 gélule après chaque selle (max. 6/j)
- En cas d'intolérance digestive majeure à la colchicine → **indométacine** (***Indocid***) 150 mg/j en 3 fois

- La régression des signes sous colchicine est un test diagnostic
- En cas de doute diagnostic et d'épanchement articulaire →ponction et radiographies standards

Grossesse extra-utérine

- État de choc hémorragique : pâleur avec décoloration des conjonctives, polypnée superficielle, sensation de soif intense, pouls rapide et filant, PA effondrée
- Douleur abdominale en coup de poignard
- Défense abdominale
- Douleur très vive au TV

- Douleurs pelviennes
- Métrorragies
- Retard de règles, tension mammaire

- Décubitus dorsal, jambes surélevées
- 2 voies veineuses de gros calibre avec du **sérum physiologique**, puis si besoin un colloïde (***Plasmion, Voluven***)
- **Bilan en urgence** : groupe, Rhésus, agglutinines irrégulières, NFS, hémostase, β-HCG
- Oxygène nasal 3-6 L/min
- **Antalgiques** : **paracétamol (*Perfalgan*)** flacon de 1 g dans 100 mL à perfuser en 15 min ou **morphine** 0,05-0,1 mg/kg IVD

Suspicion de GEU rompue

- **Remplissage** avec solutés colloïdes, puis le plus rapidement possible avec du sang (O négatif puis iso-groupe) → objectif PAS = 80 mmHg
- Éventuellement **pantalon anti-choc** → gonflage à 80 mmHg pour les jambes et 60 mmHg pour l'abdomen avec :
  - **intubation** avec induction en séquence rapide (**étomidate [*Hypnomidate*]** 0,3 mg/kg, **suxaméthonim [*Célocurine*]** 1 mg/kg) pour protéger les voies aériennes
  - **sonde gastrique** pour vidanger l'estomac

BLOC OPÉRATOIRE DIRECT

GEU non rompue

Échographie pelvienne

Confirmation de la GEU

Traitement chirurgical (traitement médical possible dans un nombre limité de cas par méthotrexate)

En cas de choc hémorragique, seul le traitement chirurgical est salvateur. Tout retard peut entraîner le décès de la patiente !

Hémoptysie

PATHOLOGIES POSSIBLES
(connues ou non)
- Dilatation des bronches
- Cancer bronchique
- Tuberculose
- Aspergillome - Aspergillose

DÉTRESSE VENTILATOIRE = INTUBATION
- Éventuellement sous fibroscopie pour visualiser la zone de saignement → possibilité d'intubation sélective avec **sonde de Carlens**
- **Induction en séquence rapide :** **étomidate (*Hypnomidate*)** 0,3 mg/kg et **suxaméthonium (*Célocurine*)** 1 mg/kg
- **Sédation :** **midazolam** 0,1 mg/kg/h et **fentanyl** 0,5-1 g/kg/h

MESURES GÉNÉRALES
- Position assise ou semi-assise
- Oxygène avec masque à haute concentration (10-12 L/min)
- Biologie : NFS, hémostase
- Radiographie de thorax
- Corriger un éventuel trouble de l'hémostase : antagonistes d'un anticoagulant (vitamine K, sulfate de protamine...), transfusion de plaquettes de plasma

TRAITEMENT SYMPTOMATOLOGIQUE
(vasoconstricteur)
- **Desmopressine (*Minirin*)** 0,3-0,4 µg/kg en 30 min dans 100 mL de sérum physiologique (0,2 µg/kg si sujet âgé ou ATCD cardiovasculaires)

ou
- **Terlipressine (*Glypressine*)** 2 mg IV lent puis 1-2 mg/4 h

DIAGNOSTIC ET TRAITEMENT
- **Endoscopie bronchique** → laser, cryothérapie
- **Artériographie** → embolisation
- **Chirurgie** → lobectomie, pneumonectomie

Hémorragie cérébroméningée

SUSPICION D'HÉMORRAGIE MÉNINGÉE
(céphalée brutale et violente, agitation, signes neurologiques de focalisation…)

↓

MESURES GÉNÉRALES
- Tête surélevée à 30°, respecter la position spontanée du patient, diminuer la lumière
- Voie veineuse périphérique avec soluté de type **Ringer lactate** ou **sérum physiologique**
- **Antalgique :** **paracétamol** (***Perfalgan***) flacon de 1 g dans 100 mL à perfuser en 15 min, puis en cas d'échec **morphine** IV 0,05-0,1 mg/kg
- **Biologie :** groupe, Rhésus, agglutinines irrégulières, hémostase, NFS, plaquettes
- **Si convulsions :** **clonazépam** (***Rivotril***) 1 mg en IVD, puis relais 1 mg/8 h
- **Si hypertension sévère** (PAS > 230 et/ou PAD > 130 mmHg → objectif 170-180/100-110 mmHg) : **nicardipine** (***Loxen***) 1 mg/h ou **urapidil** (***Eupressyl***) 10 mg/h (doses à augmenter progressivement en fonction du résultat)
- En cas de nécessité d'**intubation**, induction en séquence rapide : **étomidate** (***Hypnomidate***) 0,3 mg/kg et **suxaméthonium** (***Célocurine***) 1 mg/kg, puis sédation par **midazolam** 0,1 mg/kg/h et **fentanyl** 0,5-1 µg/kg/h

↓

SCANNER
- Si besoin sédation avec **midazolam** : injection mg/mg (en général 3-5 mg suffisent) en surveillant la ventilation
- Si insuffisant → intubation (*cf. supra*)

↓

Positif → **PRÉVENTION DU VASOSPASME CÉRÉBRAL**
Nimodipine (***Nimotop***) 1 mg/h, puis si maintien de la PA au bout de 2 h, augmentation à 2 mg/h
→ Transfert en neurochirurgie pour une **ARTÉRIOGRAPHIE CÉRÉBRALE** et pris en charge thérapeutique (pose de clip, chirurgie…)

Négatif → **PONCTION LOMBAIRE**
- Hémorragique
- Claire → Rechercher autre diagnostic

Mesures générales spécifiques en cas de signes d'hypertension intracrânienne

- Ventilation mécanique avec sédation efficace (le patient ne doit pas pousser sur sa machine) et capnie entre 30 et 35 mmHg
- Surélévation de la tête de 20-30°
- **Si situation menaçante avec signes d'engagement** (avant et pendant le transfert dans une unité de soins intensifs spécialisés) : **mannitol 20 %** 20 mL/10 kg en 30 min

+

NE PAS OUBLIER COMME DANS TOUTES LES AGRESSIONS CÉRÉBRALES :

- lutter contre l'hyperthermie : **paracétamol** (***Perfalgan***) 1 g IV en 15 min
- maintien d'une glycémie < 10 mmol/L : protocole insuline

Hémorragie digestive haute

ATTENTION : risque d'**HÉMORRAGIE CATACLYSMIQUE** et **ACR** à tout moment

MESURES GÉNÉRALES

- 2 voies veineuses périphériques avec du sérum physiologique, puis si besoin un colloïde (***Plasmion, Voluven***), puis éventuelle transfusion
- Prélèvements pour groupe, Rhésus, agglutinines irrégulières, NFS, hémostase, ionogramme sanguin
- Oxygène nasal 4-6 L/min
- Sonde gastrique pour vidange et lavage avec de l'eau salée froide

\+

SI ÉTAT DE CHOC

- **Remplissage** modéré, objectif → PAS = 80 mmHg
- Si troubles de la conscience et/ou détresse respiratoire → **intubation** avec induction en séquence rapide (**etomidate [*Hypnomidate*]**) 0,3 mg/kg, **suxaméthonium [*Célocurine*]** 1 mg/kg)

SAIGNEMENT SUR ULCÈRE

- Ulcère connu
- Prise de médicament gastrotoxique (aspirine, AINS...)

↓

- Poursuivre les lavages à l'eau salée froide toutes les heures
- **Oméprazole** 80 mg IV lent en 30 min, puis 8 mg/h en continu pendant 72 h

↓

ÉCHEC

↓

Traitement endoscopique

↓

ÉCHEC

↓

Chirurgie

SAIGNEMENT SUR VARICES ŒSOPHAGIENNES

- Éthylisme chronique
- Signes de cirrhose : hépatomégalie, ictère, circulation veineuse collatérale, angiomes stellaires
- Signes d'encéphalopathie hépatique : *flapping tremor*, troubles de la conscience, fœtor hepaticus

↓

- **Terlipressine (*Glypressine*)** 1-2 mg en IV lente (selon le poids) **ou somatostatine** 250 µg en IV lent, puis 250 µg/h en continu **ou octréotide (*Sandostatine*)** 50 µg en IV lent, puis 25 µg/h en continu
- Prévenir/traiter une éventuelle infection d'ascite : **amoxicilline + ac. clavulanique** 2 g x 3/j plus **ofloxacine** 200 mg x 2/j

↓

ÉCHEC

↓

Fibroscopie pour sclérose (ou sonde de Blakemore ou de Linton)
→ 30 min avant l'endoscopie : érythromycine 250 mg IV lent (si QT normal à l'ECG)

Hémorragie digestive basse

(hors lésion anorectale)

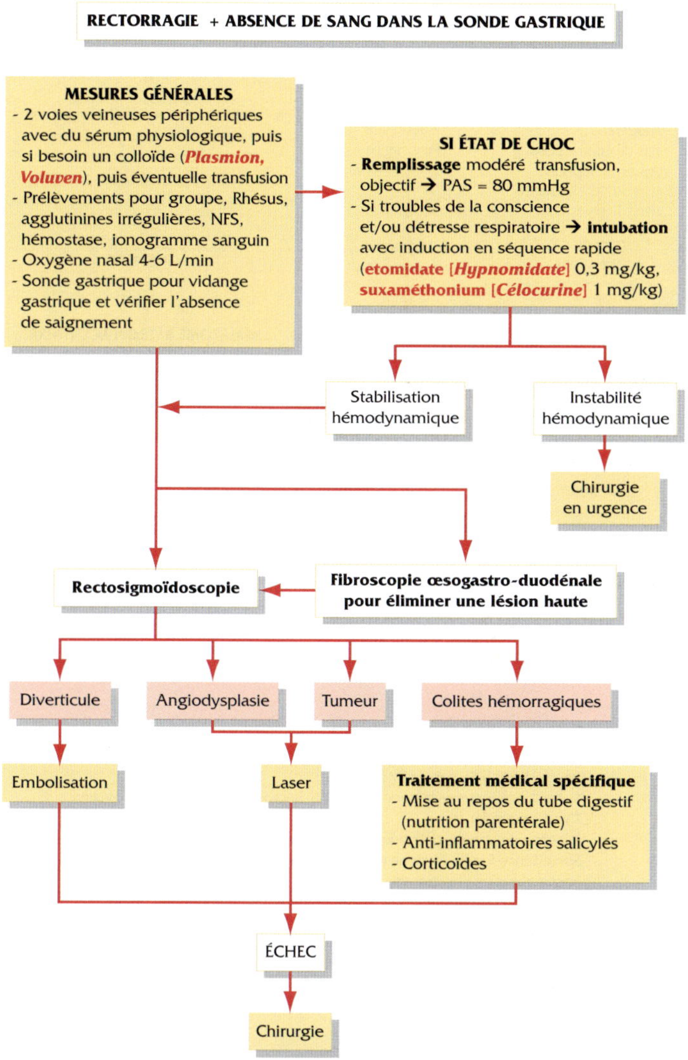

Hémorragies de la grossesse

Hémorragies du 3e trimestre

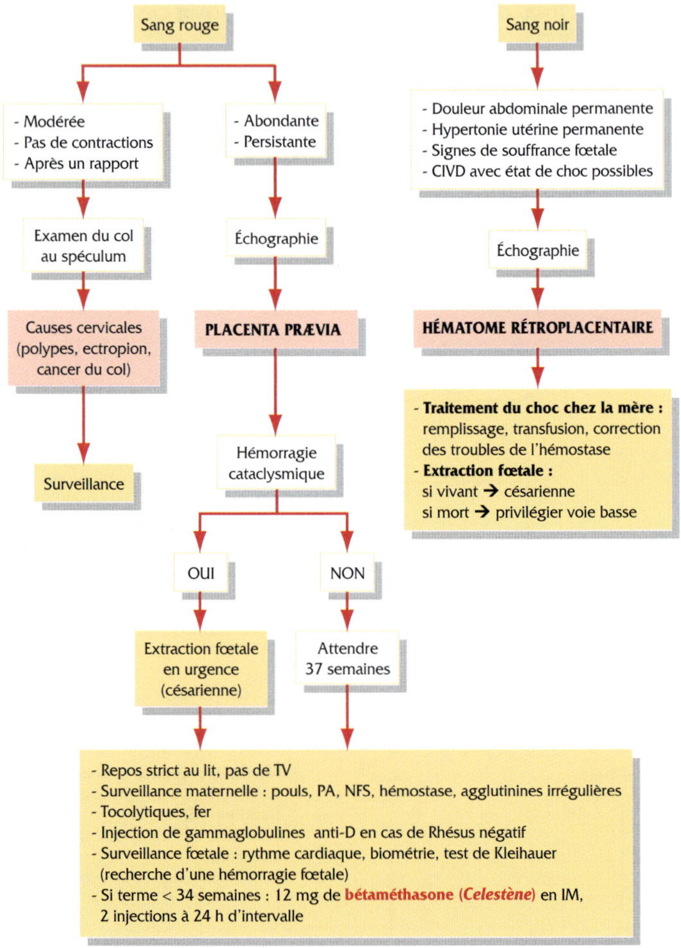

Hémorragies du *post-partum*

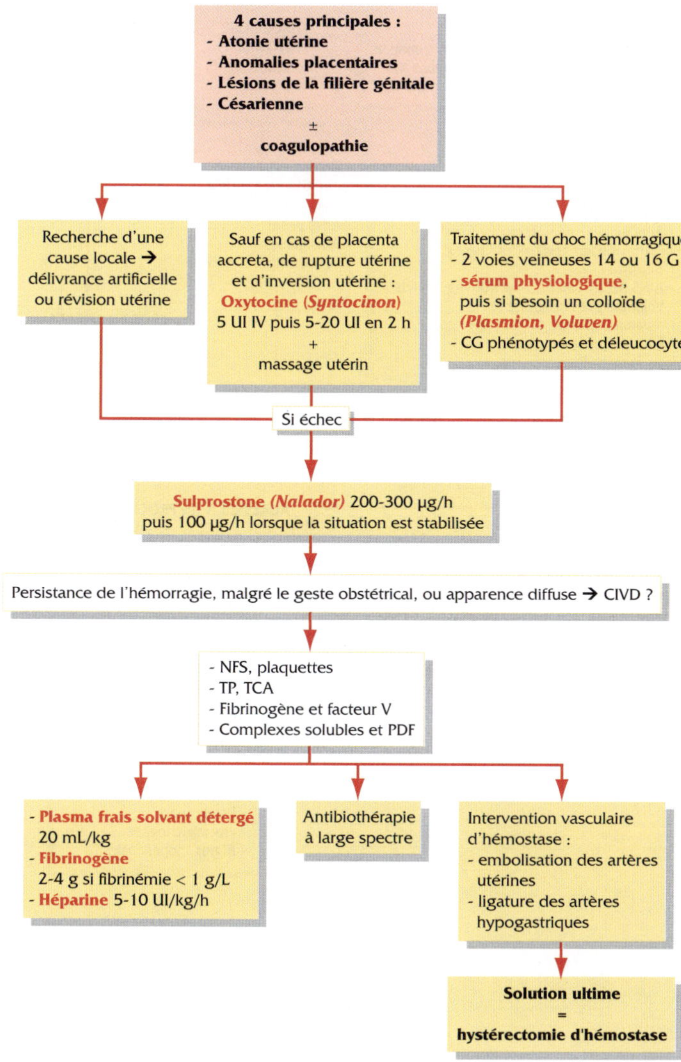

Hémorroïdes

THROMBOSE EXTERNE
- Douleur de début brutal, intense et continue
- Tuméfaction bleuâtre très douloureuse à la palpation, entourée d'un œdème important

THROMBOSE INTERNE
- Douleur vive
- Perceptible au toucher rectal

THROMBOSE DU PROLAPSUS
Thrombose d'hémorroïdes internes prolabées à travers l'anus

TRAITEMENT MÉDICAL
- Antalgiques : **paracétamol +/-codéine**
- Pommade aux corticoïdes : par ex. ***Déliproct***
- AINS *per os* : **ibuprofène** 400 mg × 3 fois/j
- Veinotoniques (efficacité ?) : **diosmine** (par ex. ***Daflon***) 8-12 cp/j
- Lutte contre la constipation +/- laxatifs doux

PRISE EN CHARGE
- Pommade aux corticoïdes
- AINS *per os*
- Antalgiques : paracétamol +/- codéine

PRISE EN CHARGE
- Réintégration
- AINS *per os*
- Antalgiques paracétamol +/- codéine

AU BOUT DE 3-4 JOURS D'ÉVOLUTION
- Persistance d'une douleur intense
- Thrombose ferme sans œdème

ADRESSER À UN PROCTOLOGUE

INCISION
- **Anesthésie locale** par injection de lidocaïne (***Xylocaïne*** 1 %) autour du caillot
- **Incision** le long des plis radiés avec excision des berges et extraction du caillot, puis nettoyage de la cavité à la curette

PRINCIPALES CAUSES DES DOULEURS ANALES
(hormis les thromboses hémorroïdaires)
- Fissure anale
- Abcès perianal
- Fistule anale
- Proctalgie fugace
- Algies anopérinéales

Hépatite fulminante

CONTEXTE

- Ictère avec insuffisance hépatique sévère dans les 2 à 3 semaines précédentes (TP < 50 %)
- Principales causes : hépatites virales A, B ou E, hépatites médicamenteuses (AINS, halothane, sulfamides, antidépresseurs), hépatites toxiques (paracétamol, amanite phalloïde…)
- Encéphalopathie aggravée ou déclenchée par l'administration de sédatifs

↓

MESURES GÉNÉRALES

- Voie veineuse périphérique avec du **G 10 %** (1,5 L/24 h) avec 500 mg de **vitamine B1**
- Biologie : ionogramme, glycémie, urée et créatinine, hémostase complète, bilan hépatique^{+}
- Bilan étiologique : sérologie hépatite A (IgM anti-VHA) et B (IgM anti-HBc)
- Surveillance de la diurèse avec éventuel remplissage avec une gélatine (***Plasmion***) ou de l'**albumine**
- Oxygène au masque (3-6 L/min). Intubation et ventilation assistée en cas d'encombrement, d'hypoxie et/ou d'hypercapnie
- **INTERDICTION DE TOUT SÉDATIF → CONTENTION MÉCANIQUE SI NÉCESSAIRE**
- En cas de signes d'œdème cérébral : surélévation de la tête de 30° et **mannitol 20 %** 0,5 g/kg en 30 min

↓

TRANSFERT EN SERVICE SPÉCIALISÉ

Discussion d'une éventuelle transplantation si troubles de la conscience et facteur V < 30 %

Hoquet rebelle

RECHERCHE DE LA CAUSE
(pour un traitement éventuel, si possible)
- **Affection neurologique :** AVC, tumeur ou abcès cérébral, méningite, encéphalite, hémorragie méningée, sclérose en plaques…
- **Affections cardiovasculaires :** IDM, péricardite, anévrisme de l'aorte
- **Affections pulmonaires ou médiastinales :** pneumopathie, pleurésie, pneumomédiastin, tumeur
- Affections digestives : distension gastrique, œsophagite, ascite
- Plus rarement, **origine médicamenteuse** (corticoïdes, benzodiazépines….)

SIGNES DE GRAVITÉ
- Durée > 24 h, rythme élevé
- Épuisement
- Alimentation impossible
- Fausses-routes
- Altération de l'état général due à la pathologie sous-jacente

↓

TRAITEMENT SYMPTOMATIQUE

↓

« PETITS MOYENS »
- Respiration dans un sac pour augmenter la $PaCO_2$
- Stimulation pharyngée : absorption d'eau glacée ou de jus de citron, utilisation d'une sonde par voie nasale
- Manœuvre de Valsalva

↓

TRAITEMENT PHARMACOLOGIQUE
- **Métoclopramide (*Primpéran*)** 10 mg IV
- **Halopéridol (*Haldol*)** 2 mg en IV lent ou **chlorpromazine (*Largactil*)** 25 mg dilués dans 125 mL de G 5 % à perfuser en 20 min
- **Clonazépam (*Rivotril*)** 1 mg en IV lente

MAIS ATTENTION EN CAS D'ASSOCIATION À LA CUMULATION DES EFFETS SÉDATIFS ET HYPOTENSEURS

- Autres produits utilisables *per os* : **baclofène (*Liorésal*)**, **acide valproïque (*Dépakine*)**, **phénytoïne (*Di-Hydan*)** ou **fluoxétine (*Prozac*)** aux doses habituelles

Hypercalcémie

DOSAGE DE LA CALCÉMIE
- Ca total > 2,6 mmol/L
- Correction en fonction de l'albuminémie : ôter 0,2 mmol/L par tranche de 10 g/L (au-dessus de 40 g/L)*

↓

BILAN INITIAL
- **Biologie :** ionogramme sanguin et urinaire, calcémie et phosphorémie, urée et créatinine plasmatique et urinaire, albuminémie, glycémie, NFS et plaquettes, hémostase
→ si traitement digitalique : digoxinémie ou digitoxinémie
- **ECG et surveillance scopique :** raccourcissement de l'espace QT, troubles du rythme ventriculaire

CHRONICITÉ ET/OU CALCÉMIE < 3,5 mmol/L →

HYDRATATION
- Perfuser 1 L de **sérum physiologique** en 1 h
- Puis 2-3 L/ 24 h de **G 5 %** avec 4 g/L NaCl et 2 g/L KCl (à adapter en fonction du ionogramme)
- Puis après correction de la déshydratation : **furosémide *(Lasilix)*** 80 mg IV

CALCÉMIE > 3,5 mmol/L →

HYDRATATION + DIPHOSPHONATES
- **Clodronate *(Clastoban)*** 5 mg/kg dans 500 mL de sérum physiologique ou de G 5 % à perfuser en 2 h minimum

ou
- **Pamidronate de sodium** : à commencer après la réhydratation initiale avec une dose variant en fonction de la calcémie entre 30 et 90 mg dilués dans 500 mL de sérum physiologique ou de G 5 % à perfuser en 4 h
(pour détails *cf. Pamidronate de sodium* p. 424)

→ Surdosage digitalique → **URGENCE** *Cf.* Intoxication aux digitaliques

+

TRAITEMENT ÉTIOLOGIQUE IMMÉDIAT
(si la cause y est sensible)
- Si myélome, lymphome, tuberculose, sarcoïdose, intoxication à la vitamine D
→ corticoïdes : **méthyl-prednisolone *(Solu-Médrol)*** 120 mg IV
- Si ostéolyse, insuffisance rénale → **calcitonine : *Cibacalcine*** 4-8 U/kg/12 h SC ou IM
- Arrêt des apports de calcium, des diurétiques thiazidiques, de la vitamine D

* $Ca_{corrigée}$ (mmol/L) = $Ca_{mesurée}$ (mmol/L) + [40 – Alb (g/L)] × 0,025

Hyperkaliémie

MESURES GÉNÉRALES

- ECG et surveillance scopique
- Voie veineuse avec du sérum glucosé
- Prélèvements : ionogramme sanguin et urinaire (attention : pas de garrot posé trop longtemps, ne pas agiter trop fortement le tube), urée et créatinine
- GDS

IL N'EXISTE PAS DE PARALLÉLISME STRICT ENTRE L'ÉLÉVATION DE LA KALIÉMIE ET L'INTENSITÉ DES DÉSORDRES ECG

SITUATION MENAÇANTE
($K^+ > 7$ mmol/L,
élargissement des QRS,
signes neuromusculaires)

Utilisation d'**hypokaliémiants d'action rapide** (mais attention effet rebond car pas d'élimination du potassium mais simple transfert intracellulaire)

Transfert dans un service de réanimation pour une éventuelle épuration extrarénale (en fonction de la cause)

PAS D'URGENCE CLINIQUE IMMÉDIATE

Possibilité d'**utilisation d'un traitement d'action retardée** (évite l'effet rebond car élimination du potassium)

TRAITEMENT DE LA CAUSE ÉVENTUELLE

- Insuffisance rénale aiguë ou chronique
- Excès d'apport chez insuffisant rénal
- Traitement par des diurétiques épargneurs de potassium (spironolactone, amiloride, triamtérène)
- Acidose métabolique ou respiratoire
- Chimiothérapie
- Rhabdomyolyse
- Toxique (digitaliques)
- Insuffisance surrénale

TRAITEMENT HYPOKALIÉMANT

Produit	Posologie	Délai d'action
Gluconate de calcium	20-50 mL d'une solution à 10 % à injecter en IV sur 5 min	5 min
Salbutamol (***Salbumol***)	5 mg dans 250 mL de sérum glucosé 5 %, régler le débit à 30-40 gouttes/min et adapter en fonction des signes ECG	15-30 min
Bicarbonate de sodium 4,2 %	100-500 mL en IV lent	15 min
Glucose 10 % + insuline	500 mL de sérum glucosé 10 % en perfusion d'1 h + 5 U d'insuline ordinaire toutes les 15 min	30 min
Furosémide (***Lasilix***)	80-120 mg IV	2 h
Résine échangeuse d'ions (***Kayexalate***)	- *Per os* : 15 g à renouveler 4 fois/j, associé à du sorbitol - Lavement : 30 g (à diluer dans 100 mL de sérum glucosé 10 %) à renouveler 3 fois	- *Per os* : 2-3 h - Lavement : 1 h

HYPERKALIÉMIE

↓ Aldactone, IEC, ARA II.

- Peu sévère :
  Furosémide si surcharge
  Kayexalate/Résikali [3-4 c]
  Bicar si acidose : eau de vichy ou bicar IV 14‰
- Sévère :
  1 ou 2 ampoule Gluconate Ca^{++}
  ALCALINISATION : bicar IV 14‰ 0,5 ou 1 l sur 1h
  G_{30} + 30 UI rapid 500 ml/1h
  Salbutamol : 0,5 mg en 15 min ds 100 cc G5

Hypernatrémie

Rechercher la cause pour un traitement adapté.

1. PERTES D'EAU PURE ± PERTES SODÉES

- Apports insuffisants avec diurèse conservée (personnes âgées, nourrissons)
- Pertes extrarénales (digestives, cutanées…)

Diabète insipide

- Hypothalamo-hypophysaire → **Desmopressine (*Minirin*)** spray 10-20 µg/prise ou IV 1-2 µg, 2 fois/j
- Néphrogénique → Traitement de la cause (arrêt du médicament responsable…)

CALCUL DU DÉFICIT HYDRIQUE (DH)

$$DH\ (L) = \text{Poids habituel (kg)} \times 0{,}6 \left[\frac{\text{natrémie (mmol/L)}}{140} - 1\right]$$

CALCUL DES BESOINS JOURNALIERS EN EAU (BJ)

BJ (L) = 1 500 mL + pertes digestives + 300-400 mL par degré au-dessus de 38 °C

- Privilégier l'administration orale (sonde gastrique en continu), sinon G 5 % en perfusion
- Apports de potassium (et du sodium) en fonction du ionogramme sanguin
- Correction lente (BJ +1/3 à la 1/2 du DH) en 24 h

2. SURCHARGE SODÉE ACCIDENTELLE ou INSUFFISANCE RÉNALE

Épuration extrarénale

3. DÉCOMPENSATION DIABÉTIQUE

Sérum glucosé 5 % + 3-5 U d'**insuline** par 500 mL

Hypocalcémie

DOSAGE DE LA CALCÉMIE

- Ca total < 2,25 mmol/L
- **ATTENTION** aux fausses hypocalcémies

→ correction en fonction de l'albuminémie : ajouter 0,2 mmol/L par tranche de 10 g/L (en dessous de 40 g/L)*

HYPOCALCÉMIE AIGUË

- Crise de tétanie
- Crises convulsives
- Diminution de la contractilité myocardique (hypotension, insuffisance cardiaque gauche)

MESURES GÉNÉRALES

- Surveillance ECG (allongement de QT)
  → risque de troubles du rythme ou de la conduction
- Recherche d'un autre trouble électrolytique qui pourrait potentialiser les effets toxiques : hypomagnésémie, hyperkaliémie, alcalose respiratoire ou métabolique

CALCIUM IV

- **Gluconate de calcium 10 %** : 10 mL en IV en 10 min
- Puis éventuel relais avec 20-30 mL de gluconate de calcium dans 1 L de G 5 % à passer en 12-24 h

RECHERCHER et TRAITER LA CAUSE

HYPOCALCÉMIE CHRONIQUE

Troubles divers : anomalies cutanées, calcification du cristallin, calcifications intracrâniennes, troubles psychiques

PAS D'URGENCE

- **Hypoalbuminémie :**
  - syndrome néphrotique
  - cirrhose
- **Hypoparathyroïdie :**
  - chirurgie, cancer
  - défaut de réponse des organes cibles
  - excrétion d'une hormone inactive
- **Déficit en vitamine D :**
  - défaut d'apport
  - défaut d'absorption (pancréatite chronique, gastrectomie...)
  - trouble du métabolisme de la vitamine D (anticonvulsivant, insuffisance rénale chronique...)
- **Hyperphosphorémie :**
  - insuffisance rénale
  - excès d'apport
  - chimiothérapie, rhabdomyolyse
- **Cancers :**
  - métastases osseuses
  - cancer médullaire de la thyroïde
- **Divers :**
  - hypomagnésémie
  - pancréatite aiguë
  - toxiques (éthylène-glycol...)

* $Ca_{corrigée}$ (mmol/L) = $Ca_{mesurée}$ (mmol/L) + [40 – Alb (g/L)] × 0,025

Hypoglycémie

ATTENTION
- La symptomatologie clinique de l'hypoglycémie est tellement variable que la détermination de la glycémie capillaire est indispensable face à tout trouble neuropsychique
- Une hypoglycémie prolongée peut entraîner des séquelles neurologiques
- Une hyperglycémie transitoire est préférable à une hypoglycémie
→ même en l'absence de dosage, l'apport de glucose est préférable à l'abstention thérapeutique devant une simple suspicion

Contact verbal possible

GLUCOSE *PER OS*
- Sucre rapides : jus de fruits, soda
puis
- Sucres lents : pain, pâtes, riz

Absence de contact verbal

PAS DE SUCRES *PER OS*
→ RISQUE DE FAUSSE-ROUTE

- **G 30 %** IV lent 20-60 mL
- En l'absence de voie veineuse
→ **glucagon (*Glucagen*)** IM 1 mg
(mais effet plus lent 10-15 min)

Reprise d'une conscience normale

Reprise de conscience difficile

G 10 % 500 mL
en perfusion sur 1 h
en contrôlant la glycémie

RECHERCHE D'UN FACTEUR DÉCLENCHANT POUR CORRECTION
- Surdosage en insuline, erreur diététique
- Intoxication (médicament, champignons…)
- Insuffisance hépatique
- Causes plus rares : insuffisance surrénalienne, insuffisance thyroïdienne, insulinome…

Hypokaliémie

BIOLOGIE

- $K^+ < 3,5$ mmol/L avec prélèvement fiable (sans garrot, ni efforts pour dilater les veines, ni hémolyse)
- Ionogramme sanguin et urinaire, créatinine, bicarbonates, éventuellement GDS

Kaliurie < 10 mmol/L

PERTES EXTRARÉNALES

- **Pertes digestives :**
  - Diarrhée et syndromes apparentés (abus de laxatifs, fistules digestives…)
- **Transfert intracellulaire :**
  - Alcalose métabolique ou respiratoire
  - Bêtastimulants, excès d'insuline
  - Libération de catécholamines endogènes : IDM, TC, phéochomocytome…
  - Paralysie familiale hypokaliémique
- **Carence d'apports :**
  - Anorexie
  - Jeûne chez l'éthylique
- **Pertes sudorales** (exercice musculaire en atmosphère chaude)
- **Intoxication médicamenteuse :** chloroquine, insuline

Kaliurie > 20 mmol/L

PERTES RÉNALES

- **Médicaments :**
  - Diurétiques de l'anse, thiazidiques, anhydrase carbonique
  - Amphotéricine B, fosfomycine, cisplatine
- **Polyuries** osmotiques (diabète) ou par levée d'obstacle
- **Hyperaldostéronismes :**
  - Excès de consommation de réglisse
  - Insuffisance cardiaque congestive, cirrhose, syndrome néphrotique
  - HTA rénovasculaire
  - Syndromes de Conn, de Bartter
- **Hypercortisolismes :** corticothérapie, syndrome de Cushing
- **Déficit en magnésium**

TRAITEMENT DE LA CAUSE

(notamment arrêt des médicaments hypokaliémiants et des digitaliques éventuels car risque majoré de troubles du rythme)

PAS DE SIGNES DE GRAVITÉ
- ECG normal
- $K^+ > 2$ mmol/L

TRAITEMENT
- Alimentation équilibrée et adaptée (notamment fruits et légumes)
- Apports de KCl *per os* : ***Diffu-K*** ou ***Kaléorid*** 3-6 gélules ou cp/j en 3 prises

SIGNES DE GRAVITÉ
- Troubles ECG
- Signes musculaires
- $K^+ < 2$ mmol/L
- Intolérance digestive

MESURES GÉNÉRALES
- Voie veineuse périphérique avec soluté glucosé
- Surveillance scopique

APPORTS DE POTASSIUM PAR VOIE IV
- **KCl** au pousse-seringue électrique
- Débit maximum 1 g/h (dose à administrer variable : 6-12 g/24 h)
- Contrôle régulier du ionogramme (3-4 h) pour éviter une hyperkaliémie

En cas de fuite rénale sans insuffisance rénale

Canréonate de potassium (*Soludactone*) : 200 mg en IV lente (3-5 min), à renouveler 2-3 fois/j

Si troubles du rythme menaçant

Sulfate de magnésium à 15 % (1,5 g/10 mL) : 3 g en IV en 15 min, puis relais en continu à la dose de 1 g/h

À noter :
- **1 g de KCl = 13 mmol de K^+**
- **100 mmol de K^+ = 8 g de KCl**

Hyponatrémie

CONFIRMATION
- $Na^+ < 135$ mmol/L
- **ATTENTION** aux fausses hyponatrémies :
  - **Na corrigée = Na mesurée + [0,16 × Δ (protides + lipides) g/L]**
    Δ (protides + lipides) = g de protides et de lipides au-dessus des normales
  - **Na corrigée = Na mesurée + 0,3 × (glycémie [mmol/L] – 5)**

ou

Na corrigée = Na mesurée + 1,6 × (glycémie [g/L] – 1)

+

BIOLOGIE
- Ionogramme sanguin et urinaire
- Glycémie
- Protidémie, lipidémie
- Urée et créatinine

Pas de signes de déshydratation extracellulaire et NaU > 20 mmol/L →

DILUTION (inflation hydrique)
- SIADH
- Médicaments (psychotropes+++)
- Excès d'apports hydriques (potomanie, syndrome des buveurs de bière)
- Insuffisance rénale
- Myxœdème

→
- Restriction hydrique (moins de 500 mL de liquides/j)
- Apport sodé normal

Signes de déshydratation extracellulaire

NaU > 20 mmol/L →

PERTES RÉNALES
- Diurétiques
- Insuffisance surrénale
- Insuffisance rénale à diurèse conservée
- Néphropathie avec perte de sel

NaU < 20 mmol/L →

PERTES EXTRARÉNALES
- Digestives
- Traumatismes
- Brûlures
- Sueurs abondantes

→
- Pertes hydriques et odées à compenser :
  - **Déficit de Na (mmol/L) = 0,6 × P (kg) [140 – natrémie]**
  - **Déficit en sérum physio (mL) = 3,9 × P (kg) [140 – natrémie]**
  - Pour le NaCl : 1 g = 17 mmol ou 100 mmol = 6 g
- Ne corriger qu'1/3 à 1/2 du déficit en 24 h
- Traiter la cause de la déplétion hydrosodée

Œdèmes et NaU < 20 mmol/L →

INFLATION HYDROSODÉE
- Insuffisance cardiaque
- Insuffisance hépatique
- Syndrome néphrotique

→
- Restriction hydrique (moins de 500 mL de liquides/j)
- Diurétiques de l'anse (furosémide) avec apport sodé modéré et apport de potassium

Hypothermie

- L'hypothermie protège de l'anoxie cérébrale.
  Durée de l'ACR tolérable neurologiquement : 15 min à 25 °C, 30 min à 20 °C, 60 min à 15 °C
- Mesure de la température par sonde rectale
  (sonde œsophagienne possible uniquement en cas d'ACR)
- **ATTENTION** au faux diagnostic d'ACR en cas d'hypothermie profonde

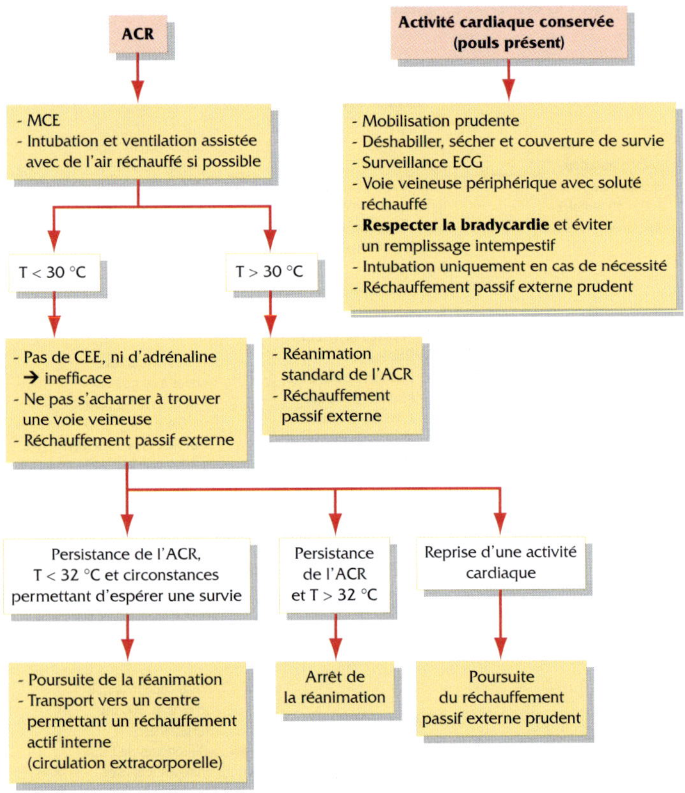

Infarctus du myocarde ou SCA ST +

CRITÈRES CLINIQUES
= DOULEUR THORACIQUE
- Persistante au-delà de 20 min
- Médiothoracique et rétrosternale
- Oppressive et angoissante
- Irradiant dans le bras gauche, le cou et/ou le maxillaire inférieur

CRITÈRES ECG (18 dérivations)
= SUS-DÉCALAGE DU SEGMENT ST
- Au moins 1 mm dans les dérivations frontales (D1, D2, D3, aVL, aVF), précordiales gauches (V4 à V6) ou postérieures (V7 à V9)
- Au moins 2 mm dans les dérivations précordiales droites (V1 à V3)
- Dans au moins 2 dérivations contiguës d'un territoire coronaire
- ATTENTION : un sous-décalage dans les dérivations précordiales V1, V2 ou V3 doit faire rechercher un IDM postérieur isolé, ce qui implique la réalisation systématique des dérivations postérieures V7, V8 et V9 pour dépister un sus-décalage d'au moins 1 mm

INDICATION D'UNE DÉSOBSTRUCTION CORONAIRE EN URGENCE SI DOULEUR DATANT DE MOINS DE 12 H

CAS PARTICULIER DU BBG
- Apparition d'un BBG récent + critères cliniques = syndrome coronaire aigu
- Critères de SCA en cas de BBG non récent (critères de Sgarbossa*) :
  - Sus-décalage de ST ≥ 1 mm lorsque les QRS sont positifs (concordant avec la déflexion principale du QRS)
  - Sous-décalage de ST ≥ 1 mm dans les dérivations V1, V2 ou V3
  - Sus-décalage ≥ 5 mm lorsque les QRS sont négatifs (majoration de la discordance par rapport aux QRS)

* *Cf.* également autres critères page suivante.

ATTENTION
- Le dosage des troponines ne doit pas intervenir dans la décision de reperfusion
- L'échographie en urgence n'est utile que pour l'établissement de certains diagnostics différentiels

Localisation de l'IDM

Dérivations ECG (sus-décalage ST)	Signes en miroir (sous-déclage ST)	Territoire	Artère responsable
D1, aVL, V1-V6	D2, D3, aVF	Antérieur étendu	IVA*
V1-V3	D2, D3, aVF	Antéro-septal	IVA ou diagonale
V3-V4 +/- D2, D3, aVF	Microvoltage dans les dérivations standards	Apical	IVA moyenne
V1-V4		Antéro-septo-apical	IVA ou diagonale
D1, aVL	D3, aVF	Latéral haut	Marginale ou diagonale
V6-V7	V1-V2	Latéro-basal	Cx** ou marginale
D1, aVL, V6-V7	D3, aVF, V1-V3	Latéral étendu	
D2, D3, aVF	V1-V3	Postéro-diaphragmatique	Droite ou Cx
V7-V9 +/- D2, D3, aVF	V1-V4, R > S en V2	Postéro-basal	Droite ou Cx
Sus-dec ST V3R, V4R	Associé avec un IDM inférieur le plus souvent	Ventricule droit	Droite ou Cx

* IVA : artère interventriculaire antérieure.

** Cx : artère circonflexe.

Autres critères en faveur d'un IDM aigu en cas de BBG (critères de Sgarbossa)

- ST + > 1 mm concordant avec le QRS.
- ST + > 5 mm discordant avec le QRS.
- ST - > 1 mm en V1n V2 ou V3.

Choix de la stratégie en cas d'IDM à la phase aiguë (SCA ST +)

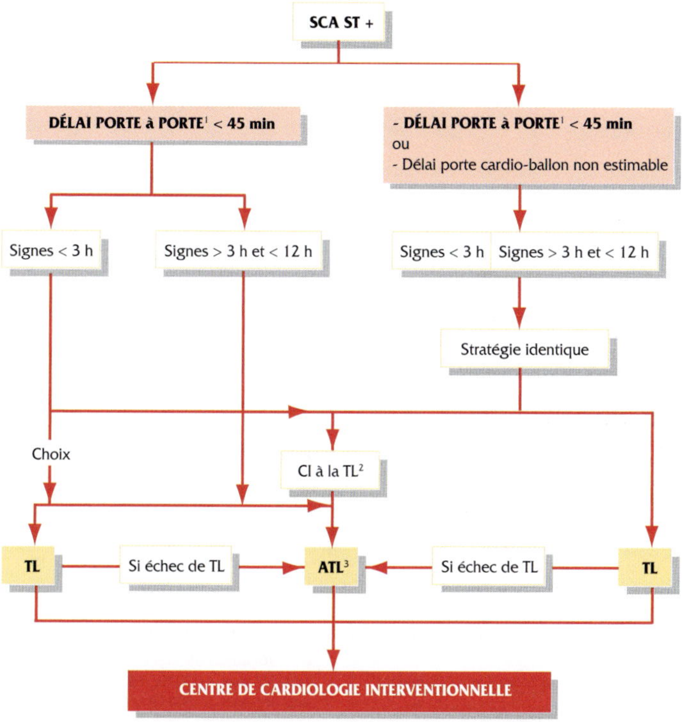

1. Le délai PORTE à PORTE doit s'intégrer dans le délai global de prise en charge qui ne doit pas excéder 90 minutes.
2. TL : thrombolyse
3. ATL : angioplastie transluminale

Prise en charge de l'IDM à la phase aiguë (SCA ST +)

TRAITEMENT ANTALGIQUE

- **Paracétamol (*Perfalgan*)** : 1 g IV lent

Si insuffisant ou d'emblée si douleur importante :

- **Morphine** titrée : 3 mg à renouveler toutes les 5 min jusqu'à obtenir un résultat satisfaisant

Thrombolyse

TRAITEMENT ANTI-AGRÉGANT

- **Aspirine** : 250 mg IVD
- **Clopidogrel (*Plavix*),** juste après la thrombolyse :
  - si < 75 ans : 300 mg *per os*
  - si > 75 ans : 75 mg *per os*

TRAITEMENT ANTICOAGULANT

- **Enoxaparine (*Lovenox*)**
  - < 75 ans : 30 mg IV, puis immédiatement 1 mg/kg SC
  - > 75 ans : 0,75 mg/kg en SC

(1 mg = 100 U anti-Xa)

Angioplastie

TRAITEMENT ANTI-AGRÉGANT

- **Aspirine** : 250 mg IVD
- **Prasugrel (*Efient*)** : 60 mg *per os*

sauf si

- > 75 ans, < 60 kg et ATCD AVC/AIT : **clopidogrel (*Plavix*)** : 600 mg *per os*

TRAITEMENT ANTICOAGULANT

- **HNF (*Héparine Choay*)** : 60 UI/kg sans dépasser 4 000 UI, puis 12 UI/kg/h sans dépasser 10 000 UI

ATTENTION

Les dérivés nitrés ne sont pas recommandés en dehors de l'OAP et éventuellement en cas de poussée hypertensive

Thrombolyse

Contre-indications absolues	Contre-indications relatives
Hémorragie cérébrale ou accident vasculaire cérébral d'origine inconnue, quel que soit le moment de sa survenue	Accident transitoire au cours des 6 mois précédents
Accident ischémique cérébral datant de moins de 6 mois	Traitement anticoagulant oral
Atteinte du système nerveux central ou néoplasie	Grossesse ou accouchement récent (< 1 semaine)
Traumatisme, intervention chirurgicale ou traumatisme crânien datant de moins de 3 semaines	Plaie incompressible
Saignement d'origine gastro-intestinale au cours du mois précédent	Réanimation traumatique
Trouble hémorragique connu	Hypertension artérielle réfractaire (PAS > 180 mmHg)
Dissection aortique	Pathologie hépatique évoluée
	Endocardite infectieuse
	Ulcère gastroduodénal en évolution

- À noter que le diabète et plus particulièrement la présence d'une rétinopathie ne contre-indiquent pas la thrombolyse.

- **Pour la streptokinase (*Streptase*) se rajoutent :**
  - infection streptoccique ou thrombolyse par ces produits datant de moins de 6 mois ;
  - allergie connue au produit.

ACTILYSE (altéplase ou tPA)

- **Schéma dit « accéléré » (90 min) adapté aux patients pouvant être traités dans les 6 heures suivant l'apparition des symptômes :**
  - bolus IV : 15 mg ;
  - 50 mg en 30 min au PSE (si P < 65 kg : 0,75 mg /kg sans dépasse 50 mg) ;
  - 35 mg en 60 min au PSE (si P < 65 kg : 0,50 mg/kg sans dépasser 35 mg) ;
  - dose maximale : 100 mg.
- **Schéma posologique dit « des 3 heures » adapté aux patients chez qui le traitement est mis en œuvre entre la 6e et la 12e heures suivant l'apparition des symptômes :**
  - bolus IV : 10 mg ;
  - 50 mg en 60 min au PSE ;
  - puis perfusions de 10 mg sur 30 min jusqu'à 1 dose maximale de 100 mg sur 3 h.
- Chez les patients de poids corporel inférieur à 65 kg, la dose totale ne doit pas dépasser 1,5 mg/kg.
- La dose totale d'altéplase ne doit pas dépasser 100 mg.

MÉTALYSE (ténectéplase)

- Administrer sous la forme d'une bolus unique en 5 à 10 s.
- Dose à adapter en fonction du poids du patient mais ne peut dépasser 10 000 U ou 50 mg.

Poids du patient (kg)	Ténectéplase (µ)	Ténectéplase (mg)	Volume de la solution reconstituée (mL)
P < 60 kg	6 000	30	6
60 ≤ P < 70 kg	7 000	35	7
70 ≤ P < 80 kg	8 000	40	8
80 ≤ P < 90 kg	9 000	45	9
P ≥ 90	10 000	50	10

RAPILYSIN (rétéplase)

- Bolus de 10 U (1 flacon dilué dans 10 mL de solvant) en 2 min.
- 2e bolus 30 min après le premier.

STREPTASE (streptokinase)

- **Hémisuccinate d'hydrocortisone :** 100 mg en IV.
- ***Streptase* :** 1,5 million d'unités diluées dans du sérum physiologique à passer en 45 min au PSE.

Le produit de référence reste le tPA (*Actilyse*), mais il est de plus en plus supplanté par le ténectéplase (*Métalyse*) du fait de sa maniabilité. En tout état de cause, la streptokinase (*Streptase*) ne devrait plus être employée, sauf en l'absence d'autre produit disponible.

Prise en charge des complications initiales de l'IDM à la phase aiguë

Bradycardie →

- **Asymptomatique** : surveillance scopique
- **Symptomatique : atropine** 0,5 mg IV à répéter si besoin (max. : 3 mg)
- **Mauvaise tolérance avec BAV de haut degré, échec de l'atropine :**
  - entraînement électrosystolique par voie externe (EESE) avec éventuelle sédation par **morphine** +/- **midazolam** en titration
  - si EESE indisponible :
    1. **Atropine** (*cf.* ci-dessus)
    2. **Dopamine** 2 à 10 µg/kg/min
    3. **Adrénaline** 2 à 10 µg/kg/min

Tachycardie →

- **Mauvaise tolérance et instabilité hémodynamique** : CEE après intubation avec induction en séquence rapide (ISR), puis sédation par benzodiazépine et morphinique
- **Mauvaise tolérance sans défaillance hémodynamique** :
  - **Amiodarone** : 300 mg en IV en 20 min, puis 900 mg sur 24 h
  - Si échec et FA rapide (QRS fins) :
    Esmolol (*Brévibloc*) 500 µg/kg IV en 1 min, puis 50 µg/kg/min en 4 min, puis renouveler la séquence en augmentant de 50 µg/kg/min à chaque séquence sans dépasser 200 µg/kg/min, puis entretien au PSE à la dose de 50 à 200 µg/kg/min
    ou
    Aténolol (*Ténormine*) 5 à 10 mg/kg IV lent (1 mg/min) puis 100 mg *per os*
  - Si échec et TV : CEE après sédation par **morphine** et éventuellement **midazolam** en titration ou intubation avec ISR
  - Si torsades de pointe : **sulfate de magnésium** 2 g IV en 20 min, puis relais au PSE à la dose de 3 à 20 mg/min

Choc cardiogénique →

- **Reperfusion coronaire** : angioplastie de préférence, mais fibrinolyse possible en l'absence d'un accès immédiat à l'angioplastie et de choc réfractaire au traitement
- **Analgésie** par **morphine** titrée : 3 mg à renouveler toutes les 5 min
- Oxygène au masque à haute concentration avec intubation d'indication large
- En l'absence d'IVG, **remplissage vasculaire** prudent : ***Voluven*** 3 mL/kg
- **Catécholamines** :
  - 1re intention : **dobutamine** 5 µg/kg/min à augmenter par paliers de 5 µg/kg/min (sans dépasser 15 µg/kg/min)
  - 2e intention : ajouter de la **noradrénaline** 0,02 µg/kg/min à augmenter par paliers de 0,02 µg/kg/min

Inhalation de fumées

ACR →
- Réanimation de l'ACR (*cf.* p. 107)

plus
- **Hydroxocobalamine (*Cyanokit*)** 5 g en perfusion de 10 min

TROUBLES DE LA CONSCIENCE ET/OU DÉTRESSE RESPIRATOIRE

↓

- **Intubation** avec anesthésie locale de la glotte sinon **étomidate (*Hypnomidate*)** 0,3 mg/kg
- Ventilation avec $FiO_2 = 1$
- **ATTENTION**, risque de collapsus → remplissage préalable avec 250 mL de sérum physiologique
- **Sédation** avec **midazolam** 0,1 mg/kg/h et **fentanyl** 0,5 g/kg/h
- Si **bronchospasme**, **salbutamol** IV 0,1-0,2 g/kg/min, à adapter en fonction de l'effet

↓

Hydroxocobalamine 5 g, perfusion de 10 min

↓

SI COLLAPSUS →
- Remplissage avec du **sérum physiologique**
- Nouvelle dose de 5 g d'**hydroxocobalamine (*Cyanokit*)**

SI INSUFFISANT → adrénaline 0,5 mg/h à adapter en fonction de l'effet par palier de 0,5 mg

CONSCIENCE NORMALE SANS SIGNE DE DÉTRESSE

↓

- O_2 avec masque à haute concentration (10-12 L/min)
- Recherche de suie dans la sphère ORL, d'une irritation ou d'une dyspnée laryngée, d'une dysphonie avec raucité de la voie, d'une douleur thoracique
- Examen des crachats
- Auscultation pulmonaire : râles bronchiques et/ou crépitants, bronchospasme
- Lavage des yeux, lavage et pansements d'éventuelles brûlures
- Prélèvements : GDS avec taux d'HbCO

↓

Fibroscopie bronchique diagnostique et thérapeutique (aspiration-lavage)

ATTENTION

La SpO_2 n'est pas fiable en présence d'hémoglobines anormales (carboxyhémoglobine, methémoglobine) et peut être faussement rassurante.

Insuffisance rénale aiguë (IRA)

ANURIE ou OLIGO-ANURIE CAUSES ?

PRÉRÉNALES = INSUFFISANCE RÉNALE FONCTIONNELLE →

RÉDUCTION DU FLUX SANGUIN RÉNAL
- **Diminution du débit cardiaque :** insuffisance cardiaque, OAP, IDM
- **Hypovolémie vraie :** hémorragie, pertes digestives, pertes cutanées
- **Hypovolémie efficace** (3e secteur) : ascite, péritonite, pancréatite , choc septique

RÉNALES = INSUFFISANCE RÉNALE ORGANIQUE →

ATTEINTE PARENCHYMATEUSE
- **Tubulo-interstitielle :** nécrose tubulaire aiguë (état de choc, substances néphrotoxiques = AINS, antibiotiques…)
- **Vasculaire :** thrombose de l'artère rénale, maladies systémiques
- **Glomérulaire :** glomérulonéphrites aiguës, syndrome néphrotique

POST-RÉNALES = OBSTRUCTION →

- **Bas appareil :** tumeurs vésicales, hypertrophie prostatique, sténoses urétrales, phimosis
- **Haut appareil :** nécrose papillaire, calculs, tumeurs, fibrose rétropéritonéale

INSUFFISANCE RÉNALE FONCTIONNELLE OU ORGANIQUE ?

Tests	Fonctionnelle	Organique
Na U (mmol/L)	< 20	> 40
Na U/K U	< 1	> 1
Urée U/P	> 8	< 3
Créatinine U/P	> 40	< 20
Osmoalité U (mosm/kg eau)	> 500	< 350

U : urinaire, P : plasmatique.

BILAN BIOLOGIQUE
- Ionogramme sanguin et urinaire
- Urée et créatinine sanguine et urinaire
- Bandelette urinaire : pH, protéinurie, leucocytes
- Gaz du sang

SIGNES DE GRAVITÉ
- Cliniques : OAP, état de choc, HTA sévère, anomalies ECG
- Biologiques : troubles ioniques (hyperkaliémie+++), acidose métabolique, élévation de la créatinine et de l'urée

TRAITEMENT SYMPTOMATIQUE
- Remplissage en cas de choc hypovolémique ou de déshydratation
- OAP (oxygène, diurétiques et trinitrine, *cf.* p. 238)
- Si hyperkaliémie menaçante → *cf.* p. 180

ÉPURATION EXTRARÉNALE

RECHERCHE DE LA CAUSE

IMAGERIE
- ASP
- Échographie
- Scanner ou uroscanner

OBSTACLE
- Dérivation en urgence (néphrostomie percutanée)
- Syndrome de levée d'obstacle : compensation de la polyurie osmotique par moitié par du sérum physiologique

IRA FONCTIONNELLE
- Correction de l'hypovolémie
- Utilisation de diurétique qu'après correction de l'hypovolémie
- Dopamine à dose rénale : 3-5 µg/kg/min

IRA ORGANIQUE
- Épuration extrarénale
- Équilibrer au mieux l'état hémodynamique
- Traiter rapidement la cause
- Diurétiques à fortes doses et dopamine controversés

Insuffisance surrénale aiguë

CONTEXTE

- **Maladie d'Addison :** arrêt du traitement substitutif, augmentation des besoins par carence relative (traumatisme, hémorragie, infection, intervention chirurgicale...), régime sans sel, déshydratation (chaleur, traitement diurétique, diarrhée...)
- **Hémorragie bilatérale des surrénales :** maladie thrombo-embolique, troubles de la coagulation (spontanés ou thérapeutiques), période post-opératoire, *post-partum*, infections graves, méningite fulminante chez le nouveau-né (syndrome de Waterhouse-Friederichsen)
- **Insuffisance corticotrope :** sevrage d'une corticothérapie prolongée, tumeurs hypothalomo-hypophysaires

↓

BIOLOGIE

- Ionogramme sanguin et urinaire, glycémie, urée et créatinine, gaz du sang
- Dosage du cortisol plasmatique (pour une confirmation rétrospective)

→ ne pas attendre le résultat pour initier le traitement

↓

Toute **hyponatrémie** avec **hyperkaliémie** et **insuffisance rénale fonctionnelle** dans un contexte d'**hypotension ou de choc** doit faire évoquer une insuffisance surrénale aiguë

↓

URGENCE THÉRAPEUTIQUE

Scanner abdominal (pour le diagnostic de l'hémorragie bilatérale des surrénales)

↓

RÉHYDRATATION

- 1 000 mL de **G 5 %** avec 9 g/L de NaCl en 30 min

→ si insuffisant, soluté colloïde (***Voluven***)

- 4 000 mL de sérum physiologique dans les 24 premières heures
- Surveillance de la glycémie (hypoglycémie+++)

↓

CORTICOTHÉRAPIE

- 100 mg d'**hémisuccinate d'hydrocortisone** toutes les 6-8 h en IV

→ 2e jour : réduction des doses de moitié

→ puis réduction pour aboutir en 5 jours à la dose de substitution orale de base de 30 mg/j

- Association éventuelle d'un minéralo-corticoïdes : **desoxycortone (*Syncortyl*)** 5-10 mg/12 h en IM

Intoxication aux antidépresseurs tricycliques

(Prise en charge générale, en particulier épuration et intubation → *cf.* Intoxication médicamenteuse, p. 209.)

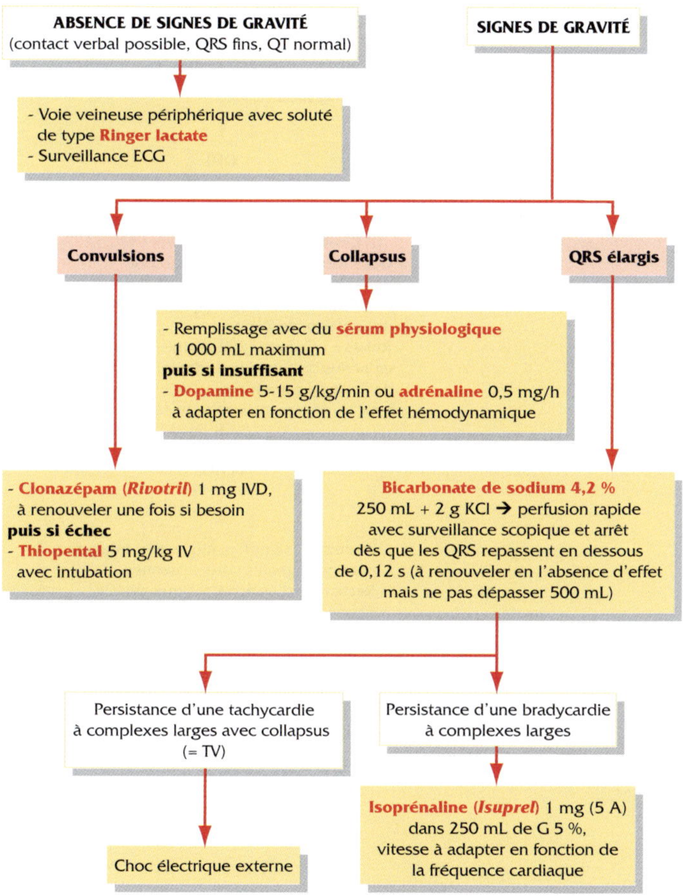

Intoxication aux benzodiazépines

(Prise en charge générale, en particulier épuration et intubation → *cf.* Intoxication médicamenteuse, p. 209.)

CRITÈRES D'UTILISATION DU FLUMAZÉNIL
- Intoxication pure au benzodiazépines
- Présence d'un trouble de la conscience
- Absence d'inhalation
- Absence d'antécédents de comitialité

NON

Traitement symptomatique

OUI

UTILISATION DE FLUMAZÉNIL (*ANEXATE*)
- **Dose initiale** 0,2 mg, puis injection de 0,1 mg/60 secondes jusqu'à reprise d'une ventilation efficace et d'un contact verbal ; dose maximale 2 mg
- **Relais :** 1/2 dose ayant permis le réveil/heure en perfusion continue à adapter en fonction de l'état de conscience

ÉCHEC

- Traitement symptomatique avec intubation pour protéger les voies aériennes
- Recherche d'un autre toxique associé

Intoxication aux β-bloquants

(Prise en charge générale, en particulier épuration et intubation → *cf.* Intoxication médicamenteuse, p. 209.)

ÉTAT HÉMODYNAMIQUE STABLE

→ Traitement symptomatique

COMPLICATIONS CARDIOVASCULAIRES

→ **Collapsus isolé**

- **Glucagon (*Glucagen*)** 50 g/kg (soit 3-5 mg) IVD, puis relais en continu avec la dose de charge/h
- Limiter le remplissage avec du **sérum physiologique** à 1 000 mL maximum

→ **Bradycardie isolée**

Dans l'ordre (en fonction de l'effet) :

1. **Atropine** 0,5 mg IVD, à renouveler si besoin (max. 3 mg) → en général inefficace
2. **Isoprénaline (*Isuprel*)** 0,4 mg/h à adapter pour obtenir une FC > 60/min (dose moyenne 1-2 mg/h mais augmentation possible jusqu'à 10 mg/h, voire plus)
3. Entraînement électrosystolique

→ **Bradycardie + collapsus**

Dans l'ordre (en fonction de l'effet et du toxique) :

1. **Glucagon (*Glucagen*)** 50 g/kg (soit 3-5 mg) IVD, puis relais en continu avec la dose de charge/h
2. **Isoprénaline (*Isuprel*)** 0,4 mg/h à adapter pour obtenir une FC > 60/min (dose moyenne 1-2 mg/h, mais augmentation possible jusqu'à plus de 10 mg/h)
3. **Adrénaline** 0,5 mg/h à adapter en fonction de l'effet en s'aidant si possible d'une étude hémodynamique
4. Remplissage avec un maximum de 1 000 mL de soluté colloïde
5. En cas de produit avec effet stabilisant de membrane (ex. : propanolol) → **bicarbonate de sodium** molaire 250 mL en perfusion rapide jusqu'à observation du rétrécissement des QRS
6. En cas de torsades de pointes (par ex. sotalol) → **sulfate de magnésium** 2-3 g en IVL, puis relais en continu à la dose de 2-3 g /4-6 h

ACR

→ Réanimation prolongée avec des fortes doses d'adrénaline (5 mg/injection)

Intoxication à la chloroquine

et par les antiarythmiques de classe I

(Prise en charge générale, en particulier épuration et intubation → *cf.* Intoxication médicamenteuse, p. 209.)

ACR → Réanimation prolongée avec de fortes doses d'**adrénaline** (5 mg à chaque injection)

ABSENCE DE SIGNES DE GRAVITÉ
- Dose de chloroquine ingérée < 4 g
- PAS > 100 mmHg
- Complexes QRS < 0,12 s

↓

Surveillance rapprochée
- PA et ECG
- Kaliémie et GDS

PRÉSENCE DE SIGNES DE GRAVITÉ
- Dose de chloroquine ingérée > 4 g
- PAS < 100 mmHg
- Complexes QRS > 0,12 s

↓

- **Adrénaline** 0,5 mg/h à augmenter pour obtenir une PAS > 100 mmHg (parfois doses très importantes, jusqu'à 10 mg/h)
- Remplissage avec du **sérum physiologique**, 1 000 mL maximum

↓

- Troubles de la conscience
- Convulsions
- Dépression respiratoire
- Hypotension ou de choc

↓

INTUBATION
Induction en séquence rapide :
- **Étomidate (*Hypnomidate*)** 0,3 mg/kg
- **Suxaméthonim (*Célocurine*)** 1 mg/kg

QRS > 0,12 s

↓

Lactate de sodium molaire ou **bicarbonate de sodium 4,2 %** 250 mL + 2 g de KCl en perfusion rapide

BAV

↓

Préférer l'**isoprotérénol (*Isuprel*)** 0,4 mg/h à augmenter en fonction de l'effet (possibilité de monter jusqu'à 5 mg/h)

↓

ASSOCIATION DE DIAZÉPAM (*VALIUM*)
(semble avoir un effet protecteur)
- 2 mg/kg en 30 min
- Relais 2-4 mg/kg/24 h

Dans ce cas, une intubation est nécessaire si elle n'a pas encore été réalisée.

Intoxication à la cocaïne

MESURES GÉNÉRALES
- Installation dans un endroit calme
- Voie veineuse périphérique avec du **Ringer lactate**
- Oxygène au masque à haute concentration (10-12 L/min)
- Glycémie capillaire, température
- ECG et surveillance scopique

Troubles de la conscience et/ou respiratoires prédominants →

INTUBATION
- Induction par **midazolam** 0,1 mg/kg et **thiopental** 5 mg/kg

puis
- Sédation par **midazolam** 0,1 mg/kg/h et **fentanyl** 0,5 g/kg/h

- Convulsions
- Agitation
- Tachycardie

→

- **Diazépam (*Valium*)** 10 mg IV lent, à renouveler si besoin

puis si échec sur les convulsions
- **Thiopental** 5 mg/kg (diphénylhydantoïne contre-indiqué car risque arythmogène) avec intubation

HTA trouble du rythme →

- **Diazépam (*Valium*)** 10 mg IV lent

plus (si insuffisant)
- **Nicardipine (*Loxen*)** 1 mg/min (max. 10 mg) jusqu'à effet souhaité, puis relais en continu avec la dose de charge en mg/h

ou
- **Trinitrine (*Lénitral*)** 0,5 mg/5 min jusqu'à effet souhaité, puis relais en continu 0,5-3 mg/h

Trouble du rythme (mais rarement isolé) →

- **Diazépam (*Valium*)** 10 mg IV lent

plus
- Traitement discuté, médicament possible avec prudence : **esmolol (*Brévibloc*)** 500 g en 1 min, puis 50 g/kg/min en 4 min (séquence à renouveler si besoin en augmentant de 50 g/kg/min à chaque fois jusqu'à un max. de 200 g/kg/min), puis relais en continu 50-200 g/kg/min

IDM → Traitement classique, y compris la thrombolyse en respectant les contre-indications

Intoxication aux digitaliques

(Prise en charge générale, en particulier épuration et intubation → *cf.* Intoxication médicamenteuse, p. 209.)

INTOXICATION NON GRAVE
- Absence de facteurs de mauvais pronostic
- Absence de signes cliniques graves

→

- Surveillance ECG et kaliémie
- Si bradycardie < 60/min
  → **atropine** 0,5 mg IVD
  à renouveler si besoin

INTOXICATION AIGUË MARQUÉE
- Présence de facteurs de risque de mauvais pronostic : sexe masculin, âge > 60 ans, antécédents de cardiopathie, BAV 1, kaliémie > 4,5 mmol/L
- Bradycardie isolée résistant à l'atropine

↓

ANTIDOTE PROPHYLACTIQUE
- **Fragments Fab (*Digibind*)** à dose semi-équimolaire, c'est-à-dire 50 % de la quantité de glycoside à neutraliser (*cf.* calcul ci-dessous)
- Perfusion lente en 2 h

↓

Si la fréquence cardiaque reste < 60/min

↓

Nouvelle dose semi-équimolaire

INTOXICATION AVEC RISQUE VITAL IMMÉDIAT
- Troubles du rythme ventriculaire (TV, FV)
- Bradyarythmie ou bradycardie sinusale < 40/min résistante à l'atropine
- BAV 2 ou 3
- Asystolie ventriculaire
- Kaliémie > 6 mmol/L
- Infarctus mésentérique

↓

ANTIDOTE CURATIF
- **Fragments Fab (*Digibind*)** à dose équimolaire, c'est-à-dire 100 % de la quantité de glycoside à neutraliser (*cf.* calcul ci-dessous)
- Perfusion rapide en 30 min

↓

Si antidote non disponible
→ entraînement électrosystolique

QUANTITÉ DE GLYCOSIDE À NEUTRALISER

- Règle générale : 1 flacon de ***Digibind*** neutralise 0,5 mg de digoxine
- **Dose à administrer :**

$$\text{D (nombre de flacons)} = \frac{\text{charge totale (mg)}}{0{,}5}$$

$$\text{D (nombre de flacons} = \frac{\text{concentration sérique de digoxine (ng/mL) x poids (kg)}}{100}$$

- **En pratique :**
  - dose prophylactique : 4 flacons en 2 h
  - dose curative : 8 flacons sur 30 min (ou plus vite si ACR)

Ne pas oublier de prélever un tube pour dosage de la digoxinémie avant la perfusion de l'antidote

Aucune contre-indication connue

Intoxication éthylique aiguë

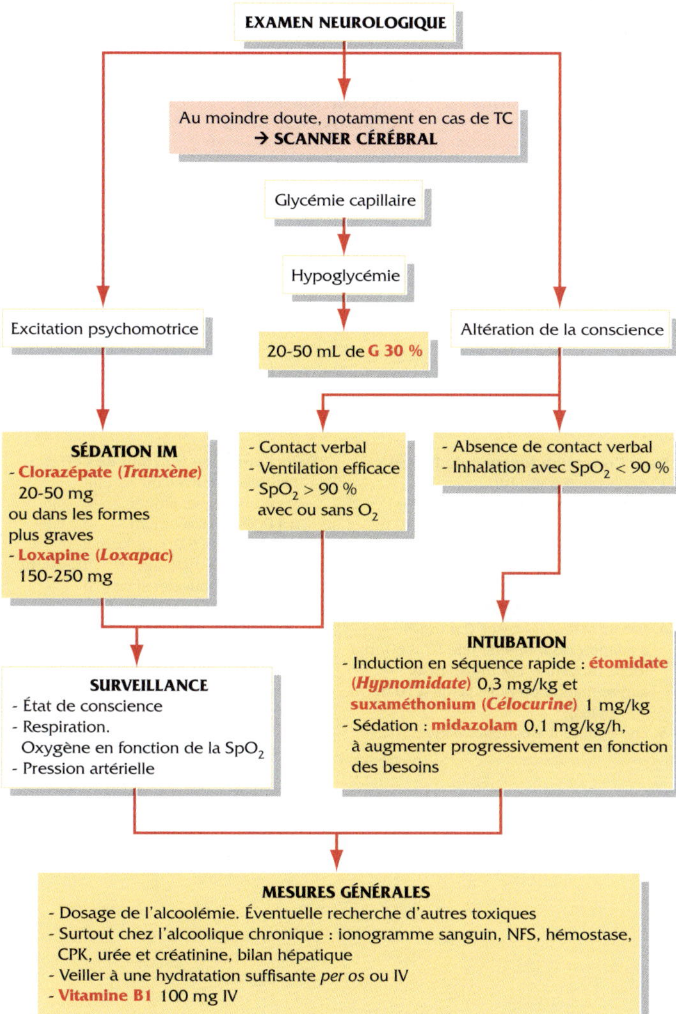

Intoxication aux inhibiteurs calciques

(Prise en charge générale, en particulier épuration et intubation → *cf.* Intoxication médicamenteuse, p. 209.)

ÉTAT HÉMODYNAMIQUE STABLE

→ Traitement symptomatique

COMPLICATIONS CARDIOVASCULAIRES

→ **Bradycardie**

Dans l'ordre (en fonction de l'effet) :

1. **Atropine** 0,5 mg IVD, à renouveler si besoin (max. 3 mg)
2. **Chlorure de calcium 10 %** 10-20 mL en IVL à renouveler si besoin
3. **Glucagon (*Glucagen*)** 50 µg/kg (soit 3-5 mg) IVD, puis relais en continu avec la dose de charge/h
4. **Isoprénaline (*Isuprel*)** 0,4 mg/h à adapter pour obtenir une FC > 60/min (dose moyenne 1-2 mg/h, mais augmentation possible jusqu'à 10 mg/h, voire plus)
5. Entraînement électrosystolique

→ **Collapsus**

Dans l'ordre (en fonction de l'effet) :

1. Remplissage avec du **sérum physiologique**, limiter à 1 000 mL maximum
2. **Dobutamine** 5-20 µg/kg/h
3. **Chlorure de calcium 10 %** 10-20 mL en IVL à renouveler si besoin (mais vérifier l'absence de prise de digitaliques)
3. **Glucagon (*Glucagen*)** 50 µg/kg (soit 3-5 mg) IVD, puis relais en continu avec la dose de charge/h
4. **Dopamine** 5-20 µg/kg/h, **adrénaline** 0,5-10 mg/h ou **noradrénaline** 0,5-10 mg/h (choix en s'aidant d'une étude hémodynamique et doses à adapter en fonction de l'effet)

ACR

→ Réanimation prolongée avec des fortes doses d'**adrénaline** (5 mg/injection) et l'apport de sels de calcium (**chlorure de calcium 10 %** 10-20 mL, voire plus)

Intoxication médicamenteuse

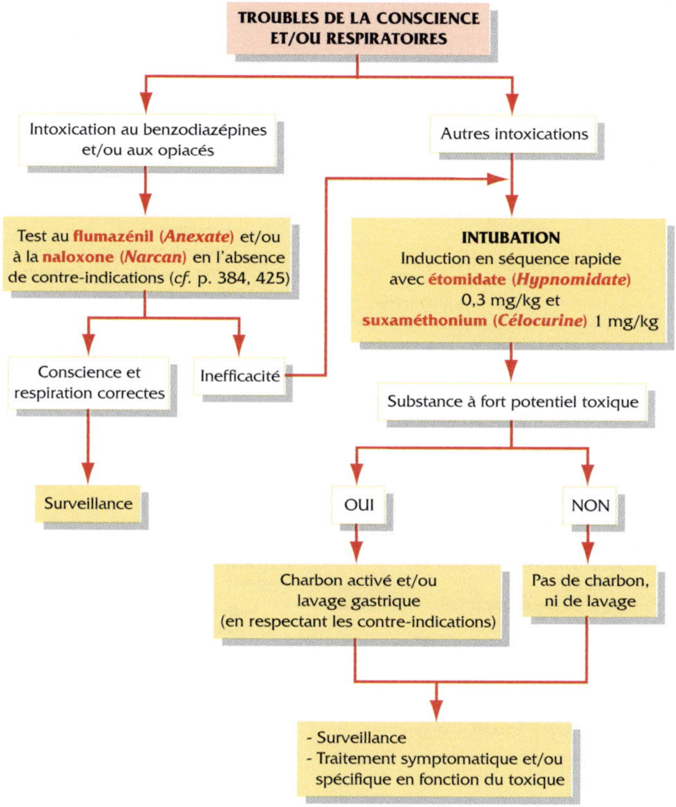

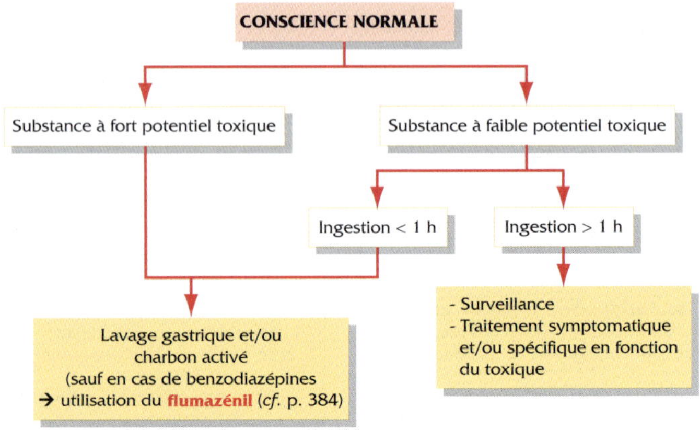

Contre-indications à toute épuration digestive

- Intoxication par caustiques, hydrocarbures, produits moussants
- Altération de l'état de conscience, sauf si le malade est intubé avec ballonnet gonflé
- Chez le malade non intubé, toute situation comportant un risque d'inhalation :
  - convulsions
  - pertes des réflexes de protection des voies aériennes supérieures
  - personnes âgées dépendantes
- Âge inférieur à 6 mois
- Condition hémodynamique précaire (sauf pour le charbon activé)
- Iléus (sauf pour le lavage gastrique)

Doses de charbon activé (*Carbomix*)

- **Enfants :**
  - < 20 kg : 1 à 2 g/kg
  - > 20 kg : 30 à 50 g
- **Adultes :** 50 à 100 g

(Ne pas utiliser en cas d'intoxication au paraquat ou à la colchicine)

Indications préférentielles du lavage gastrique

- Intoxication avec une substance à fort potentiel toxique chez un patient intubé
- Intoxication au paraquat et à la colchicine

Substances à fort potentiel toxique

- **Toxiques fonctionnels :** antiarythmiques, antidépresseurs tricycliques, barbituriques, carbamates, chloroquine, digitaline, théophylline
- **Toxiques lésionnels :** paraquat, colchicine

Intoxication au monoxyde de carbone

INTOXICATION CERTAINE
- Mesures atmosphériques positives
- Signes fonctionnels

INTOXICATION INCERTAINE

→ Mesure du CO dans l'air expiré

→ HbCO > 5 % (> 10 % chez le fumeur) → Mesures immédiates

→ HbCO < 5 % (jusqu'à 10 % chez le fumeur) → Pas d'intoxication

MESURES IMMÉDIATES
- Retrait de l'atmosphère toxique puis O_2 avec masque à haute concentration (10-12 L/min) après prélèvement sur tube sec hépariné pour dosage de l'HbCO
- En cas de signes cliniques d'intoxication → voie veineuse périphérique avec **Ringer lactate**

TROUBLES DE LA CONSCIENCE ET/OU DÉTRESSE REPIRATOIRE
- Intubation avec induction en séquence rapide (**étomidate [*Hypnomidate*]** 0,3 mg/kg, **suxaméthonium [*Célocurine*]** 1 mg/kg)
- Ventilation avec $FiO_2 = 1$
- **ATTENTION**, collapsus fréquent → remplissage 250 mL de **sérum physiologique**
- Sédation avec **midazolam** 0,1 mg/kg/h et **fentanyl** 0,5 g/kg/h

↓

OXYGÈNE HYPERBARE DANS LES 6 PREMIÈRES HEURES
- Si signes neurologiques : PC initiale, convulsions, coma...
- Si enfant ou femme enceinte
- Symptômes ne cédant pas après quelques heures d'oxygène normobare

Intoxication aux opiacés (overdose)

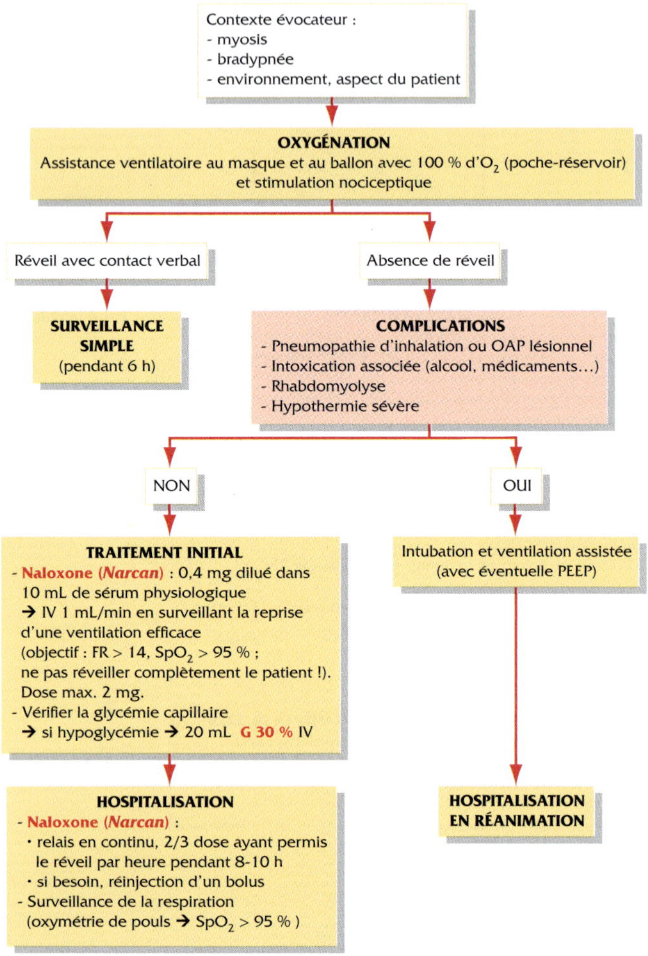

NB

- La naloxone peut se faire également en SC ou en IM (délai action : 3 min ; durée d'action : 3 h).
- En cas d'intoxication à la méthadone ou au dextropropoxyphène, les doses de naloxone peuvent atteindre 10 mg par paliers de 2 mg.

Intoxication au paracétamol

MESURES GÉNÉRALES

- Voie veineuse périphérique avec sérum glucosé
- Si ingestion récente, lavage gastrique et charbon activé 1 g/kg
- Si vomissements, **métoclopramide (*Primpéran*)** 10 mg IV
- Dosage de la paracétamolémie (au minimum 4 h après ingestion)
- Bilan hépatique.

↓

CRITÈRES D'UTILISATION DE L'ANTIDOTE

- Dose supposée ingérée supérieure à 125 mg/kg
- Patient vu tardivement (au delà de 8 h après ingestion) ou délai inconnu
- Paracétamolémie (au minimum 4 h après ingestion) au-dessus de la courbe 200 g/mL à 4 h et 30 g/mL à 15 h

NE PAS ATTENDRE LE RÉSULTAT DE LA PARACÉTAMOLÉMIE POUR DÉBUTER LE TRAITEMENT

↓

ANTIDOTE
N-acétyl-cystéine

↓

INTRAVEINEUX

Fluimucil flacon 5 g/25 mL

- 150 mg/kg dans 200 mL de G 5 % en 30 min
- 50 mg/kg dans 500 mL de G 5 % en 4 h
- 100 mg/kg dans 1000 mL de G 5 % en 16 h

ATTENTION : réactions anaphylactoïdes possibles, résolutives sous anti-histaminique et corticoïdes

PER OS

Mucomyst flacon de poudre 4,8 g/120 mL
→ dilution 1 pour 3 dans du jus de fruit

- 140 mg/kg en dose de charge
- Puis 70 mg/kg/4 h

ATTENTION : pas d'utilisation en cas de vomissements ou de l'ingestion de charbon

↓

- Poursuite du traitement (IV : 150 mg/kg/16 h ; *per os* : 70 mg/kg/4 h) jusqu'à paracétamolémie nulle
- Surveillance : bilan hépatique (transaminases, TP, bilirubine) et rénal (urée, créatinine), glycémie

↓

En cas de poursuite de dégradation de la fonction hépatique malgré le traitement

↓

Envisager une **transplantation hépatique**

Nomogramme pour l'interprétation de la paracétamolémie (nomogramme de Prescott)

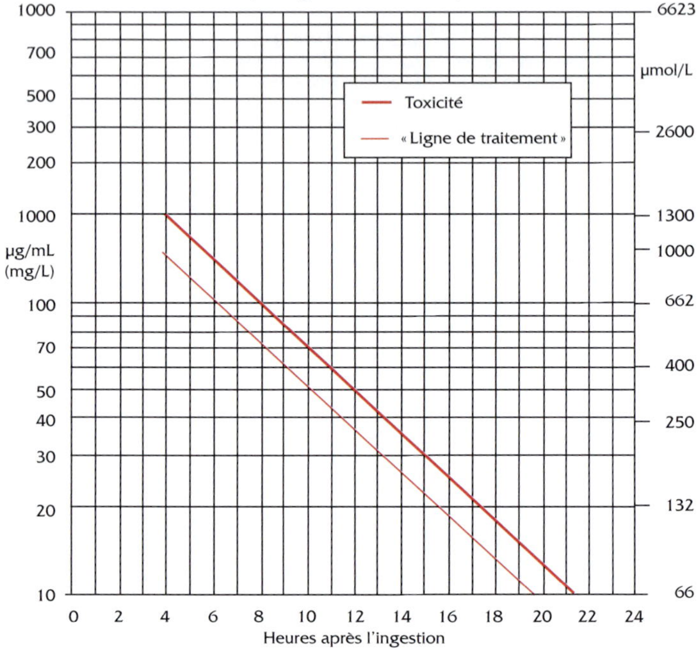

Intoxication aux psychostimulants (amphétamines, ecstasy)

MESURES GÉNÉRALES
- Installation dans un endroit calme
- Voie veineuse périphérique avec du **Ringer lactate**
- Oxygène au masque à haute concentration (10-12 L/min)
- Glycémie capillaire, température
- ECG et surveillance scopique

Troubles de la conscience et/ou respiratoires prédominants →

- **Intubation** avec induction par **midazolam** 0,1 mg/kg et **thiopental** 5 mg/kg

puis

- **Sédation** par **midazolam** 0,1 mg/kg/h et **fentanyl** 0,5 g/kg/h

- Hyperthermie
- Déshydratation →

- **Bilan biologique :** ionogramme sanguin, CPK et bilan hépatique, urée et créatinine, hémostase, NFS
- **Réhydratation** par voie veineuse adaptée à la biologie
- **Refroidissement externe** classique (application de glace, aspersion d'eau fraîche et ventilateur, linges humides sur les axes vasculaires, **paracétamol** IV)

En cas d'hyperthermie majeure :
- Si intubation (*cf.* ci-dessus), **sédation** par **midazolam** 0,1-0,2 mg/kg/h et **atracrium (*Tracium*)** 0,2-0,6 mg/kg/h, après dose d'induction de 0,2-0,6 mg/kg
- **Dantrolène (*Dantrium*)** IV lente 2,5 mg/kg, à renouveler éventuellement au bout de 6 h à la dose de 1-2 mg/kg (utilisation possible mais efficacité incertaine)

- Convulsions
- Agitation
- Tachycardie →

- **Diazépam (*Valium*)** 10 mg IV lent, à renouveler si besoin

puis si échec sur les convulsions
- **Thiopental** 5 mg/kg avec intubation

HTA →

- **Diazépam (*Valium*)** 10 mg IV lent

plus (si insuffisant)
- **Nicardipine (*Loxen*)** 1 mg/min (max. 10 mg) jusqu'à effet souhaité, puis relais en continu avec la dose de charge en mg/h

ou
- **Trinitrine (*Lénitral*)** 0,5 mg/5 min jusqu'à effet souhaité, puis relais en continu 0,5-3 mg/h

- Collapsus
- Trouble du rythme ventriculaire →

Traitement symptomatique

Ischémie aiguë de membre

SIGNES DE GRAVITÉ
- Survenue brutale ou rapidement progressive
- Troubles sensitifs et/ou moteurs
- Douleurs à la palpation des masses musculaires
- En général contexte embolique : valvulopathie, arythmie, IDM récent
- Si signes en faveur d'une dissection aortique → *cf.* p. 148

↓

URGENCE CHIRURGICALE

↓

BILAN EN URGENCE
- Prélèvements : groupe, Rhésus et agglutinine irrégulières, hémostase, NFS, ionogramme et fonction rénale, CPK
- ECG
- Le diagnostic est clinique, les examens d'imagerie ne peuvent que retarder le traitement
- Recherche d'autres embolies possibles (mésentérique, rénale) qui nécessiteront une prise en charge spécifique

↓

TRAITEMENT MÉDICAL PRÉ-OPÉRATOIRE
- Correction d'un éventuel collapsus ou une poussée d'insuffisance cardiaque
- **Antalgique : morphine** IV 0,1 mg/kg, puis si insuffisant 2 mg/10 min jusqu'à obtention de l'effet souhaité et en surveillant la respiration
- **Anticoagulant :** héparine après avis de l'anesthésiste :
  - Si péridurale ou rachi-anesthésie : mise en place avant héparine
  - Si anesthésie générale : **héparine** immédiate
  - Dose : bolus 100 UI/kg, puis 400 UI/kg/24 h à adapter pour obtenir un TCA entre 2 et 2,5 fois le témoin

↓

CHIRURGIE
(embolectomie à la sonde de Fogarty)

TABLEAU SUB-AIGU
- Terrain athéromateux, antécédents de claudication intermittente
- Installation progressive
- Absence de troubles sensitifs et/ou moteurs

↓

TRAITEMENT MÉDICAL
- **Anticoagulant : héparine**, bolus 100 UI/kg, puis 400 UI/kg/24 h à adapter pour obtenir un TCA entre 2 et 2,5 fois le témoin
- **Vasodilatateur : iloprost (*Ilomédine*)** 0,5 ng/kg/min pendant 30 min puis augmentation par palier de 0,5 ng/kg/min en fonction de la tolérance et de l'efficacité jusqu'à un max. de 2 ng/kg/min.
- Si besoin, **antalgique :**
  - **paracétamol (*Perfalgan*)** flacon de 1 g dans 100 mL à perfuser en 15 min

ou si insuffisant
  - **morphine** IV 0,1 mg/kg, puis si insuffisant 2 mg/10 min jusqu'à obtention de l'effet souhaité et en surveillant la respiration

↓

BILAN POSSIBLE
- Écho-Doppler
- Artériographie

↓

Si échec du traitement médical

→ **CHIRURGIE** (embolectomie à la sonde de Fogarty)

Ischémie mésentérique

ÉTIOLOGIE
- Embolie artérielle (ACFA, flutter, IDM, valvulopathie, etc.)
- Thrombose artérielle (athérome, troubles hémostase, vascularite, traumatisme abdominal)
- Non occlusif : chirurgie cardiaque, état de choc, médicaments, etc.
- Veineuse : rare

+

SIGNES CLINIQUES
- Douleur abdominale : souvent post-prandiale, diffuse et constante, sans paroxysme
- État de choc précoce avec collapsus
- Signes accompagnateurs : arrêt du transit, parfois après diarrhée sanglante
- Silence abdominal avec défense, AEG et déshydratation

BIOLOGIE
- NFS et plaquettes
- Hémostase
- Ionogramme sanguin, urée et créatinine
- Lactates
- Bilan hépatique avec lipasémie
- LDH (bonne valeur diagnostique)
- Groupe et RAI

IMAGERIE
- Angioscanner abdominal = référence
- À défaut : ASP + écho-Doppler
- Artériographie ou mieux angio-IRM : si angioscanner non contributif

PRISE EN CHARGE MÉDICALE
- Traitement du choc : remplissage (**sérum physiologique**) + amines en dernier recours.
- Anticoagulation : **héparine** IV, bolus 50 UI/kg puis 20 UI/kg/h en perfusion continue
- Antalgie : **paracétamol *(Perfalgan)*** 1 g en IV lente en 15 min, puis si insuffisant **morphine** titrée 3 mg à renouveler toutes les 5 min jusqu'à obtenir un résultat satisfaisant
- Antibiothérapie préopératoire : **amoxicilline + acide clavulanique *(Augmentin)*** 1 g en IV lent + **métronidazole *(Flagyl)*** 500 mg en IV lent.

AVIS CHIRURGICAL
(désobstruction par voie percutanée ou chirurgicale)

Laryngite aiguë de l'enfant

- Dyspnée laryngée
- Contexte de rhinopharyngite

→ **LARYNGITE STRIDULEUSE**

- Humidification de l'air ambiant
- Corticoïdes : **bétaméthasone (*Celestène*)** 10 gouttes/kg/j

- Dysphonie, toux rauque
- Dyspnée progressive avec bradypnée inspiratoire et cornage

→ **LARYNGITE SOUS-GLOTTIQUE**

CORTICOÏDES

- **Bétaméthasone (*Celestène*)** 0,3-0,6 mg/kg (soit 1 A de 4 mg en général) en IM ou en IV
- Possibilité d'adjoindre une nébulisation avec **adrénaline** 1-2 mg +/- 1 mg de **budésonide (*Pulmicort*)** (compléter si besoin avec sérum physiologique pour obtenir 5 mL au total) et O_2 6 L/min

→ Évaluation après 30 min

PAS D'AMÉLIORATION ET/OU SIGNES DE GRAVITÉ
(durée > 1 h, tachypnée superficielle, irrégularité du rythme respiratoire, HTA, cyanose, troubles de la conscience)

ENVISAGER UNE INTUBATION

- Sonde de diamètre inférieur à la normale
- **Induction en séquence rapide :**
  - Enfant < 18 mois : **kétamine** 3-4 mg/kg et **suxaméthonium (*Célocurine*)** 2 mg/kg
  - Enfant > 18 mois : **kétamine** 2 mg/kg ou **étomidate (*Hypnomidate*)** 0,3 mg/kg (si > 2 ans) plus **suxaméthonium (*Célocurine*)** 1 mg/kg
- **Sédation : midazolam** 1-2 µg/kg/min (après dose de charge de 100 µg/kg chez l'enfant de plus de 6 mois) plus **fentanyl** 1-2 µg/kg/h (après éventuelle dose de charge de 1 µg/kg)

AMÉLIORATION

Relais corticothérapie *per os* pendant 2-3 jours : **bétaméthasone (*Celestène*)** 10 gouttes/kg/j, puis arrêt progressif sur 5 jours

Lombosciatique aiguë

SIGNES DE GRAVITÉ
- Syndrome de la queue de cheval
- Sciatique paralysante
- Sciatique hyperalgique (résistante aux morphiniques)

OUI → Scanner et/ou IRM → **URGENCE CHIRURGICALE** (et traitement médical)

NON → traitement médical

TRAITEMENT MÉDICAL
(si besoin de la voie IV)
- **Antalgiques** (selon l'intensité de la douleur) :
  - **Paracétamol (*Perfalgan*)** flacon de 1 g dans 100 mL à perfuser en 15 min
  - **Tramadol (*Topalgic*)** 100 mg IV lent (2-3 min)
  - **Morphine** IV 0,1 mg/kg, puis si insuffisant 2 mg/10 min jusqu'à obtention de l'effet souhaité et en surveillant la respiration

plus
- **Anti-inflammatoires** (en cas de contre-indications → corticoïdes possibles) : **kétoprofène (*Profénid*)** 100 mg dilués dans 100 mL de sérum physiologique en perfusion de 15 min

plus
- **Myorelaxant : diazépam (*Valium*)** 5 mg IV

- Homme jeune
- Tableau typique

→ **BILAN et MESURES GÉNÉRALES**
- Pas de radiographies
- Le repos strict au lit ne s'impose pas, la seule limitation à la mobilisation est la douleur

→ Amélioration
- OUI → Prise en charge ambulatoire avec poursuite du traitement *per os*
- NON → Bilan

- Âge < 18 ou > 65 ans
- Doute sur l'origine discale
- Évolution > 15 jours

→ **BILAN**
- **Radiographies :** cliché de de Sèze (dorso-lombo-pelvi-fémoral de face) et dorsolombaire de profil ou scanner
- **Bilan biologique :** ionogramme, calcémie, protides, CRP, NFS

→ Autres diagnostics possibles : métastases, spondylodiscite, sacro-iliite, tassements vertébraux…

Luxation d'épaule

(luxation antérieure)

BILAN INITIAL

- Cliché de face et de profil de Lamy → confirmer le diagnostic et **éliminer fracture** (grosse tubérosité, extrémité supérieure de l'humérus, rebord glénoïdien inférieur)
- Rechercher complication vasculonerveuse :
  - **compression de l'artère axillaire :** perte du pouls radial
  - **paralysie circonflexe :** anesthésie du moignon de l'épaule, paralysie du deltoïde

↓

1. Plus la réduction est rapide, plus elle est facile
2. Il ne s'agit pas d'un « bras de fer » entre le patient et le médecin :

- rassurer le patient et lui demander de se décontracter
- le convaincre que la réduction n'est pas douloureuse

↓

Cas 1 (90 % des cas) : patient détendu → pas de nécessité d'analgésie-sédation (éventuellement 1/2 cp de **bromazépam** (***Lexomil***) en sub-lingual

↓

TECHNIQUE DE LA CHAISE

- Patient assis sur une chaise, opérateur également assis sur le côté
- Protéger le dossier avec un coussin et poser le bras dessus
- Fléchir le bras au niveau du coude
- Saisir le bras avec une main et l'avant-bras avec l'autre
- Tirer de manière continue vers l'avant jusqu'à ce que la tête réintègre la glène (*cf.* dessin p. 222)

TECHNIQUE DE MILCH

- Patient en décubitus dorsal, opérateur à côté ou à la tête du patient
- Amener progressivement et lentement le membre supérieur en élévation
- Lorsque l'angle est d'environ 150° avec le plan de la table, traction douce vers le haut et le dehors
- Avec l'autre main, l'opérateur peut appuyer sur la tête au niveau de l'aisselle
- Puis le membre est ramené en rotation interne, coude au corps, avant-bras fléchi sur l'abdomen (*cf.* dessin p. 222)

↓

Cas 2 : Patient peu coopérant et hyper-anxieux (ou échec des techniques ci-dessus)

↓

ANALGÉSIE-SÉDATION

- **MEOPA (*Médimix* ou *Kalinox*)** : inhalation 6 à 12 L/min

ou

- **Midazolam** 1-3 mg IV+ **morphine** 0,05 mg/kg

↓

TECHNIQUE D'HIPPOCRATE

- Saisir le bras luxé avec les deux mains
- Placer le pied dans le creux axillaire du patient pour pouvoir exercer une contre-pression efficace
- Tirer sur le bras jusqu'à ce que la tête, qui est palpable, réintègre la cavité glénoïde (*cf.* dessin p. 222)

↓

BILAN POST-RÉDUCTION

- Vérifier l'absence de complications vasculonerveuses
- Bilan radio avec 3 incidences de face de l'épaule : rotation nulle, rotation externe, vue apicale de Garth

↓

IMMOBILISATION

- 1 à 3 semaines
- Gilet orthopédique ou bandage en position de rotation interne – coude au corps

ÉCHEC

↓

Réduction au bloc opératoire sous anesthésie générale

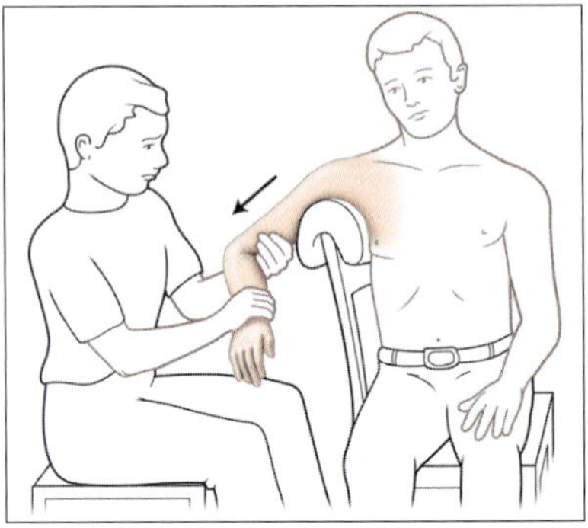

Technique de la chaise

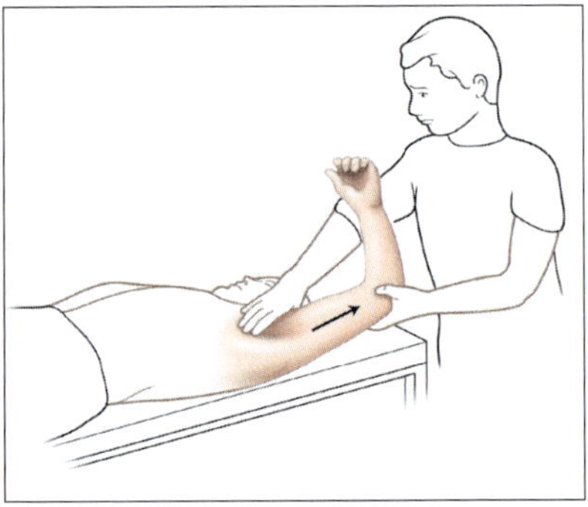

Technique de Milch

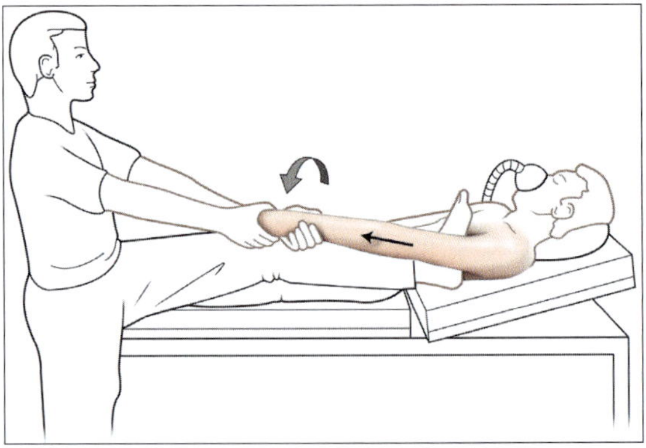

Technique d'Hippocrate

Lyell (syndrome de)

CONTEXTE GÉNÉRAL
- Rare : 50 cas/an environ en France
- Érythème diffus fébrile avec lésions bulleuses
- Signe de Nicolsky positif : une simple pression détache des lambeaux d'épiderme laissant un derme suintant, rouge vif
- Atteinte généralisée des muqueuses
- Possible médicament en cause : AINS, sulfamides, antiépileptiques…

LE DÉCOLLEMENT CUTANÉ ÉQUIVAUT À UNE BRÛLURE
→ mesure de la surface cutanée atteinte (et donc de la gravité) comme pour les brûlures (*cf.* p. 373 et 374)

MESURES GÉNÉRALES
- Emballage dans des champs stériles humidifiés par du sérum physiologique
- Enveloppement dans une couverture isothermique (type ***Métalline***) pour éviter les pertes de chaleur
- Mise en place d'une voie veineuse de bon calibre, si possible en zone saine

REMPLISSAGE
- Comme dans les brûlures, en adaptant en fonction de l'état hémodynamique, de la diurèse et du ionogramme (*cf.* p. 121)
- Par ex. **formule de Parkland :**
  - 4 mL/kg/ % de surface atteinte avec du **Ringer lactate** (volume pour 24 h)
  - perfuser la moitié du volume calculé dans les 8 premières heures

PRISE EN CHARGE EN RÉANIMATION ou DANS UN SERVICE SPÉCIALISÉ

Menace d'accouchement prématuré (MAP)

RECHERCHE D'UNE CAUSE OU DE FACTEURS DE RISQUES

CAUSES OVULAIRES
- Placenta prævia, hydramnios, chorio-amniotite
- Grossesses multiples
- Malformation ou autre pathologie fœtale

CAUSES MATERNELLES
- Facteurs de risque : milieu social défavorisé, conditions de travail pénibles, âge < 18 ou > 35 ans… (*Cf.* Coefficient de risque d'accouchement prématuré, p. 320)
- Malformation utérine congénitale (hypoplasie, utérus cloisonné…) ou acquise (synéchie, utérus cicatriciel, fibrome…)
- Béance cervico-isthmique

CAUSES GÉNÉRALES
- Infection+++
- Traumatisme
- Altération de l'état général quelle que soit l'origine

BILAN
- Température
- Mesure de la hauteur utérine, présence des bruits du cœur, examen au spéculum (signes d'infection ?)
- Toucher vaginal → score de Bishop (*cf.* p. 313) : plus il est élevé plus la MAP est sévère
- Bilan biologique : NFS, CRP, ECBU, prélèvements vaginaux
- Tocométrie et échographie le plus rapidement possible

MAP SÉVÈRE

OUI

TOCOLYSE PAR VOIE IV
(en l'absence de contre-indications : infection amniotique, hémorragie, rupture des membranes, dilatation > 4 cm)
- **Salbutamol (*Salbumol*)**
  → ECG préalable et ionogramme sanguin car risque d'hypokaliémie et d'hyperglycémie
  → 10 mg dans 500 mL de G 5 %, 15-20 gouttes/min, à adapter par paliers de 5-10 gouttes/min en fonction de l'effet ou (si CI ou intolérance au salbutamol)
- **Nicardipine (*Loxen*)** 1-6 mg/h
- **Atosiban (*Tractocile*)** *cf.* p. 452

- Transfert rapide dans une maternité si possible adaptée (niveau 2 ou 3) à l'âge gestationnel de l'enfant
- Éventuelle injection de corticoïdes avant 34 SA (sur décision de l'obstétricien) : **bétaméthasone (*Celestène*)** 12 mg IM

NON

- Mise au repos en position allongée
- Antispasmodique : **phloroglucinol (*Spasfon-lyoc*)** 1 cp sub-lingual

Consultation en gynéco-obstétrique

Méningites

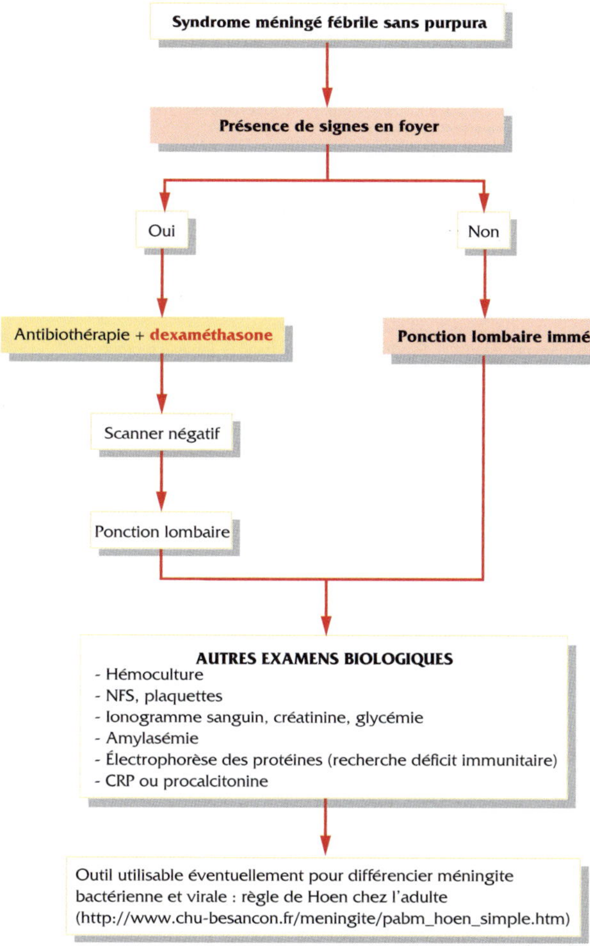
Syndrome méningé fébrile sans purpura
Présence de signes en foyer
Oui
Non
Antibiothérapie + dexaméthasone
Ponction lombaire immédiate
Scanner négatif
Ponction lombaire
AUTRES EXAMENS BIOLOGIQUES
- Hémoculture
- NFS, plaquettes
- Ionogramme sanguin, créatinine, glycémie
- Amylasémie
- Électrophorèse des protéines (recherche déficit immunitaire)
- CRP ou procalcitonine
Outil utilisable éventuellement pour différencier méningite bactérienne et virale : règle de Hoen chez l'adulte (http://www.chu-besancon.fr/meningite/pabm_hoen_simple.htm)

Méningites purulentes

LCS
- Purulent avec plus de 10 leucocytes/mm^3 (> 50 % polynucléaires)
- Glycorachie basse
- Protéinorachie élevée

Cas particulier : prédominance de lymphocytes avec glycorachie basse et protéinorachie élevée → possibilité de listériose ou de tuberculose

Méningite à pneumocoque	Méningite à méningocoque	Méningite à *Listeria*
Cocci Gram positif	Cocci Gram négatif	Bacille Gram positif
Début brutal	Début brutal	Début progressif en quelques jours (le plus souvent âge > 50 ans)
- Syndrome méningé franc - Purpura possible mais rare - Formes comateuses fréquentes - Signes de focalisation possibles	- Syndrome méningé franc - Présence d'éléments purpuriques évocateurs (*cf.* p. 256) - Arthralgies	Tableau typique de rhombencéphalite (paralysie d'un ou de plusieurs nerfs crâniens)
Recherche systématique d'une porte d'entrée ORL ou d'une brèche ostéodurale		

BILAN COMPLÉMENTAIRE SI EXAMEN DIRECT NÉGATIF
- Test immunochromatographique
- PCR (ou antigènes solubles) méningocoque et pneumocoque ou PCR universelle sur le LCS
- Si doute sur origine bactérienne : PCR entérovirus sur le LCS
- Si forte suspicion de méningococcémie : PCR méningocoque sur le sang
- Lactates dans le LCS : si < 3,2 mmol/L et/ou procalcitonine sérique < 0,5 ng/mL diagnostic de méningite bactérienne peu probable

TRAITEMENT
- Antibiothérapie
- **Dexaméthasone** : 10 mg (enfant 0,15 mg/kg) à répéter toutes les 6 h pendant 4 jours.
- Antipyrétiques en cas de fièvre mal supportée ou de convulsions
- Traitement des crises convulsives et prévention des récidives
- Correction si nécessaire d'une pression
- Traitement de l'éventuelle l'hypertension intracrânienne

Examen direct positif	Antibiotique	Posologie
Pneumocoque (cocci Gram +)	Céfotaxime ou ceftriaxone	- 300 mg/kg/j IV soit en 4 perfusions, soit en continu après dose de charge de 50 mg/kg en 1 h - 100 mg/kg/j IV, en 1 ou 2 perfusions
Méningocoque (cocci Gram -)	Céfotaxime ou ceftriaxone	- 200 mg/kg/j IV soit en 4 perfusions, soit en continu après dose de charge de 50 mg/kg en 1 h - 75 mg/kg/j IV, en 1 à 2 perfusions
Listériose (bacille Gram -)	Amoxicilline + gentamicine	- 200 mg/kg/j IV soit en 4 perfusions, soit en continu - 3-5 mg/kg/j IV, en 1 perfusion unique
Examen direct négatif	**Antibiotique**	**Posologie**
Sans arguments en faveur d'une listériose Si enfant < 3 ans	Céfotaxime ou ceftriaxone + gentamicine	- 300 mg/kg/j IV soit en 4 perfusions, soit en continu après dose de charge de 50 mg/kg en 1 h - 100 mg/kg/j IV, en 1 ou 2 perfusions - 3-5 mg/kg/j IV, en 1 perfusion unique
Avec arguments en faveur d'une listériose	Céfotaxime ou ceftriaxone + amoxicilline + gentamicine	- 300 mg/kg/j IV soit en 4 perfusions, soit en continu après dose de charge de 50 mg/kg en 1 h - 100 mg/kg/j IV, en 1 ou 2 perfusions - 200 mg/kg/j IV soit en 4 perfusions, soit en continu - 3-5 mg/kg/j IV, en 1 perfusion unique

Céfotaxime = *Claforan*, ceftriaxone = *Rocéphine* (possibilité d'injection en IM, sans dépasser 1 g par site d'injection).

En cas de méningococcémie, ne pas oublier la prophylaxie des sujets contacts (*cf.* p. 345).

Méningites à liquide clair

LCS
- Clair avec plus de 10 leucocytes/mm^3 (> 50 % lymphocytes ou panaché 50 % lymphocytes/50 % polynucléaires)
- Protéinorachie élevée

Hypoglycorachie

- Listériose
- Tuberculose

Normoglycorachie

Virus

SELON LES CIRCONSTANCES
- Bactéries : syphilis, leptospirose, borréliose, brucellose
- Parasites : paludisme, toxoplasmose
- Champignons : cryptocoque, *Candida*

EXAMENS SANGUINS SPÉCIFIQUES
- Sérologie VIH
- TPHA-VDRL
- Frottis sanguin, goutte épaisse
- Hémocultures sur milieu spécifique pour recherche de mycobactéries chez sujet VIH
- Sérologie de la maladie de Lyme

EXAMENS SPÉCIFIQUES SUR LE LCS
- PCR virales (HSV, CMV, EBV, entérovirus), bactériennes (BK) ou parasitaires (toxoplasmose)
- Éventuellement PCR universelle
- Coloration à l'encre de Chine pour recherche de cryptocoques
- TPHA-VDRL
- Sérologie de la maladie de Lyme
- Mise en culture sur milieu spécial pour recherche de BK

Signes de gravité (méningo-encéphalite)
+
absence de signes d'orientation

↓

TRAITEMENT EMPIRIQUE
(couvrant pneumocoque et HSV)

- **Céfotaxime *(Claforan)*** IV 300 mg/kg/j soit en 4 perfusions, soit en continu après dose de charge de 50 mg/kg en 1 h

ou

- **Cetriaxone (*Rocéphine*)** IV 100 mg/kg/j IV, en 1 ou 2 perfusions

plus

- **Aciclovir (*Zovirax*)** IV 30 mg/kg/j en 3 prises (perfusion de 1 h dans 250 mL de G 5 %)

En plus, si suspicion de listériose
(grossesse, immunodépression, installation progressive des signes)

- **Amoxicilline** 200 mg/kg/j IV soit en 4 perfusions, soit en continu

plus

- **Gentamicine** IV 3-5 mg/kg/j en 1 perfusion unique

↓

Si suspicion de tuberculose

↓

AJOUTER TRAITEMENT SPÉCIFIQUE
isoniazide (*Rimifon*) 5 mg/kg/j
en 1 perfusion de 60 min
dans 250 mL de G 5 %
+
rifampicine (*Rifadine*) 10 mg/kg/j
en une perfusion de 90 min
dans 250 mL de G 5 %
(ATTENTION : perfusion séparée)
+
pyrazinamide (*Pirilène*) 30 mg/kg/j
per os en une prise
+
éthambutol (*Myambutol*) 20 mg/kg/j
en 1 perfusion de 60 min
dans 250 mL de G 5 %

Si argument en faveur d'une cryptococcose

↓

AJOUTER TRAITEMENT SPÉCIFIQUE
amphotéricine B (*Fungizone*)
0,1 à 0,2 mg/kg
en perfusion lente,
puis augmentation par paliers
jusqu'à 0,7 à 1 mg/kg
(à ne diluer que dans du G 5 %)
ou
flucytosine (*Ancotil*)
100 à 200 mg/kg/j
en perfusion continue sur 24 h

Migraine (crise de)

Absence d'aura ou aura atypique → **ÉLIMINER UNE AUTRE CAUSE** →

- Hypoglycémie
- Intoxication au monoxyde de carbone
- Hémorragie méningée, AVC, thrombose veineuse cérébrale
- Méningite
- Hypertension intracrânienne
- Sinusite
- Maladie de Horton
- Dissection artérielle cervicale
- Glaucome aigu
- Céphalées de tension, d'effort, per- et post-coïtales
- Algie vasculaire de la face
- Névralgie faciale
- Phéochomocytome

INDICATIONS D'UN SCANNER OU D'UNE IRM CÉRÉBRALE

- Chez un migraineux connu devant :
  - une céphalée d'apparition brutale (« en coup de tonnerre »)
  - une céphalée récente se différenciant de la céphalée habituelle
  - une anomalie à l'examen clinique
- En cas de céphalée aiguë sévère s'installant en moins d'une minute, prolongée durant une heure et jugée intense.

Crise typique

↓

4 RÈGLES

1. Ne pas prescrire un médicament que le patient sait inefficace
2. Commencer par les médicaments réputés efficaces les moins toxiques
3. Administrer le médicament le plus tôt possible (dès l'aura)
4. Si nausées et/ou vomissements → utilisation de sprays ou des voies SC et IV

CRISE SÉVÈRE AVEC NAUSÉES ET VOMISSEMENTS

↓

MESURES GÉNÉRALES
- Mise au repos dans l'obscurité
- Rassurer le patient
- Réhydratation intraveineuse avec 500 mL de sérum physiologique (si vomissements importants, vérifier la kaliémie et adapter les apports de potassium)

↓

TRAITEMENT NON SPÉCIFIQUE
- **Métoclopramide (*Primpéran*)** 10 mg IV
- **Kétoprofène (*Profénid*)** 100 mg et/ou **paracétamol (*Perfalgan*)** : 1 g en perfusion sur 15 min

↓

ÉCHEC

↓

ABSENCE DE CI
- AOMI
- Coronaropathie
- Artériopathie cérébrale
- Raynaud
- HTA
- Hyperthyroïdie avec cardiopathie

ATTENTION À LA DOSE MAX. JOURNALIÈRE EN CAS D'ADMINISTRATION PRÉALABLE

→

TRAITEMENT SPÉCIFIQUE
- **Sumatriptan (*Imigrane*)** :
  - spray : 1 pulvérisation dans 1 narine (max. 1 dose/24 h)
  - SC : 1 injection de 6 mg à renouveler si besoin après 1 h min (max. 12 mg/24 h)
- **Dihydroergotamine** : 1 mg IV lent (5 min), à renouveler 30-60 min après si besoin (max 2 mg/24 h et 8 mg/semaine)

↓

ÉCHEC

↓

AUTRES TRAITEMENTS POSSIBLES
- **Chlorpromazine (*Largactil*)** : 0,1 mg/kg en perfusion sur 15 min après remplissage préalable avec 250 mL de sérum physiologique en 15 min, complété à 1 000 mL en 1 à 2 h pour limiter le risque d'hypotension + si dystonie ou dyskinésies **tropatépine (*Lepticur*)** 10 mg en IV lente
- **Prednisolone (*Solu-Médrol*)** 60 mg en IV
- En dernière intention : **morphine** 0,1 mg/kg, puis si insuffisant 2 mg/10 min jusqu'à obtention de l'effet souhaité et en surveillant la respiration.

Morsures et piqûres

DÉSINFECTION DE LA PLAIE
- Savonnage prolongé et rinçage à grande eau
- Application d'un antiseptique : dérivé iodé (*Bétadine*), chlorhexidine (*Septéal*)...

PARAGE DE LA PLAIE
- Parage méticuleux de tous les tissus délabrés
- Si parage est incomplet → suture interdite

VACCINATION ANTITÉTANIQUE

Type de blessure	Rappel < 10 ans	Rappel > 10 ans	Non vacciné ou vaccin en cours
Blessure propre superficielle	Aucun traitement antitétanique	Rappel vaccinal simple	Vaccin antitétanique complet
Blessure propre mais profonde ou avec risque de tétanos	Rappel vaccinal simple	Rappel vaccinal + 250 UI d'IgG antitétaniques	Vaccin antiténatique complet + 250 UI d'IgG antitétaniques
Débridement incomplet avec risque de tétanos	Rappel vaccinal simple	Rappel vaccinal + 500 UI d'IgG antitétaniques	Vaccin antiténatique complet + 500 UI d'IgG antitétaniques

ANTIBIOTHÉRAPIE

(plaie délabrante avec nécrose tissulaire ou terrain fragile)
- **Doxycycline** 200 mg/j en 1 prise *per os*
- En cas d'intolérance ou chez les enfants : **amoxicilline + acide clavulanique (*Augmentin*)** 1,5 g/j chez l'adulte et 25-50 mg/kg/j en 3 prises *per os*
- Durée : 1 semaine

PRÉVENTION ANTIRABIQUE
- Sous le responsabilité des centres antirabiques
- Tout animal mordeur doit être surveillé si possible pendant 10 jours (mais tous les animaux domestiques ou sauvages suspects de rage doivent être abattus et leur cerveau examiné)
- Toute personne ayant été léchée, présentant des égratignures ou des érosions ou ayant été mordue par un animal domestique ou sauvage suspect ou ne pouvant être mis en observation doit être adressée dans les 24 h à un centre rabique qui décidera de la conduite à tenir

Maladies bactériennes inoculées par morsures et griffures animales (conduite à tenir)

Infection et agents infectieux	Exposés aux risques	Animal	Incubation	Clinique	Diagnostic	Traitement
Pasteurellose *Pasteurella sp.* (++ multocida)	Tout possesseur	Chat, chien, lapin, rongeurs	Quelques heures	Œdème inflammatoire douloureux	Culture de prélèvements locaux, hémocultures	Amoxicilline + acide clavulanique ou cycline ou fluoroquinolone pendant 8 à 10 j
Infections à pyogènes (staphylocoques, streptocoques, anaérobies) Souvent pluri-microbiennes ++	Tout possesseur	Tous	> 24 h	Suppuration non spécifique	Culture de prélèvements locaux, hémocultures	Amoxicilline + acide clavulanique ou cycline +/- métronidazole pendant 8 à 10 j
Rouget du porc *Erysipelothrix*	Ouvriers des abattoirs, bouchers, vétérinaires, pêcheurs	Porc, poisson	12 à 48 h	Lésion érysipéloïde au niveau de la plaie d'inoculation, extension centrifuge sans suppuration, fièvre modérée	Diagnostic bactériologique difficile	Amoxicilline ou pénicilline V pendant 7 j, administration prolongée si atteinte systémique
Capnocytophaga canimorsus	Tout possesseur	Chien, nombreux animaux	1 à 10 j	- Non spécifique - Formes graves chez les immunodéprimés (splénectomisés ++)	Prélèvements locaux, hémocultures	Amoxicilline + acide clavulanique ou cycline ou fluoroquinolone pendant 8 à 10 j
Haverhillose *Sterptobacillus moniliformis*	Tout possesseur	Rat, rongeurs	4 j	Fièvre élevée, éruption morbilliforme, polyarthrite fluxionnaire	Isolement dans les cultures de prélèvements locaux, hémocultures et ponctions articulaires	Pénicilline
Charbon *Bacillus anthracis*	Ouvriers manipulant des produits d'origine animale (laine, peaux)	Nombreux animaux, surtout herbivores	4 j	- Escarre noire - Surtout dans les pays en voie de développement (rarement par morsure)	Culture de prélèvements locaux	Pénicilline ou fluoroquinolone (traitement long)
Tularémie *Francisella tularensis*	Chasseurs, marchands de gibier, cuisiniers	Chien, chat, lièvre	8 j	Ulcération douloureuse, fièvre adénopathies (très rare par morsure)	Culture de prélèvements locaux, hémocultures	Cycline ou fluoroquinolone pendant 15 j
Leptospirose *Lepstospira sp.*	Vétérinaires, égoutiers	Chien, rat, renard, brochet	7 à 14 j	Fièvre, ictère, insuffisance rénale	Hémoculture, sérologie, PCR	Pénicilline
Maladies des griffes du chat *Bartonella henselae*	Tout possesseur	Chat	15 à 21 j	- Porte d'entrée souvent passée inaperçue - Adénite locorégionale - Angiomatose bacillaire (sujet immunodéprimé)	PCR sur prélèvement ganglionnaire	Cycline ou azithromycine ou fluoroquinolone ou amisonisdes pendant 1 mois minimum +/- chirurgie
Sodoku *Spirillum morsus muris*	Tout possesseur	Rat, souris (chien, chat)	15 à 21 j	Tuméfaction douloureuse, adénopathie, fièvre, éruption maculopapuleuse, arthralgies, myalgies	Examen direct à l'état frais	Pénicilline

Noyade

À LA SORTIE DE L'EAU
- Libération des voies aériennes supérieures
- Déshabillage
- Installation à l'abri du vent
- Séchage prudent et couverture isotherme

↓

CATÉGORISATION EN 4 GROUPES

GROUPE I = AQUASTRESS → Pas d'inhalation d'eau

GROUPE II = PETIT HYPOXIQUE →
- Eau dans l'arbre trachéobronchique mais la victime a été repêchée rapidement
- Toux, gêne respiratoire, tachypnée, râles bronchiques aux deux bases
- Conscience normale
- Tachycardie

GROUPE III = GRAND HYPOXIQUE →
- Inondation de l'arbre trachéobronchique
- État de conscience : de l'obnubilation au coma
- Détresse respiratoire : tachypnée, dyspnée, cyanose, gros râles diffus dans les deux champs à l'auscultation

GROUPE IV = ANOXIQUE → ACR d'origine anoxique

AQUASTRESS →

- Rassurer, réchauffement externe
- Contrôle de la glycémie
- **Surveillance 24 h** en milieu hospitalier : bilan biologique et radio pulmonaire

PETIT HYPOXIQUE →

- **Oxygène** au masque à haute concentration (8-10 L/min) avec surveillance à l'oxymètre de pouls (objectif $SpO_2 > 95$ %)
- Vidange gastrique
- **Surveillance 48 h en réanimation :**
  - ECG, GDS, bilan biologique
  - restriction hydrique modérée (30 mL/kg/j chez l'adulte, 50 mL/kg/j chez l'enfant)
  - si hypoxémie → ventilation au masque avec pression positive (VS-PEP) ou éventuelle intubation
  - prévention thrombo-embolique
  - si fièvre → hémocultures et antibiothérapie empirique anti-bacille Gram négatif et anaérobies (par ex. **amoxicilline + acide clavulanique = *Augmentin*** 3 g/j)

GRAND HYPOXIQUE →

- **Intubation** avec induction en séquence rapide : **étomidate (*Hypnomidate*)** 0,3 mg/kg et **suxaméthonium (*Célocurine*)** 1 mg/kg
- Ventilation avec PEEP à 5 cm H_2O
- **Sédation** par **midazolam** 0,1 mg/kg/h et **fentanyl** 0,5-1 µg/kg/h
- Surveillance PA, ECG et saturation
- **Si hypothermie :** réchauffement passif externe (couverture isotherme)
- **Si défaillance cardiaque : dobutamine** 5-10 µg/kg/min
- Surveillance du ionogramme sanguin
  → objectif : correction des dysnatrémies et des dyskaliémies avec **relance de la diurèse :**
  - **furosémide (*Lasilix*)** 0,5-1 mg/kg IV
  - **dopamine** 2,5 µg/kg/min

ACR ANOXIQUE →

- RCP standard (*cf.* p. 107)
- **Réanimation prolongée en cas d'hypothermie profonde** (en particulier en cas de noyade dans l'eau froide)
  → poursuivre la réanimation tout en réchauffant le patient
  → arrêter uniquement en cas d'inefficacité après réchauffement au-delà de 33-34 °C

Occlusion intestinale

Occlusion intestinale du grêle

4 SIGNES
- Douleur abdominale
- Nausées et vomissements
- Arrêt des matières et des gaz
- Météorisme abdominal

Facteur de risque : antécédents de chirurgie abdominale

BILAN
- **Radiologie :**
  - ASP de face debout, centré sur les coupoles → présence de niveaux hydroaériques, plus larges que hauts
  - Scanner
- **Biologie :** NFS, ionogramme sanguin, urée et créatinine, amylasémie, hémostase

- Début très brutal (douleurs violentes et permanentes)
- Météorisme asymétrique
- Altération de l'état général avec déshydratation, voire état de choc

→ **OCCLUSION PAR STRANGULATION**

- Installation progressive avec antécédents d'épisodes similaires régressifs
- Douleurs moins violentes
- Vomissements et arrêt du transit plus tardifs
- Météorisme diffus

→ **OCCLUSION PAR OBSTRUCTION**

- Douleurs modérées ou absentes
- Météorisme important
- Distension globale sur l'ASP

→ **OCCLUSION FONCTIONNELLE**

URGENCE CHIRURGICALE

TRAITEMENT MÉDICAL
- Aspiration digestive
- **Correction hydroélectrolytique et volémique :** cristalloïde (Ringer lactate) à adapter en fonction du ionogramme
- Pose d'une sonde urinaire pour surveiller la diurèse
- Éventuelle voie veineuse centrale pour contrôler la PVC
- **Antispasmodiques :** phloroglucinol (*Spasfon*) 40 mg IV lent

Absence d'amélioration → **CHIRURGIE**

Régression des signes d'occlusion → **SURVEILLANCE et POURSUITE DU BILAN**

Occlusion intestinale colique

SIGNES
- Douleur d'installation progressive
- Arrêt des matières et des gaz mais parfois fausse diarrhée
- Météorisme précoce en cadre prédominant dans la fosse iliaque droite
- Antécédents de chirurgie abdominale

↓

BILAN
- **Radiologie :**
  - ASP de face debout, centré sur les coupoles → niveaux hydroaériques, peu nombreux, plus hauts que larges
  - Lavement aux hydrosolubles → permet de préciser le siège d'une sténose colique basse
  - Colonoscopie ou rectosigmoïdoscopie → uniquement en cas de doute diagnostique ou d'intérêt thérapeutique (volvulus), en l'absence certaine de perforation
- **Biologie :** NFS et plaquettes, ionogramme, urée et créatinine, hémostase, groupe-Rhésus et agglutinines irrégulières

↓

Signes de gravité (sepsis, signes péritonéaux, volvulus, diamètre cæcal > 12 cm) → **URGENCE CHIRURGICALE**

Absence de signes de gravité ↓

TRAITEMENT MEDICAL
- Aspiration digestive
- **Correction hydroélectrolytique et volémique :** cristalloïde (**Ringer lactate**) à adapter en fonction du ionogramme
- Pose d'une sonde urinaire pour surveiller la diurèse
- **Antispasmodiques : phloroglucinol (*Spasfon*)** 40 mg IV lent
- **Antibiothérapie** (après hémocultures) : **imipénème + cilastine (*Tiénam*)** 2 g/j en 4 perfusions

↓

- Échec ou complications → **URGENCE CHIRURGICALE**
- Syndrome d'Ogilvie → Colo-exsufflation → Échec ou complications
- Volvulus → Tentative de détorsion avec un lavement ou une endoscopie → Échec ou complications

Œdème aigu du poumon cardiogénique

(OAPc)

OAPc ?
→ DOSAGE DU BNP

BNP < 100 pg/mL → Pas d'OAP cardiogénique

BNP > 500 pg/mL

OAP sans état de choc

- Position assise, jambes pendantes
- Oxygène au masque à haute concentration (10-12 L/min)
- Scope et oxymètre de pouls

- **Trinitrine en spray (*Natispray* fort)** 2-4 bouffées en sub-lingual
- Voie veineuse avec soluté glucosé
- **Isosorbide dinitrate (*Risordan*)** IV en fonction de la PA : 1 à 2 mg en IVD (par fraction de 0,5 mg/2 min), à renouveler si besoin en cas de PA restant élevée, puis relais en continu 2-4 mg/h, à augmenter si besoin par palier de 1-2 mg/h toutes les 10 min jusqu'à un max. de 15 mg/h
- Uniquement si signes de surcharge hydrique (OMI) : **furosémide (*Lasilix*)** 20 à 40 mg IV ou **bumétamide (*Burinex*)** 1 à 2 mg IV

Si échec

Ventilation non invasive (au masque) en pression positive continue

Si échec

Intubation et ventilation assistée avec induction en séquence rapide :
- **Etomidate (*Hypnomidate*)** 0,3 mg/kg IV
- **Suxaméthonium (*Celocurine*)** 1 mg/kg IV

puis sédation :
- **Midazolam** 0,1 mg/kg/h
- **Fentanyl** 0,5 µg/kg/h

OAP avec état de choc

- Décubitus, buste surélevé
- Oxygène au masque à haute concentration (10-12 L/min)
- Scope et oxymètre de pouls

- **Dobutamine** 5-10 µg/kg/min
- Éventuelle intubation et ventilation mécanique

- **Si IDM à la phase aiguë**
→ transfert le plus rapide possible dans un centre d'angioplastie.
- **Si délai de transfert > 1 h**
→ débuter une thrombolyse (*cf.* IDM) et transfert vers un centre d'angioplastie

Œdème de Quincke

Œdème du visage avec retentissement respiratoire (dyspnée inspiratoire)

↓

MESURES GÉNÉRALES

- Position assise (interdiction d'allonger le patient → risque d'arrêt respiratoire)
- Oxygène au masque à haute concentration (10-12 L/min)
- Voie veineuse périphérique avec du sérum physiologique

ATTENTION : souvent collapsus associé (*cf.* Choc anaphylactique, p. 124)

↓

MÉDICAMENTS

- **Adrénaline** 1 mg dilué dans 10 mL de sérum physiologique → injection mL par mL jusqu'à régression des signes sous surveillance scopique
- **Corticoïdes : méthylprednisolone (*Solu-Médrol*)** 120 mg IVD ou **hémissucinate d'hydrocortisone** 300-500 mg IVD

↓

Amélioration

↓

Surveillance en USI car risque d'effet rebond dans les heures qui suivent

Pas d'amélioration et/ou détresse respiratoire

↓

Intubation avec sonde de petit calibre et induction en séquence rapide (**étomidate [*Hypnomidate*]** 0,3 mg/kg, **suxaméthonium [*Célocurine*]** 1 mg/kg)

↓

ÉCHEC

↓

Cricothyroïdectomie de sauvetage avec kit de type *Quick-trach*

ATTENTION : en cas d'œdème angioneurotique héréditaire (crises récidivantes, antécédents familiaux) ou acquis (gammapathies monoclonales, lymphomes, lupus érythémateux disséminé avec déficit en complément, IEC) → insensibilité à l'adrénaline et aux corticoïdes.

Seul **TRAITEMENT** possible : intubation en cas de détresse respiratoire et injection de concentré d'inhibiteurs plasmatiques de la C1 estérase (*Bérinert*, 20 U/kg en IV lent) ou à défaut de plasma frais congelé et d'acide tranexamique (*Exacyl*) 1 g/2 h.

Paludisme

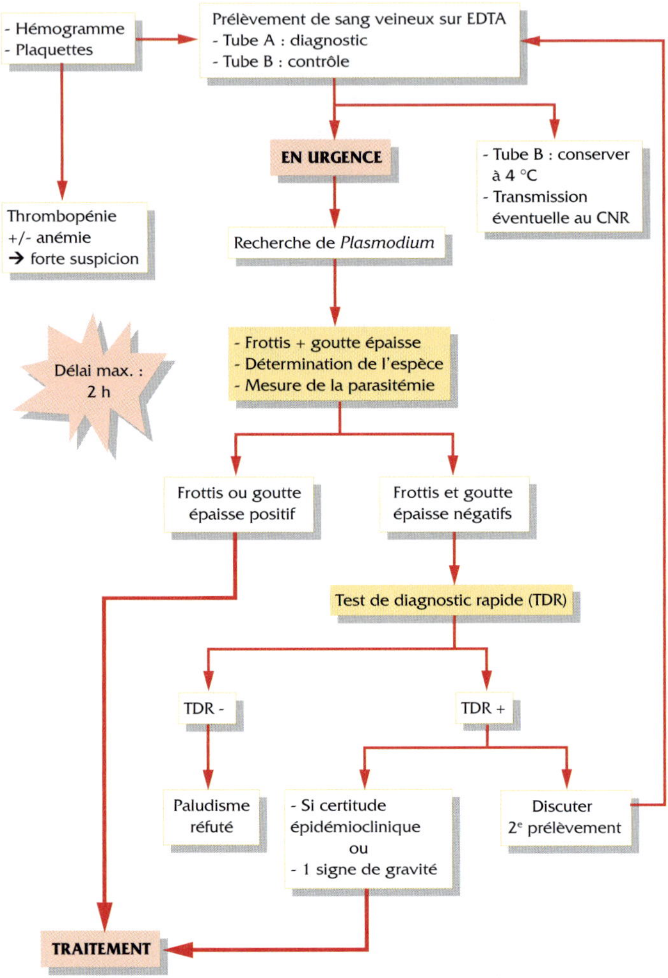
- Hémogramme
- Plaquettes
Prélèvement de sang veineux sur EDTA
- Tube A : diagnostic
- Tube B : contrôle
EN URGENCE
- Tube B : conserver à 4 °C
- Transmission éventuelle au CNR
Thrombopénie
+/- anémie
→ forte suspicion
Recherche de Plasmodium
Délai max. : 2 h
- Frottis + goutte épaisse
- Détermination de l'espèce
- Mesure de la parasitémie
Frottis ou goutte épaisse positif
Frottis et goutte épaisse négatifs
Test de diagnostic rapide (TDR)
TDR -
TDR +
Paludisme réfuté
- Si certitude épidémioclinique
ou
- 1 signe de gravité
Discuter 2e prélèvement
TRAITEMENT

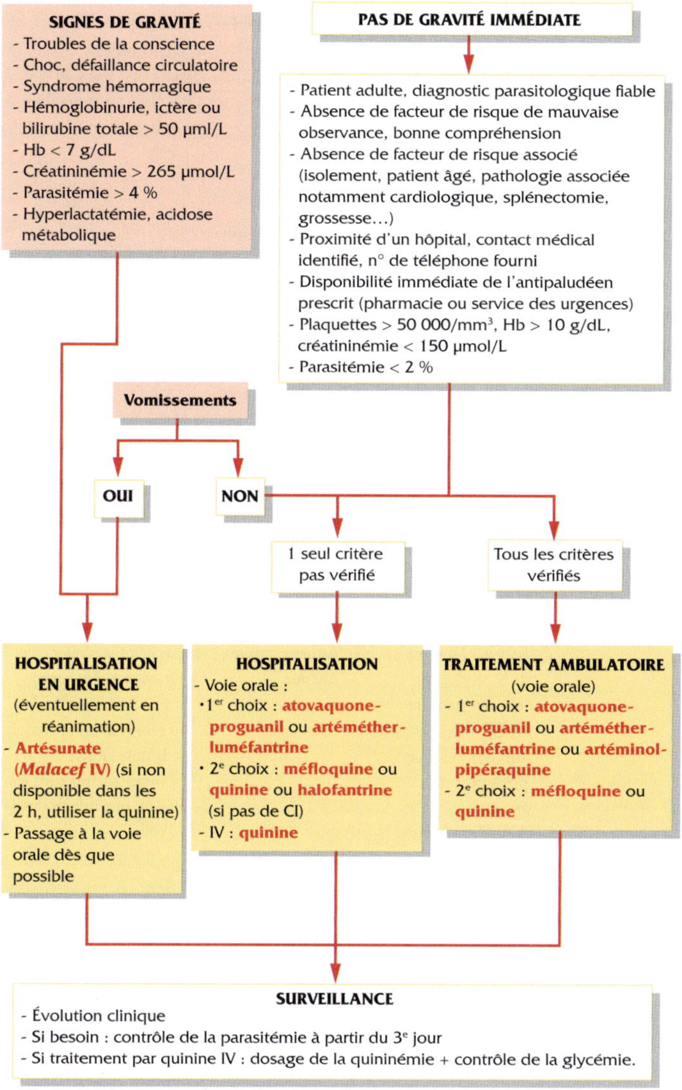

NB. Si *Plasmodium vivax* ou *Plasmodium malariae* → traitement ambulatoire par la chloroquine.

Antipaludéen	Contre-indications	Effets indésirables	Posologie
Atovaquone + proguanil (*Malarone*)	Aucune sauf allergie à l'un des constituants	Nausées et vomissements	4 cp en 1 prise, à renouveler 2 fois à 24 h d'intervalle **au cours d'un repas** (soit 12 cp au total sur 48 h)
Artéméther + luméfantrine (*Riamet*)	- Non recommandé si grossesse ou allaitement - Troubles de conduction de haut degré	- Céphalées, vertiges - Troubles digestifs	4 cp en 1 prise à H0, H8, H24, H36, H48 et H60 (2 fois/j pendant 3 j) avec prise alimentaire ou boisson avec corps gras
Artésunate (*Malacef*)	Allergie à un des constituants	- Anémie - Hépatite cytolytique - Éruption cutanée - Bradycardie transitoire et allongement du QT	- 2,4 mg/kg à H0, H12 et H24, puis toutes les 24 h en IV lent (3 mL/min de la solution reconstituée) - Max. : 9 doses en 7 jours. - Relais *per os* dès que possible avec artémether-luméfantrine ou arteminol-pipéraquine
Artéminol + pipéraquine (*Eurartésim*)	- Traitement par antiarythmiques, hypokaliémiants, médicaments pouvant favoriser les troubles de la conduction intraventriculaire - ATCD d'arythmies ou affections cardiaques prédisposant aux arythmies - ATCD personnels ou familiaux d'allongement de QT	- Céphalées - Troubles digestifs - Allongement du QT, tachycardie - Asthénie, fièvre - Anémie	- 3 cp si P < 75 kg, 4 cp si P > 75 kg - 1 prise/j à heure fixe avec de l'eau sans aliments (pas de prise alimentaire 3 h avant et 3 h après) - Si vomissement dans les 30 min : réadministration de la dose entière (si vomissements dans les 30 à 60 min : demi-dose)
Chloroquine (*Nivaquine*)	- Allergie à un des constituants - Allergie au blé (autre que la maladie cœliaque)	- Troubles digestifs - Céphalées et vertiges - Troubles de l'accommodation - Réactions allergiques	10 mg/kg J1 et J2, 5 mg/kg J3 (soit dose totale de 25 mg/kg en 3 jours)

Quinine (***Quinimax, Quinine Lafran***)	- ATCD de fièvre bilieuse hémoglobinurique (FBH) - Troubles de conduction de haut degré	- Cinchonisme** : troubles digestifs, céphalées, acouphènes (J2) - Troubles du rythme (surdosage)	- 8 mg/kg/8 h pendant **7 jours** (1 cp à 500 mg × 3/j chez l'adulte de poids moyen ; ne pas dépasser 2,5 g/j) - IV (même posologie) : dilution dans du G5 ou 10 %, à perfuser en 4 h × 3/j - Accès grave : 16 mg/kg en 4 h puis 4 h après la dose de charge, dose d'entretien de 24/kg/24 h
Méfloquine (***Lariam***)	- ATCD neuropsychiques (dont convulsions), d'intolérance à la méfloquine et de FBH - Traitement par acide valproïque - Insuffisance hépatique sévère - Relais d'halofantrine* - Non recommandé si grossesse	- Troubles digestifs, céphalées, vertiges (fréquents) - Troubles neuropsychiques (dont convulsions) : rares mais potentiellement graves	- 25 mg/kg en 3 prises espacées de 8 h - En pratique : 3 cp, puis 2 cp (puis 1 cp si P > 60 kg)
Halofantrine (***Halfan***)	- ATCD de troubles du rythme et de FBH - Hypokaliémie - Médicaments allongeant le QT - QTc allongé - Insuffisance cardiaque - Relais de méfloquine - Grossesse	Cardiotoxicité : allongement QTc très fréquent ; troubles du rythme (rares et graves)	- 25 mg/kg en 3 prises espacées de 6 h, à jeun (en pratique 2 cp x 3) + 2e cure à J7-J10 chez le non-immun (à dose réduite) - En milieu hospitalier (**surveillance ECG**, notamment entre 2e et 3e prise)

*Potentialisation de la cardiotoxicité ; ** signe « d'imprégnation » et pas de surdosage par la quinine : ne pas réduire la posologie.

Panaris

BILAN GÉNÉRAL

- Recherche d'une porte d'entrée
- Recherche de facteurs favorisants : diabète, alcool, prise d'immunosuppresseurs, corticothérapie, toxicomanie...
- Palpation des culs-de-sac synoviaux, recherche de signes de lymphangite et d'adénopathies régionales
- Prise de la température
- Radiographie de face et de profil → recherche de signes d'ostéoarthrite ou de corps étranger

STADE PHLEGMASIQUE

- Doigt légèrement inflammatoire
- Sensation de brûlure sans réelle douleur
- Pas de caractère pulsatile
- N'entrave pas le sommeil

STADE DE COLLECTION

- Douleur lancinante, pulsatile et insomniante
- Doigt rouge, chaud, tendu
- Poche périunguéale blanchâtre, tendue

STADE DE COMPLICATIONS

- Fistulisation à la peau
- Arthrite, ostéoarthrite
- Phlegmons des gaines, lymphangite

TRAITEMENT MÉDICAL

- Pansements avec un antiseptique cutané (***Hexomédine*, dakin**...)
- Immobilisation simple par pansement
- **Antibiothérapie :**
  - **Oxacilline (*Bristopen*)** 3 g/j en 3 prises *per os*

ou

  - **Doxycycline** 200 mg/j en 1 prise *per os* en cas de morsure

TRAITEMENT CHIRURGICAL

RÉÉVALUATION/24 h → **AGGRAVATION** → **TRAITEMENT CHIRURGICAL**

GUÉRISON EN 48 h → **NON** → **TRAITEMENT CHIRURGICAL**

Pancréatite aiguë

BILAN BIOLOGIQUE
- NFS, plaquettes et hémostase
- Ionogramme sanguin et glycémie
- Urée et créatinine
- Transaminases (ASAT), LDH
- Calcémie
- Albumine
- Amylase, lipase
- CRP
- GDS
- Hémocultures au moindre doute d'infection

+

IMAGERIE
- ASP et radio de thorax
- Échographie abdominale
- Scanner : examen diagnostique de référence (mais sa réalisation en urgence n'est pas indispensable au diagnostic)

APPRÉCIATION DE LA GRAVITÉ À L'ADMISSION
Gravité immédiate : score de Glasgow de la pancréatite ≥ 3
(le score de Ranson n'est obtenu qu'à la 48e h, *cf.* p. 332 et 356)

MESURES GÉNÉRALES
- Voie veineuse de gros calibre avec **G 5 %** + 4 g/L NaCl + 2 g/L KCl + 100 mg de **vitamine B1**
- Sonde nasogastrique avec aspiration douce (–10 à –20 cmH_2O)
- Oxygène au masque 3-6 L/min (voire plus en fonction des GDS)
- Sonde urinaire

TRAITEMENT DU CHOC
- Remplissage avec du **sérum physiologique** : 1 000-1 500 mL
- Apports de base (1 500 mL) + compensation des pertes digestives : **G 5 % + 4 g/L NaCl et 2 g/L KCl** (à adapter en fonction de la diurèse et du ionogramme)

ANTALGIQUES
- Vessie de glace sur le ventre
- **Paracétamol (*Perfalgan*)** 1 g/6-8 h en IV (flacon de 1 g dans 100 mL à perfuser en 15 min)
- **Lidocaïne (*Xylocard*)** 1 mg/kg/h en perfusion continue
- Éviter si possible les morphiniques qui entraînent une contracture du sphincter d'Oddi

SI DOUTE SUR INFECTION = ANTIBIOTHÉRAPIE
(après prélèvements)
- **Amoxicilline-acide clavulanique (*Augmentin*)** 1 g/8 h IV ou
- **Ofloxacine (*Oflocet*)** 200 mg/12 h IV

TRAITEMENT CHIRURGICAL ou ENDOSCOPIQUE
- Si **origine lithiasique :**
  - en urgence (dans les 24-48 h) : cholécystectomie et drainage des voies biliaires
  - à distance : sphinctérotomie endoscopique (CPRE)
- Si **surinfection** : résection chirurgicale de la masse nécrosée avec drainage large

Pendaison

ATTENTION : manipulation avec précaution car risque de LÉSION CERVICALE.

PATIENT EN ACR → Réanimation standard de l'ACR (*cf.* p. 107)

PATIENT CONSCIENT

↓

Hospitalisation systématique car risque d'œdème cervical compressif et de lésion trachéale

↓

PRISE EN CHARGE
- Oxygène au masque 3-6 L/min
- Si agitation, **sédation** par benzodiazépines : **clorazépate dipotassique (*Tranxène*)** 20-50 mg IM ou IV lent

PATIENT DANS LE COMA

↓

INTUBATION ET VENTILATION ASSISTÉE
- Si nécessaire, induction en séquence rapide : **étomidate (*Hypnomidate*)** 0,3 mg/kg et **suxaméthonium (*Célocurine*)** 1 mg/kg
- Prévention de l'œdème cérébral :
  • ventilation avec objectif d'une normoxie et d'une hypocapnie aux alentours de 35 mmHg (surveillance avec l'oxymètre et la capnographie)
  • position tête surélevée à 30°
- Si nécessaire **sédation : midazolam** 0,1 mg/kg/h et **fentanyl** 0,5-1 µg/kg/h
- Si œdème du poumon : PEEP à 5-7 cm H_2O

↓

AUTRES MESURES
- **Stabilisation de la PA :** remplissage modéré et catécholamines (**dopamine** 3-10 µg/kg/min)
- Déplétion hydrosodée pour diminuer l'œdème cérébral
- **Si convulsions : diazépam (*Valium*)** 5-20 mg IV

↓

BILAN
- Radios : scanner (ou radios face, profil, 3/4) du rachis cervical, éventuellement complété par une IRM (recherche de lésions laryngées et trachéales)
- Échographie du cou et écho-Doppler des vaisseaux du cou
- GDS et radio pulmonaire
- Bilan biologique avec éventuelle recherche de toxiques
- Avis ORL
- Prendre si possible une photo du cou avec le sillon de pendaison (valeur médico-légale)

Péricardite aiguë

MESURES GÉNÉRALES
- Position semi-assise et repos
- Oxygène nasal 3-4 L/min
- Voie veineuse périphérique avec soluté de type **Ringer lactate**
- ECG
- Prélèvements : NFS, VS ou CRP, enzymes cardiaques

↓

Échocardiographie
(peut être normale en cas de péricardite sèche)

↓

Bonne tolérance clinique

↓

ANTI-INFLAMMATOIRES NON STÉROÏDIENS
- **Aspirine** 3 g/jour en 3 prises *per os*

ou
- **Indométacine (*Indocid*)** 150 mg/j en 3 prises *per os*

Traitement pendant 2-4 semaines à doses décroissantes

Mauvaise tolérance clinique et/ou échographique

↓

Cf. Tamponnade p. 272

Péritonite aiguë

VENTRE DE BOIS = PÉRITONITE AIGUË

↓

EXAMENS COMPLÉMENTAIRES

(ne doivent en aucun cas retarder le traitement chirurgical)

- ASP → aérogrêlie signe d'un iléus réflexe, parfois pneumopéritoine
- Échographie et scanner → épanchement liquidien, pneumopéritoine
- Biologie : NFS et plaquettes, ionogramme, urée et créatinine, groupe-Rhésus et agglutinines irrégulières
- Hémocultures
- ECG pour éliminer un problème coronarien

↓

PRISE EN CHARGE SYMPTOMATIQUE

- Voie veineuse de gros calibre (si possible 2) avec soluté de **Ringer lactate**
- Oxygène au masque à fort débit à adapter en fonction de l'oxymétrie
- Décubitus dorsal, jambes fléchies
- Sonde gastrique en aspiration
- Antalgiques : **paracétamol (*Perfalgan*)** flacon de 1 g dans 100 mL à perfuser en 15 min ; si insuffisant **morphine** IV 0,1 mg/kg, puis si insuffisant 2 mg/10 min jusqu'à obtention de l'effet souhaité et en surveillant la respiration

↓

RÉANIMATION | **CHIRURGIE EN URGENCE**

↓ (Réanimation)

- Si **collapsus :**
  - remplissage avec du sérum physiologique 1 000-1 500 mL
  - si insuffisant : **adrénaline** 0,5 mg/h ou **dopamine** 5 µg/kg/min à augmenter progressivement en fonction de l'effet
- Si **détresse respiratoire :**
  - intubation avec induction en séquence rapide : **étomidate (*Hypnomidate*)** 0,3 mg/kg et **suxaméthonium (*Célocurine*)** 1 mg/kg
  - ventilation avec FiO_2 à 100 %

↓

ANTIBIOTHÉRAPIE IV

- **Amoxicilline + acide clavulanique (*Augmentin*)** 2 g × 3/j

plus

- **Gentamicine** 1 mg/kg × 3/j

plus

- **Métronidazole (*Flagyl*)** 500 mg × 3/j

→ Après stabilisation des fonctions vitales → **CHIRURGIE EN URGENCE**

Piqûre de serpent en France

Le sujet traité concerne les différentes sortes de vipères.

MESURES SUR LES LIEUX DE L'ACCIDENT

- Rassurer la victime
- Mettre en position allongée, au repos complet
- Nettoyer et désinfecter la plaie (***Dakin, Bétadine***...)
- Mettre en place un bandage lâche autour du membre mordu de la racine vers la périphérie (objectif → blocage de la circulation lymphatique)
- Attelle d'immobilisation à visée antalgique
- Appliquer de la glace enveloppée dans un linge au niveau de la zone piquée

↓

ÉVALUATION DE LA GRAVITÉ

GRAVITÉ CLINIQUE

Grade	Symptômes
0	Traces des crochets au niveau de la morsure
1	Œdème local, absence de signes généraux
2	Œdème régional du membre et/ou symptômes généraux modérés (hypotension modérée, vomissements, douleurs abdominales, diarrhée)
3	Œdème extensif atteignant le tronc et/ou symptômes généraux sévères (hypotension prolongée, choc, réaction anaphylactoïde, saignements)

GRAVITÉ BIOLOGIQUE

(NFS, hémostase complète avec plaquettes, fibrinogène, PDF)

- Hyperleucocytose > 15 000/mm^3
- Thrombopénie < 150 000/mm^3
- Fibrinémie < 2 g/L
- Taux de prothrombine < 60 %

↓

Grade 0 ou 1 et absence de signes biologiques

→ Surveillance simple

Grade 2 ou 3 et/ou présence de signes biologiques

→ **TRAITEMENT**

- **Antivenin (*Viperfav*)** :
  - Dose initiale :
    (quels que soient l'âge et le poids) :
    - 4 mL dilués dans 100 mL de sérum physiologique
    - débuter la perfusion à une vitesse réduite 50 mL/h
    - en perfusion lente en 1 h minimum
  - 2e dose de 4 mL selon l'évolution 5 h après le début de la première perfusion
- En cas de CIVD : **héparine** à faible dose 2-3 mg/kg/j

Pneumopathie aiguë communautaire

Si score CRB-65 (*cf.* p. 322) à 0 → traitement en ville, si ≥ 1 → évaluation à l'hôpital.

Signes de gravité

- Atteinte des fonctions supérieures (altération de la conscience)
- Atteinte des fonctions vitales :
  - PAS < 90 mmHg
  - FC ≥ 120/min
  - FR ≥ 30/min
- Température < 35 °C ou > 40 °C
- Maladie néoplasique associée
- Pneumonie d'inhalation ou sur obstacle trachéobronchique connu ou suspecté

Situations particulières

- Complication de la pneumonie (épanchement pleural, abcédation)
- Conditions socioéconomiques défavorables
- Inobservance thérapeutique prévisible
- Isolement, notamment chez les personnes âgées

→ **HOSPITALISATION** (autre outil d'aide : score de Fine, *cf.* p. 328)

Critères majeurs de gravité

- Choc septique
- Nécessité d'une ventilation mécanique

Critères mineurs de gravité

- FR ≥ 30/min
- PaO_2/FiO_2 ≤ 250
- Atteinte multilobaire
- Confusion/désorientation
- Urémie
- Leucopénie < 4 000/mm^3
- Thrombopénie < 100 000/mm^3
- Hypotension nécessitant remplissage

→ **1 critère majeur ou 3 critères mineurs**

→ **HOSPITALISATION EN RÉANIMATION**

	Terrain	Signes évocateurs
Pneumocoques	- Âge > 65 ans - Éthylisme - Infection à VIH	- Début brusque - Température > 40 °C - Hyperleucocytose - Syndrome de condensation lobaire
Mycoplasme	Sujet en collectivité	- Début progressif - Toux rebelle persistante - Céphalées, myalgies, rash cutané - Anémie hémolytique
Grippe saisonnière	Notion d'épidémie	Intensité des signes généraux et des signes fonctionnels
Légionnellose	- Tabagisme - Éthylisme - Immunodépresssion - Source de contamination hydroaérique - Voyage récent	- Début rapide - Fièvre à 40 °C - Troubles de la conscience - Pleurésie associée - Troubles digestifs - Cytolyse hépatique, insuffisance rénale, hyponatrémie, hypophosphorémie
Tuberculose	- Éthylisme - Immunodépression (infection à VIH, corticoïdes…) - Milieu social défavorisé - Toxicomanie	- Altération de l'état général - Fièvre, sueur - Toux, expectoration purulente - Hémoptysie
Pneumo-cystose	Infection à VIH	- Toux et dyspnée progressives - Syndrome interstitiel

EXAMENS COMPLÉMENTAIRES

- Radiographie de poumon (voire scanner)
- NFS, CRP
- GDS en fonction de l'oxymétrie de pouls
- **Recherche du germe :** hémocultures, ECBC, antigènes solubles urinaires (légionnelles, pneumocoques)

Arguments en faveur du pneumocoque

- **Amoxicilline** 3 g/j en 3 prises *per os* ou IV

Si échec au bout de 48 h :

- association d'un macrolide : **érythromycine** 3 g/j en 3 prises

ou substitution par

- **telithromycine** (***Ketek***) 0,8 g en 1 prise ou
- **pristinamycine** (***Pyostacine***) 2 à 3 g en 3 prises

Pas d'arguments en faveur du pneumocoque

Sujet jeune sans comorbidité → (même traitement que ci-dessus)

- Sujets avec comorbidité(s)
- Sujet âgés sans comorbidité

- **Amoxicilline + acide clavulanique** (***Augmentin***) 3 g/j en 3 prises *per os* ou IV

ou

- **Céfotaxime** (***Claforan***) 3 g/j en 3 prises IV

ou

- **Céftriaxone** (***Rocéphine***) 1g/j en IV

Si échec au bout de 48 h : association d'un macrolide (**érythromycine** 3 g/j en 3 prises)

CAS PARTICULIER : PNEUMOPATHIE D'INHALATION

- **Amoxicilline + acide clavulanique** : 3 g/j en 3 prises

ou

- **Céfotaxime** (***Claforan***) : 3 g/j en 3 prises IV ou **céftriaxone** (***Rocéphine***) : 1 g/j en IV **plus métronidazole** (***Flagyl***) 1,5 g/j en 3 prises **ou ornidazole** (***Tibéral***) 1 g/j en 1 prise

SI DÉTRESSE RESPIRATOIRE

- Éventuel essai de la **VNI**
- **Intubation** avec induction en séquence rapide : **étomidate** (***Hypnomidate***) 0,3 mg/kg et **suxaméthonium** (***Célocurine***) 1 mg/kg
- **Bronchoaspiration** avec éventuel prélèvement distal protégé pour rechercher le germe

→

- **Céfotaxime** (***Claforan***) 3-6 g/j en 3 prises IV ou **céftriaxone** (***Rocéphine***) 1-2 g/j en IV
- **Plus lévofloxacine** (***Tavanic***) 1 g/j en 2 prises IV

Pneumothorax

MESURES GÉNÉRALES

- Position semi-assise
- Oxygène au masque à haute concentration (8-10 L/min)
- Voie veineuse périphérique avec soluté de type **Ringer lactate**
- Antalgique : **paracétamol (*Perfalgan*)** flacon de 1 g dans 100 mL à perfuser en 15 min
- Radiographie de thorax pour confirmer le diagnostic

DÉTRESSE RESPIRATOIRE

- Dyspnée intense, polypnée, cyanose
- Tachycardie, pouls paradoxal, signes d'insuffisance ventriculaire droite
- En cas de signes de déglobulisation (pâleur, soif, colllapsus) → suspecter un hémopneumothorax

- Remplissage avec du **sérum physiologique**
- Exsufflation à l'aiguille et/ou drainage thoracique

Jamais de ventilation mécanique sans exsufflation ou drainage → risque de pneumothorax suffocant

- Induction en séquence rapide : **étomidate (*Hypnomidate*)** 0,3 mg/kg, **suxaméthonium (*Célocurine*)** 1 mg/kg

puis

- Sédation avec **midazolam** 0,1 mg/kg/h et **fentanyl** 0,5 µg/kg/h

Bonne tolérance respiratoire et hémodynamique

Suivant l'importance du décollement :
- simple surveillance
- aspiration à l'aiguille

ÉCHEC

Drainage thoracique

Priapisme

Temps écoulé depuis le début du priapisme < 3 h

↓

Injection intracaverneuse d'**étiléfrine** (***Etiléfrine Serb***) 6 mg (ampoule 10 mg/1 mL)

↓

Absence de détumescence au bout de 20 min

↓

Injection intracaverneuse d'**étiléfrine** 6 mg (ampoule 10 mg/1 mL)

↓

ÉCHEC → (voir : Anesthésie locale)

ATTENTION
Contrôler pouls et PA avant et après chaque injection d'étiléfrine

Temps écoulé depuis le début du priapisme > 3 h

↓

Anesthésie locale sur le bord latéral de la verge, immédiatement sous le gland avec de la **lidocaïne 1 %** (***Xylocaïne***) ou de la pommade ***Emla***

↓

- Utilisation d'une aiguille à ailettes (« butterfly ») de 19 G pour l'adulte et l'enfant > 12 ans, de 21 G pour les enfants < 12 ans
- Insertion de l'aiguille en piquant au milieu de la zone anesthésiée en faisant un angle de 45 avec le bord latéral de la verge
- Enfoncer d'un coup sec jusqu'à la garde

↓

- Ouvrir la tubulure pour laisser le sang s'écouler dans un haricot
- Laisser s'écouler le sang en se contentant de masser doucement la verge pour accélérer le débit

NE PAS ASPIRER – NE PAS LAVER

↓

Lorsque du sang rouge apparaît → faire un garrot à la base de la verge pour maintenir une certaine flaccidité, puis après avoir obturé la tubulure, injecter 10 mg d'étiléfrine

↓

Absence de détumescence au bout de 10 min

↓

Rouvrir la tubulure, vider à nouveau le corps caverneux et renouveler l'injection d'**étiléfrine**

Prostatite aiguë

MESURES GÉNÉRALES

- Prélèvements bactériologiques avant antibiothérapie : ECBU, prélèvement urétral
- Repos au lit
- **Traitement de la fièvre et des douleurs :** **paracétamol** 1 g × 3/j
- AINS à la phase aiguë (1 semaine) : **acide niflumique (*Nifluril*)** 250 mg × 3/j
- **Alphabloquants** pour éventuellement améliorer les mictions : **alfuzosine (*Xatral* LP)** 5 mg le premier jour puis 10 mg/j
- **Laxatifs** en cas de constipation : **sorbitol** 3 sachets/j
- Abstention de rapports sexuels

→ **Pas de signe de gravité**

→ **ANTIBIOTHÉRAPIE *PER OS***
(4 semaines)
Ofloxacine (*Oflocet*) 200 mg × 2/j

→ **Signes de gravité**
(fièvre élevée,
altération de l'état général,
infection nosocomiale...)

→ **ANTIBIOTHÉRAPIE INTRAVEINEUSE**
- **Ceftriaxone (*Rocéphine*)** 2 g x 1/j ou **céfotaxime (*Claforan*)** 1 g x 3/j

ou

- **Ofloxacine (*Oflocet*)** 200 mg x 2/j en perfusion de 30 min

plus

- **Gentamicine** 3-5 mg/kg en une perfusion de 30 min pendant 1 à 3 jours

→ Rétention aiguë d'urine
→ Cathéter sus-pubien (sonde urétrale contre-indiquée)

→ Absence d'amélioration
→ Échographie transrectale
→ Si abcès → drainage chirurgical

→ **Après 48 h d'apyrexie, relais *per os* en monothérapie adaptée à l'antibiogramme**
(4 semaines)
Ofloxacine (*Oflocet*)
200 mg × 2/j

Purpura fulminans

PURPURA FÉBRILE EXTENSIF
+
ÉTAT DE CHOC

TRAITEMENT DU CHOC

- **Remplissage :**
  - **sérum physiologique** 20 à 30 mL/kg en 30 min
    puis
  - albumine 20 % diluée à moitié avec du G5 % à la dose de 1 g/kg
- **Catécholamines :**
  + **dopamine** 10 à 20 g/kg/min
  + si insuffisant :
  Choc froid : **dobutamine** 10 à 20 µg/kg/min
  ou **adrénaline** 0,01 à 1 µg/kg/min à augmenter en fonction de l'effet
  Choc chaud : **noradrénaline** 0,05 à 0,5 µg/kg/min à augmenter en fonction de l'effet
  → en cas de résistance aux catécholamines : penser à l'insuffisance surrénale (hypoglycémie, hyponatrémie, hyperkaliémie).
- **Intubation et ventilation d'indication large :**
  - induction en séquence rapide :
    étomidate (***Hypnomidate***) 0,3 mg/kg,
    suxaméthonium (***Célocurine***) 1 mg/kg, **puis**
  - sédation par **midazolam** 0,1 mg/kg/h et **fentanyl** 0,5-1 µg/kg/h

ANTIBIOTHÉRAPIE

Ceftriaxone (***Rocéphine***)
IV en 30 min
- **Adulte :** 2 g
- **Enfant :** 50 à 100 mg/kg (sans dépasser 1 g)
- **Nouveau-né :** 50 mg/kg

En cas de **difficulté d'obtention de voie veineuse** → mêmes doses en **IM**

MESURES GÉNÉRALES

- **Paracétamol** (***Perfalgan***) 15 mg/kg en IV lent (15 min), à renouveler à intervalle de 4 à 6 h sans dépasser 60 mg/kg/24 h
- **Si convulsions :**
  - **Diazépam** (***Valium***) 0,5 mg/kg à renouveler 1 fois.
  - **Clonazépam** (***Rivotril***) 0,05-0,1 mg/kg, puis 0,1 mg/kg/6 h

→ si inefficace, *cf.* État de mal convulsif p. 133
- Contention lâche chez l'enfant car peau très fragile
- Ponction lombaire
- Biologie : hémocultures, NFS, CRP, hémostase, groupe-Rhésus, ionogramme sanguin, antigènes solubles sang et urines
- Gluconate de calcium 10 % (hypocalcémie liée à la CIVD) : 0,5 mL/kg IV lent puis 100 mL/m^2/j

NE PAS OUBLIER LA PROPHYLAXIE DES SUJETS CONTACTS

- Rifampicine (*Rifadine*) :
  - adulte 600 mg, deux fois par jour pendant 48 h ;
  - enfants de 1 mois à 12 ans : 10 mg/kg, deux fois par jour ;
  - enfant de moins d'1 mois : 5 mg/kg, deux fois par jour.
- Plus vaccination en fonction du type de méningocoque.

Pyélonéphrite aiguë

- ECBU et hémocultures préalables à l'antibiothérapie
- Échographie (recherche d'un obstacle, d'un abcès, d'une malformation…)

FORME NON COMPLIQUÉE

TRAITEMENT AMBULATOIRE POSSIBLE

ANTIBIOTHÉRAPIE
(durée 10 j minimum)
- **Ofloxacine (*Oflocet*)**
  400 mg/j *per os* en 2 prises

ou
- **Céftriaxone (*Rocéphine*)**
  1 g/j en une injection unique IV ou IM

FORME COMPLIQUÉE
- Septicémie
- Diabète, immunodépression
- Vieillard
- Obstacle sur les voies urinaires
- Abcès rénal ou phlegmon périrénal à l'échographie
- Malformation de l'appareil urinaire

HOSPITALISATION

ANTIBIOTHÉRAPIE
(durée 3 semaines minimum)

Initialement, 2 antibiotiques par voie IV puis, après 48 h d'apyrexie, monothérapie *per os* adaptée à l'antibiogramme
- **Céftriaxone (*Rocéphine*)** 2 g/j en une injection IV ou **ofloxacine (*Oflocet*)** 400 mg/j en 2 fois

plus
- **Gentamicine (*Gentalline*)**
  3 mg/kg/j en une injection unique IV puis adaptation en fonction du germe et de l'antibiogramme

- En cas d'obstacle sur les voies urinaires
  → drainage en amont par sonde urétérale ou néphrostomie percutanée
- En cas d'abcès du rein
  → éventuel drainage

Rétention aiguë d'urine

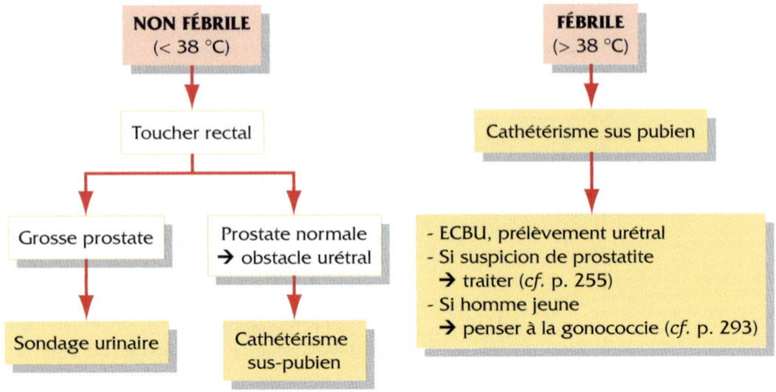

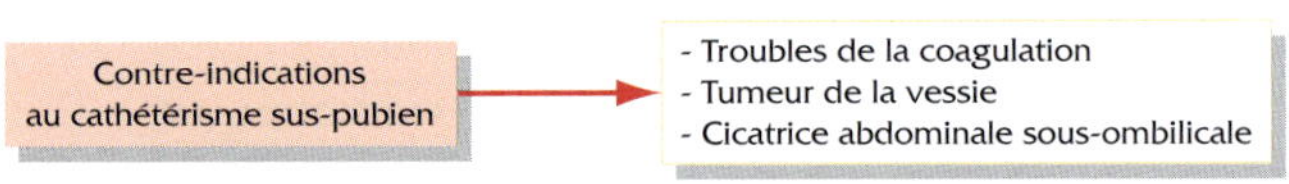

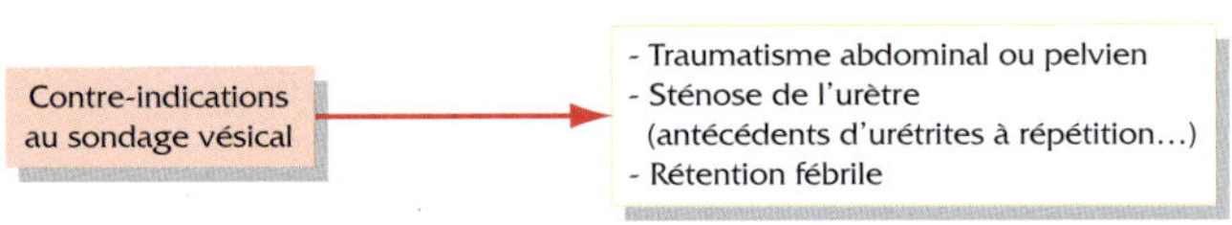

Salpingite aiguë

BILAN INITIAL
- Recherche du germe : prélèvements locaux (leucorrhées), ECBU, sérologie *Chlamydiae* et syphilis
- Échographie à la recherche d'un abcès

↓

MESURES GÉNÉRALES
- Repos au lit et vessie de glace sur le ventre
- **Antalgiques :** **paracétamol (*Perfalgan*)** flacon de 1 g dans 100 mL à perfuser en 15 min, à renouveler 3 fois/j
- **Antispasmodiques :** **phloroglucinol (*Spasfon*)** 40 mg IV, à renouveler 3 fois/j
- **Anti-inflammatoires :** **acide tiaprofénique (*Surgam*)** 200 mg × 3/j
- Retrait et mise en culture d'un éventuel stérilet
- Mise au repos des ovaires et prévention des abcès et des dystophies ovariennes : pilule œstroprogestative normodosée (par ex. ***Stédiril*** 1 cp/j)

↓

ANTIBIOTHÉRAPIE
- **Amoxicilline + acide clavulanique (*Augmentin*)** 1 g IV × 3/j **plus** **ofloxacine (*Oflocet*)** 200 mg IV × 2/j
- Adapter le traitement en fonction des résultats des prélèvements
- Relais *per os* après 48 h d'apyrexie pendant 10-15 jours

↓

- Femme jeune nullipare
- Doute diagnostique
- Signes de péritonite

↓

CŒLIOSCOPIE DIAGNOSTIQUE ET THÉRAPEUTIQUE

Sevrage alcoolique

(hors *delirium tremens*)

Utilisation de l'**index de sevrage alcoolique** ou **score de Cushman** (*cf.* p. 370).

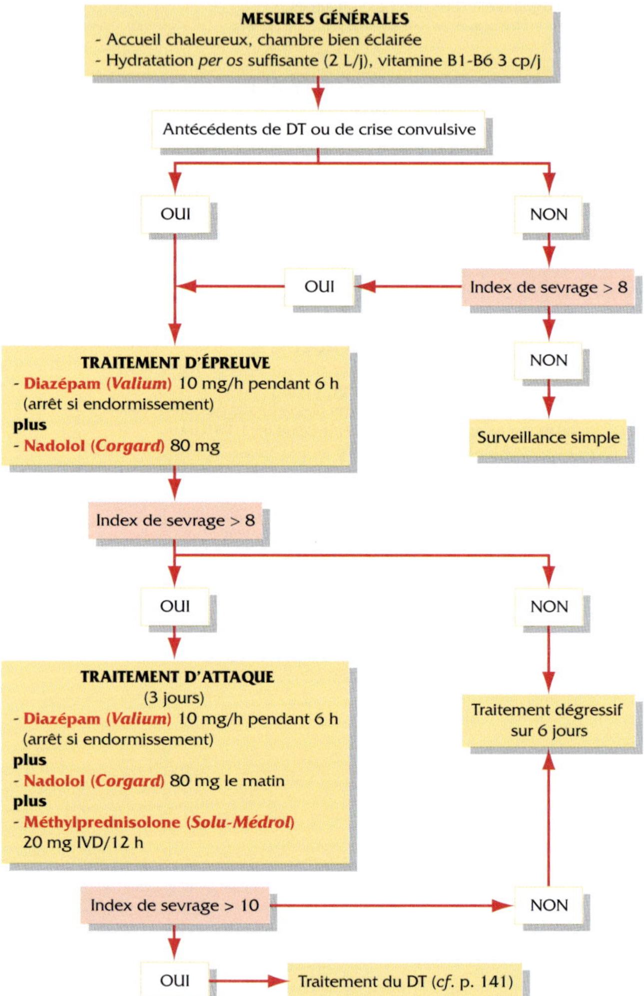

Spasmophilie

Autre appellation **tétanie** ou **syndrome d'hyperventilation anxieuse.**

CONTEXTE
- Malaise en général en public, parfois contexte de stress
- Respiration ample ou rapide
- Paresthésies des lèvres et/ou des extrémités, « mains d'accoucheur »
- Paupières frémissantes, résistantes à l'ouverture
- Prédominance féminine

↓

MESURES GÉNÉRALES
- Isoler la personne dans un lieu calme avec une seule personne
- Si la crise est typique, aucun examen complémentaire n'est nécessaire
- En cas de doute : pouls, PA, glycémie capillaire, température, ECG

↓

TRAITEMENT
- Faire respirer le patient dans un sac en plastique pour corriger l'alcalose ventilatoire (faire rentrer un peu d'air frais de temps en temps)
- Injection intraveineuse d'un « placebo » de type **gluconate de calcium 10 %**, 10 mL IV
- Associer une benzodiazépine en sub-lingual de type **bromazépam (*Lexomil*)** 1/2 cp

↓

Résolution de la crise

↓

- Personne confiée à l'entourage au domicile
- Conseil de prise en charge par le médecin traitant

↓

- Anxiété persistante
- Isolement
- Difficultés avec l'entourage

↓

- Consultation psychiatrique
- Exceptionnellement hospitalisation avec traitement anxiolytique

Surdité brutale

RECHERCHE D'UNE ÉTIOLOGIE POSSIBLE

- **Neurinome de l'acoustique :** syndrome vestibulaire périphérique, céphalées, hypoesthésie cornéenne (atteinte du trijumeau) → anomalie des potentiels évoqués auditifs et/ou syndrome vestibulaire déficitaire aux épreuves caloriques → IRM avec injection au gadolinium
- Sclérose en plaques : autres signes neurologiques régressifs → anomalies des potentiels évoqués auditifs → IRM
- Traumatismes : fracture du rocher → scanner ; barotraumatisme ou traumatisme sonore aigu → audiométrie
- Infections virales (oreillons, rougeole, rubéole, zona auriculaire) ou bactériennes (syphilis, labyrinthite post-otite moyenne aiguë ou chronique)
- Maladies auto-immunes (maladie de Wegener, périartérite noueuse, lupus érythémateux...)
- Troubles de l'hémostase ou maladies cardiovasculaires emboligènes

↓

Absence d'étiologie

↓

SURDITÉ BRUSQUE = URGENCE NEUROSENSORIELLE

↓

ABSENCE DE CONSENSUS THÉRAPEUTIQUE

↓

TRAITEMENT USUEL

- Hospitalisation et repos au lit
- **Corticothérapie : méthyl-prednisolone (*Solu-Médrol*)** IV ou **prednisone (*Cortancyl*)** *per os* 1 g/kg/j pendant 5-7 jours puis réduction progressive

↓

AUTRES THÉRAPEUTIQUES POSSIBLES

- **Substances anti-ischémiques : piracétam (*Nootropyl*)** IV 1 g, 3 fois/j
- **Carbogène :** inhalation durant 15 min toutes les heures
- **Oxygénothérapie hyperbare :** 1 séance/j pendant 7-10 jours
- **Substances osmotiques : mannitol 10 %** 500 mL/ j en perfusion lente
- **Hémodilution normovolémique** (remplacement d'un certain volume sanguin par un substitut du plasma de type colloïde) → nécessité d'une surveillance clinique et biologique précise et contre-indiquée en cas d'insuffisance cardiaque

Syndromes coronaires aigus (SCA)

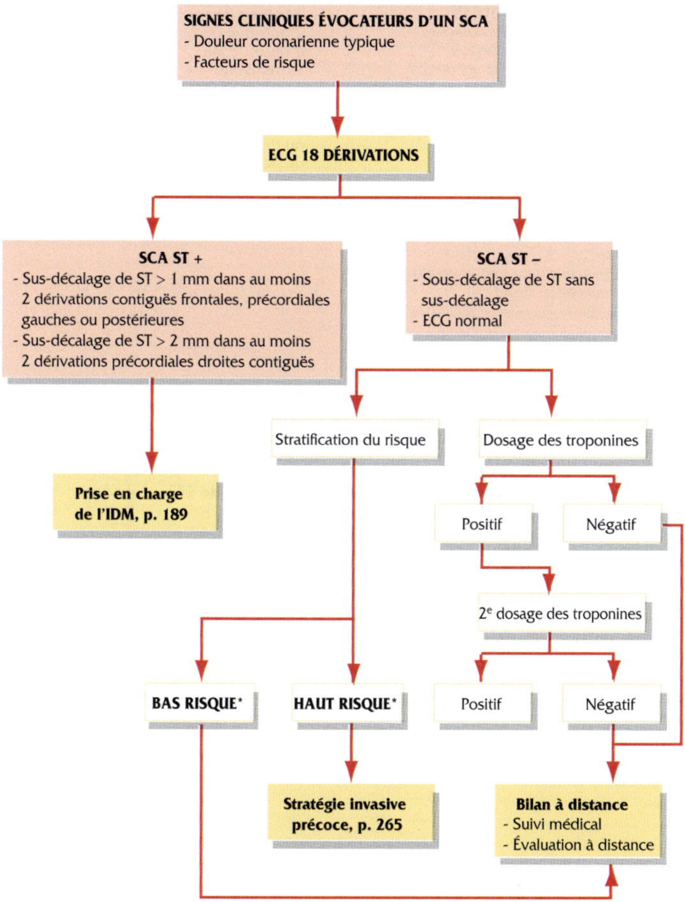

*Stratification du risque selon l'ESC (*European Society of Cardiology*), *cf.* page suivante.

PATIENTS À HAUT RISQUE D'IDM ET/OU DE DÉCÈS

- Ischémie récidivante : douleurs thoraciques récidivantes ou modifications dynamiques de ST (sous-décalage de ST ou sus-décalage transitoire de ST)
- Angor instable d'apparition précoce en post-infarctus
- Troponines élevées
- Instabilité hémodynamique
- Troubles du rythme majeurs (épisodes répétés de tachycardie ventriculaire, fibrillation ventriculaire)
- Diabète
- Profil ECG excluant une interprétation de modification de ST

PATIENTS À BAS RISQUE

- Absence de récidive de douleur thoracique durant la période d'observation
- Absence de sus- ou sous-décalage de ST, mais plutôt ondes T négatives, ou ondes T plates ou ECG normal
- Absence d'élévation des troponines ou d'autres marqueurs biochimiques de nécrose myocardique lors des évaluations initiales et ultérieures (entre 6 et 12 heures)

CLASSIFICATION DES SCA

- **Patients sans sus-décalage du segment ST :**
  - Absence d'élévation enzymatique : angor instable
  - Présence d'élévation enzymatique : IDM sans sus-décalage de ST
- **Patients avec un IDM sans sus-décalage de ST :**
  - Dans la majorité des cas : IDM sans onde Q
  - Dans la minorité des cas : IDM avec onde Q
- **Patients avec sus-décalage de ST :**
  - Dans la majorité des cas : IDM avec onde Q
  - Dans la minorité des cas : IDM sans onde Q

Syndrome coronaire aigu ST-

TRAITEMENT ANTALGIQUE

- **Trinitrine** 0,4 mg (max. 1,2 mg) en l'absence de contre-indication
- Si besoin : **morphine** titrée : 3 mg à renouveler toutes les 5 min jusqu'à obtention d'un résultat satisfaisant

TRAITEMENT ANTIAGRÉGANT

- **Aspirine** : 250 mg IVD
- **Clopidogrel (*Plavix*)** : 600 mg *per os* (si > 75 ans : 300 mg)

TRAITEMENT ANTICOAGULANT

- **HNF (*Héparine Choay*)** : 60 UI/kg sans dépasser 4 000 UI en IVD puis relais 12 UI/kg/j sans dépasser 10 000 UI

ou

- **HBPM** (si âge < 75 ans et fonction rénale normale) : **énoxaparine (*Lovénox*)**, 1 mg/kg en SC/12 h (1 mg = 100 U anti-Xa)

Patient à haut risque

Stratégie invasive précoce : coronarographie avec éventuellement anti-GIIb/IIIa (par ex. abciximab [*Réopro*])

Patient à bas risque

Hospitalisation en USIC avec coronarographie dans un deuxième temps

Syndrome de manque aux opiacés

PATIENT NON HOSPITALISÉ
(en particulier en cas d'incarcération)

→

- **Cyamémazine (*Tercian*)** : 25-50 mg matin, midi et 50-100 mg le soir
- **Phloroglucinol (*Spasfon*)** : 2 cp × 3-4/j
- **Alprazolam (*Xanax*)** 0,50 mg matin, midi et 1 mg le soir

La première dose sera donnée aux urgences. Traitement donné pour 24 h et nouvelle consultation médicale

PATIENT HOSPITALISÉ
(affection intercurrente)

→ Si affection potentiellement chirurgicale → ne pas utiliser les opiacés (risque en particulier de retarder le diagnostic en cas d'affection abdominale) → (voir traitement ci-dessus)

→ Si substitution par **buprénorphine (*Subutex*)** ou **méthadone** → poursuivre aux doses habituelles

→ Possibilité d'utiliser la **morphine** en sous-cutanée à la dose de 5-10 mg/4 h

↓

ATTENTION
aux prises cachées, en particulier apport de toxiques lors des visites

Syndrome malin des neuroleptiques

CONTEXTE

- En général lors du 1er mois de traitement par un neuroleptique
- Fièvre élevée (jusqu'à 42 °C)
- Troubles de la conscience
- Tachycardie, déshydratation
- Polypnée et encombrement bronchique
- Raideur extrapyramidale, spasmes et contractures paroxystiques
- Biologie : hypernatrémie, hyperkaliémie, rhabdomyolyse, insuffisance rénale, acidose à trou anionique élevé, hyperleucocytose

↓

MESURES GÉNÉRALES

- Assurer une **ventilation efficace**
  → éventuelle intubation avec sédation par **midazolam** 0,1 mg/kg
- **Réhydratation : sérum physiologique** 1 L puis adapter en fonction du ionogramme
- **Sédation : clorazépate dipotassique (*Tranxène*)** 20-50 mg en IV lent 3-4 fois/j
- **Antipyrétique** et si besoin **antalgie : paracétamol (*Perfalgan*)** flacon de 1 g dans 100 mL à perfuser en 15 min, 3-4 fois/j ou
  si insuffisant **morphine** IV 0,1 mg/kg, puis si insuffisant 2 mg/10 min
  jusqu'à obtention de l'effet souhaité et en surveillant la respiration
- Prélever systématiquement des hémocultures et rechercher une infection pulmonaire (radio de thorax)

↓

TRAITEMENT SPÉCIFIQUE

- **Dantrolène (*Dantrium*)** :
  - 1-2 mg/kg IV lent en intraveineux strict (risque de nécrose cutanée) avec une dilution dans de l'eau ppi à raison de 60 mL/flacon de 20 mg
  - dose à renouveler toutes les 6 h pendant 24 h
- Associer de la **bromocriptine (*Parlodel*)** :
  - commencer par 5 mg/8 h *per os*
  - puis augmenter la dose par paliers de 5 mg jusqu'à 20 mg/8 h tant que l'hypertonie persiste
- **Arrêt du neuroleptique**

Syphilis

BILAN

- Prélèvement du chancre avant traitement avec examen direct
- Sérologie de la syphilis
- Recherche d'une autre IST associée : *Chlamydiæ*, mycoplasmes, VIH, hépatite B
- Si confirmation du diagnostic → déclaration anonyme obligatoire

↓

ANTIBIOTHÉRAPIE

- **Benzathine-benzylpénicilline (*Extencilline*)** 1,2 M en IM dans chaque fesse

ou en cas d'allergie à la pénicilline

- **Doxycycline** 200 mg/j *per os* en une prise pendant 15 j

ou en cas de contre-indication aux cyclines

- **Érythromicine (*Erythrocine*)** 2 g/j *per os* en 2 prises pendant 15 j

↓

MESURES GÉNÉRALES

- Abstinence ou rapports protégés jusqu'à la guérison
- Traitement du ou des partenaire(s)
- Surveillance post-thérapeutique (sérologie, culture...)

Tachycardie jonctionnelle (ou maladie de Bouveret)

SITUATION ÉVOCATRICE
- Tachycardie régulière à complexes fins à 180-200/min
- Sujet jeune
- Absence de cardiopathies sous-jacente

→

MESURES GÉNÉRALES
- Surveillance ECG
- Voie veineuse avec **G 5 %**

↓

MANŒUVRES VAGALES
- Valsalva (expiration forcée effectuée nez et bouche fermés après inspiration profonde)
- Déglutition d'eau glacée en apnée
- Massage du sinus carotidien (DANGER si lésions athéromateuses carotidiennes !)

ÉVITER LA COMPRESSION DES GLOBES OCULAIRES
(Risque de lésion oculaire en particulier chez les personnes âgées)

↓

ÉCHEC

↓

- **Adénosine triphosphate (*Striadyne*)** 10 mg en bolus IV, si échec 20 mg à 2 à 3 min plus tard

ou

- **Adénosine (*Krénosin*)** 6 mg en bolus IV, si échec 12 mg, 2 à 3 min plus tard (CI : asthme, BAV 2 ou 3, maladie de l'oreillette)

→ Pause sinusale →
- Faire tousser
- **Atropine** 1 mg IVD, à renouveler si besoin

↓

Réduction et retour à un rythme sinusal

↓

- ECG complet
- Avis cardiologique

ÉCHEC →

RÉÉVALUER DIAGNOSTIC
→ fibrillation ou flutter atrial
(*cf.* p. 165)

↓

- **Vérapamil (*Isoptine*)** 5-10 mg à répéter au bout de 10 min si besoin, puis relais 3 A dans 250 mL de G 5 % sur 8 h

ou

- **Diltiazem (*Tildiem*)** 0,25-0,30 mg/kg en 2 min

ATTENTION : CI en cas de Wolff-Parkinson-White

→ Réduction et retour à un rythme sinusal

↓

ÉCHEC

↓

HOSPITALISATION EN USIC

Tachycardie ventriculaire

ORIENTATION DIAGNOSTIQUE

Jusqu'à preuve du contraire, toute tachycardie à complexes larges est une TV.
Éléments évocateurs :
- dissociation auriculoventriculaire
- présence de complexes fins ou peu élargis (complexes de capture ou fusion)
- existence d'ESV de même morphologie sur ECG antérieur
- QRS très larges avec axe hyperdroit
- coronaropathie.

En cas de doute entre TV et TSV avec bloc de branche : *cf.* p. 271

MESURES GÉNÉRALES
- Surveillance ECG
- Voie veineuse avec **G 5 %**

→ - Pouls imprenable
- Troubles de la conscience

→ Oxygénation et CEE après éventuelle sédation prudente par **midazolam** 2 à 3 mg et/ou **étomidate** (***Hypnomidate***) 0,3 mg/kg

Hémodynamique stable

- Expectative !
- Confier au cardiologue

Hémodynamique instable et/ou insuffisance cardiaque

QRS monomorphes

- **Amiodarone** (***Cordarone***) 150 mg IV en 3 à 10 min (ou 5 mg/kg en 20 min), puis 10-20 mg/kg sur 24 h

ou

- **Lidocaïne** (***Xylocard***) 1-1,5 mg/kg en bolus IV, répéter si besoin à 0,5-0,75 mg/kg, puis 1 mg/kg/h

QRS polymorphes
QT long sur ECG de base

TORSADE DE POINTES ?

Surtout si troubles électrolytiques (hypokaliémie) ou médicamennts provoquant un allongement du QT *Cf.* p. 276

Tachycardie à complexes QRS larges : TV ou TSV ?

Critères de Vereckei
- 1er critère : dissociation atrioventriculaire
- 2e critère : présence d'une onde R initiale en avR
- 3e critère : aspect ECG n'évoquant ni un bloc de branche, ni un hémibloc
- 4e critère : $Vi/Vt \leq 1$ (rapport des vitesses des 40 premières et dernières millisecondes de la dérivation la plus biphasique)

Critères de Brugada
- 1er critère : absence de complexe RS dans les dérivations précordiales
- 2e critère : intervalle RS > 100 ms dans une précordiale
- 3e critère : dissociation atrioventriculaire avec complexes de capture et de fusion
- 4e critère : aspect n'évoquant pas un bloc de branche

Évaluation des critères les uns après les autres : si un critère positif → diagnostic de TV confirmé

Doute persistant et patient stable →

TEST DIAGNOSTIC
(dépression du nœud atrioventriculaire, *cf.* p. 269)
- Manœuvres vagales (massage sinus carotidien, manœuvre de Valsalva)
- Injection d'**adénosine triphosphate (*Striadyne*)** ou d'**adénosine (*Krénosin*)**

Absence de modification de la fréquence des ventriculogrammes → TV

Tamponnade cardiaque

SIGNES DE GRAVITÉ
- Signes d'insuffisance cardiaque droite aiguë : turgescence jugulaire, reflux hépatojugulaire, hépatomégalie douloureuse
- Cyanose en pèlerine (territoire de la veine cave supérieure)
- Assourdissement des bruits du cœur
- Polypnée > 20/min
- Tachycardie > 100/min
- Pouls paradoxal > 20 mmHg et PA avec différentielle pincée

↓

MESURES GÉNÉRALES
- Position semi-assise
- Oxygénothérapie pour obtenir SpO_2 > 90 %
- Voie veineuse périphérique de gros calibre (si possible 2) avec du **sérum physiologique** ou voie centrale pour contrôle de la PVC
- Antalgique : **paracétamol (*Perfalgan*)** flacon de 1 g dans 100 mL à perfuser en 15 min ; si insuffisant, **morphine** IV 0,1 mg/kg, puis si insuffisant 2 mg/10 min jusqu'à obtention de l'effet souhaité et en surveillant la respiration
- Prélèvements : NFS, VS ou CRP, ionogramme sanguin

↓

Collapsus

- **Remplissage : sérum physiologique**, max. 500 mL
- Si échec → **vasoconstricteurs : dopamine** 5 µg/kg/min ou **adrénaline** 0,25 mg/h (augmenter progressivement en fonction de l'effet)
- Si échec → **ponction péricardique** sous xiphoïdienne si diagnostic évident

↓

Détresse respiratoire

↓

Éviter si possible l'intubation et l'anesthésie générale, sinon toujours après remplissage préalable
- **Intubation vigile** en position semi-assise avec une anesthésie locale
- Si besoin, **étomidate (*Hypnomidate*)** 0,3 mg/kg ou **kétamine (*Kétalar*)** 2-3 mg/kg IV
- Ventilation assistée au ballon avec une fréquence élevée et de faibles volumes

→ Échocardiographie

PA basse sans collapsus

↓

MAINTIEN DE LA PA
Remplissage avec du sérum physiologique : 250 mL en 10 min

↓

Échocardiographie

↓

Drainage chirurgical

Thrombose veineuse profonde (TVP)

(Si doute sur EP, *cf.* p. 157.)

SCORE DE WELLS
(estimation de la probabilité de TVP)

Caractéristiques cliniques	Score
Cancer actif (en cours de traitement ou découvert depuis moins de 6 mois ou en traitement palliatif)	1
Paralysie, parésie, immobilisation plâtrée du membre suspect	1
Alitement récent de plus de 3 jours ou chirurgie majeure datant de moins de 4 semaines	1
Douleur localisée sur le trajet veineux profond	1
Tuméfaction de tout le membre	1
Tuméfaction unilatérale du mollet > 3 cm par rapport au mollet controlatéral	1
Œdème prenant le godet	1
Veines superficielles (non variqueuses) collatérales	1
Présence d'un autre diagnostic au moins aussi probable que celui de la TVP	– 2

Probabilité élevée : score > 3
Probabilité intermédiaire : score 1-2
Probabilité faible : score < 1

AUTRES DIAGNOSTICS
- Rupture d'un kyste poplité
- Déchirure musculaire
- Arthrite du genou ou de la cheville
- Tendinite
- Hématome
- Cellulite, dermo-hypodermite
- Lymphangite
- Lymphœdème
- Insuffisane veineuse chronique
- Syndrome post-thrombotique

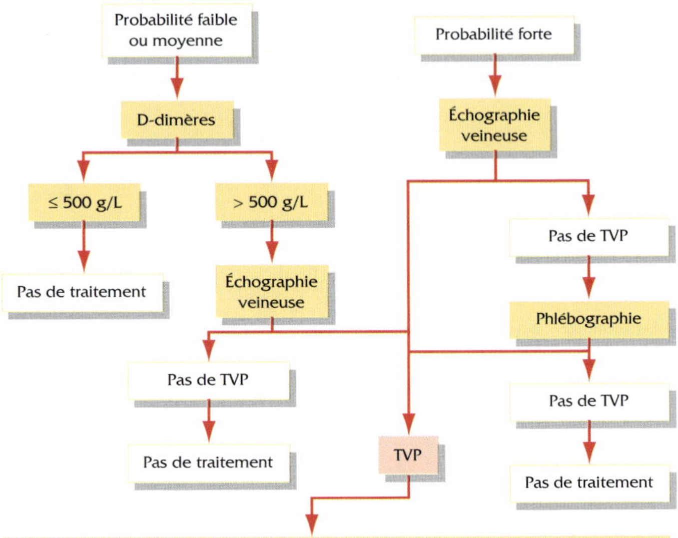

TRAITEMENT INITIAL

- **HBPM** en SC :

Fraxodi, Innohep : 175 UI anti-Xa/kg/j en 1 injection

Clivarine, Fragmine, Fraxiparine, Lovenox : 100 UI/kg/j en 2 injections

Contrôle biologique si insuffisance rénale, âge > 75 ans, risque hémorragique → **Objectif** :
- 1 injection (prélèvement 4-6 h après injection) : activité anti-Xa entre 1 et 1,8 UI/mL
- 2 injections (prélèvement 3-4 h après injection) : activité anti-Xa entre 0,5 et 1 UI/mL

ou

- **Fondaparinux (*Arixtra*)** en SC :
  - < 50 kg : 5 mg/j en 1 injection
  - > 50 kg : 7,5 mg/j en 1 injection
  - > 100 kg : 10 mg/j en 1 injection

ou

- **Héparine non fractionnée** :
- IV continu : 500 UI/kg/j (après bolus initial de 50-100 UI/kg)
- SC (si fonction rénale altérée) : ***Calciparine*** 250 UI/kg, puis 500 UI/kg/j en 3 injections
- **Objectif :** TCA 2-3 fois le témoin ou héparinémie entre 0,3-0,7 UI/mL (si SC → prélèvement à mi-distance entre 2 injections)

MESURES GÉNÉRALES

- Alitement avec jambes surélevées (3-4 j)
- Lever avec contention dès qu'anticoagulation efficace

RELAIS PAR LES AVK

Dès le 2e ou 3e jour d'héparinisation efficace

Objectif : INR entre 2 et 3

Thyréotoxicose

Prélèvements pour les dosages thyroïdiens
→ **NE PAS ATTENDRE LES RÉSULTATS POUR COMMENCER LE TRAITEMENT**

↓

MESURES GÉNÉRALES
- Lutte contre l'hyperthermie : vessie de glace et couvertures réfrigérantes
- Sédatifs : **benzodiazépines** (par ex. **diazépam [*Valium*]**)
- Réhydratation : glucose et électrolytes supplémentés en vitamine du groupe B
- **Anticoagulants** : préventifs ou à dose efficace en cas de cardiopathie
- En cas d'ophtalmopathie basedowienne : collyre de suppléance lacrymale (par ex. ***Lacrigel*** 1 goutte dans chaque œil 4-6 fois/j), occlusion palpébrale, pansement oculaire

↓

TRAITEMENT DE L'HYPERTHYROÏDIE
- **Antithyroïdiens de synthèse :**
  - **carbimazole (*Néomercazole*)** 80-120 mg, puis entretien 20 mg/6 h *per os*
  - **propylthiouracile (PTU)** 800-1 200 mg, puis entretien 200 mg/6 h *per os*
- **Blocage de la conversion périphérique de T4 en T3 :** glucocorticoïdes
→ **hémisuccinate d'hydrocortisone** IV 200-400 mg/j

↓

Crise aiguë thyréotoxique

↓

- **Blocage de la libération des hormones thyroïdiennes**
  (1 h après la première dose d'antithyroïdiens)
  - **Iodure de potassium** 0,75-1 g IV ou 300 mg/8 h *per os*
  - **Lugol fort à 10 %** 100 gouttes/8 h *per os*
- **Inhibition des effets des hormones thyroïdiennes sur le système adrénergique**
→ **propanolol (*Avlocardyl*)** 1-5 mg IV lent /4-6 h ou 1 mg en 1 min puis 0,5 mg/h en continu ; relais *per os* 20-80 mg/6-8 h, en respectant les contre-indications

Hyperthyroïdie induite par l'iode

↓

- Pas de iodure
- ß-bloquants à discuter en l'absence de cardiopathie

↓

Absence d'amélioration en 24-48 h → échanges plasmatiques ± thyroïdectomie

Torsade de pointes

ORIENTATION DIAGNOSTIQUE

- Vraie torsade de pointes rare → plus souvent TV polymorphe ayant un aspect de torsade de pointes (*cf.* p. 270)
- Traitement par des anti-arythmiques de classe I et III ou médicaments allongement le QT
- Syndrome du QT long congénital
- Troubles ioniques : hypokaliémie, hypocalcémie, hypomagnésémie

↓

PREMIÈRE INTENTION

- **Sulfate de magnésium** 2 g IV lent, puis 10 g/24 h
- Correction de l'éventuelle hypokaliémie

↓

ÉCHEC

↓

DEUXIÈME INTENTION

Isoprotérénol (***Isuprel***) 5 A dans 250 mL de G 5 %, 5 à 25 gouttes/min en fonction de l'effet ou au PSE 0,05-1 µg/kg/min

Protéger flacon et tubulure de la lumière

↓

ÉCHEC

↓

TROISIÈME INTENTION

Entraînement électrosystolique par voie externe à 100-140/min

Torsion de testicule

CONTEXTE ÉVOCATEUR
- Douleur scrotale violente
- Nausées
- Bourse douloureuse, avec peau scrotale rouge et œdématiée
- Palpation : testicule ascensionné au niveau de l'anneau inguinal
- **ATTENTION :** forme du nouveau-né = gros testicule indolore
- Bandelette urinaire : absence de nitrites ou de pyurie

↓

URGENCE CHIRURGICALE
- Jusqu'à preuve du contraire, il s'agit d'une torsion du cordon spermatique
- Nécessité de détorsion dans un délai < 6 h

↓

ÉCHOGRAPHIE
- Ne doit en aucun cas retarder le traitement
- Nécessité d'un opérateur entraîné

DÉTORSION MANUELLE
- Administration d'un antalgique : **paracétamol (*Perfalgan*)** flacon de 1 g dans 100 mL à perfuser en 15 min
- Mouvement vers l'extérieur par rapport au raphé médian (sens horaire à droite, sens anti-horaire à gauche) → difficile du fait de la douleur et de l'ignorance du nombre de tours de spires

↓

Même en cas de réussite et de toute façon au moindre doute diagnostic

↓

EXPLORATION CHIRURGICALE
- Détorsion et fixer le testicule concerné
- Fixation préventive du testicule controlatéral

Traumatisme abdominal

TRAUMATISME OUVERT

PRISE EN CHARGE INITIALE

- Maintien de l'hémodynamique : remplissage avec du sérum physiologique, puis si besoin un colloïde (***Plasmion***, ***Voluven***)
  → objectif PAS : 80 mmHg
- Oxygène nasal 3-6 L/min
- Bilan biologique : groupe-Rhésus et agglutinines irrégulières, NFS, plaquettes, hémostase, ionogramme, amylasémie
- Si éviscération : enveloppement dans des champs stériles humidifiés avec du sérum physiologique (ne jamais tenter de réintégrer dans la cavité abdominale)

SIGNES DE GRAVITÉ

- Instabilité hémodynamique
- Choc hémorragique
- Péritonite
- Éviscération

→ **LAPAROTOMIE EN URGENCE**

STABILITÉ HÉMODYNAMIQUE

→ **PLAIE PÉNÉTRANTE ?**

ASP et radio de thorax, échographie, scanner, transit et lavement aux hydrosolubles, UIV, artériographie

- OUI → LAPAROTOMIE EN URGENCE
- DOUTE → CŒLIOSCOPIE (ou LAPAROTOMIE EN URGENCE)
- NON → SURVEILLANCE

ATTENTION !
SEUL LE GESTE CHIRURGICAL PEUT SAUVER LE PATIENT EN CAS D'HÉMORRAGIE INTERNE. LES EXAMENS COMPLÉMENTAIRES DANS CE CAS PERMETTRONT SEULEMENT DE SAVOIR DE QUOI LE PATIENT SERA MORT !

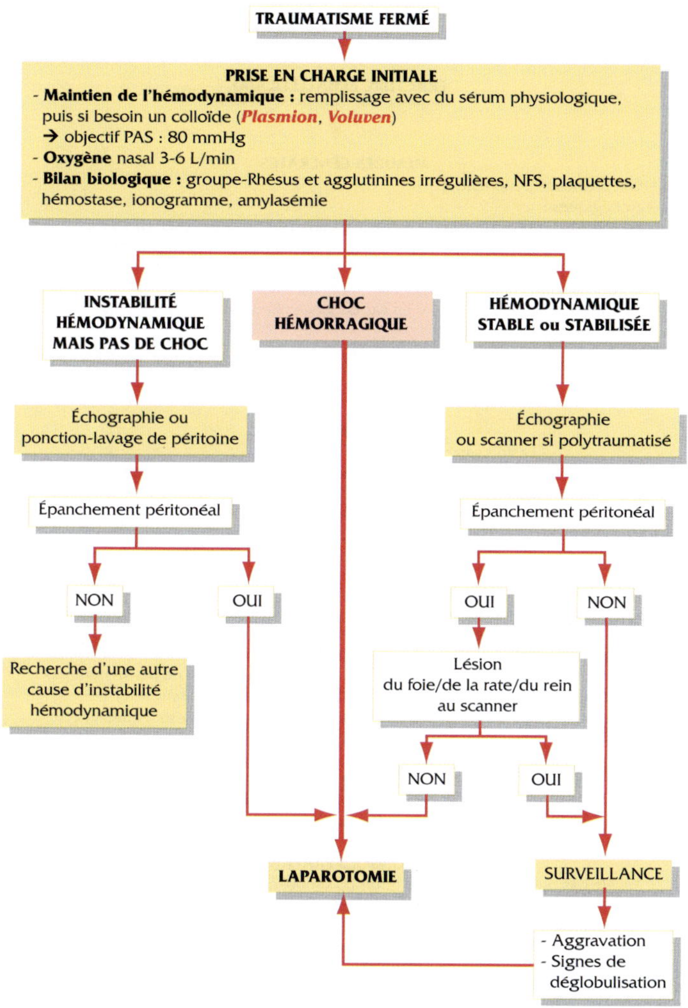
TRAUMATISME FERMÉ
PRISE EN CHARGE INITIALE
- Maintien de l'hémodynamique : remplissage avec du sérum physiologique, puis si besoin un colloïde (Plasmion, Voluven)
→ objectif PAS : 80 mmHg
- Oxygène nasal 3-6 L/min
- Bilan biologique : groupe-Rhésus et agglutinines irrégulières, NFS, plaquettes, hémostase, ionogramme, amylasémie
INSTABILITÉ HÉMODYNAMIQUE MAIS PAS DE CHOC
CHOC HÉMORRAGIQUE
HÉMODYNAMIQUE STABLE ou STABILISÉE
Échographie ou ponction-lavage de péritoine
Échographie ou scanner si polytraumatisé
Épanchement péritonéal
NON
OUI
Épanchement péritonéal
OUI
NON
Recherche d'une autre cause d'instabilité hémodynamique
Lésion du foie/de la rate/du rein au scanner
NON
OUI
LAPAROTOMIE
SURVEILLANCE
- Aggravation
- Signes de déglobulisation

Traumatisme de la cheville

FRACTURE BIMALLÉOLAIRE

↓

MESURES GÉNÉRALES

- Voie veineuse périphérique
- Antalgiques :
  - **paracétamol** (***Perfalgan***) flacon de 1 g dans 100 mL à perfuser en 15 min
  - si insuffisant : **morphine** IV 0,1 mg/kg, puis si insuffisant 2 mg/10 min jusqu'à obtention de l'effet souhaité et en surveillant la respiration
- Immobilisation antalgique (par attelle plâtrée postérieure en cas de geste chirurgical différé)
- Bilan pré-opératoire si besoin

↓

URGENCE SI

- Lésion vasculonerveuse
- Fracture ouverte ou fragment osseux menaçant la peau
- Fracture-luxation

↓

TRAITEMENT CHIRURGICAL
(systématique pour certains)

- Réduction et ostéosynthèse
- Immobilisation par botte plâtrée sans appui pendant 30-45 j

TRAITEMENT ORTHOPÉDIQUE
(fractures non déplacées ou interligamentaires peu déplacées, fractures vues tardivement avec un état cutané ne permettant pas une ostéosynthèse)

- Réduction sous anesthésie générale et amplificateur de brillance
- Plâtre cruropédieux (genou à 15 de flexion, cheville à angle droit, orteils libres)

CONSEILS PRATIQUES

- Ne pas oublier la protection thrombo-embolique en cas d'immobilisation : HBPM avec surveillance plaquettaire (ex. : **enoxaparine** [***Lovenox***] 20 mg/j)
- Antalgiques et AINS en l'absence de contre-indications
- Surélévation du membre les premiers jours pour diminuer l'œdème
- Surveillance régulière du plâtre (J0, J2, J7, J14, puis toutes les 3 semaines)

ENTORSE DE LA CHEVILLE

RADIOGRAPHIE
(règles d'Ottawa)

En présence d'au moins un des items suivants :
- Âge < 18 ans ou > 55 ans
- Incapacité de se mettre en appui immédiatement après l'accident ou impossibilité de faire 4 pas
- Palpation douloureuse de la pointe ou du bord postérieur d'une malléole sur une hauteur de 6 cm à partir de la pointe malléolaire
- Palpation douloureuse du scaphoïde ou de la base du 5e métatarsien

Effectuer 2 clichés de l'articulation tibiotarsienne :
1. Profil de face en rotation interne de 20°
2. Pied de face

BÉNIGNE
- Pas de craquement, pas d'œdème malléolaire externe en œuf de poule immédiat, pas de douleur lipothymique
- Pas de laxité anormale à l'examen
- Le varus équin reproduit lors de l'examen ne provoque pas de douleur vive

TRAITEMENT FONCTIONNEL
- Pas de radio (*cf. supra*)
- **Pendant 48 h :**
  - pas d'appui (cannes)
  - surélévation du membre
  - réfrigération pluriquotidienne (vessie de glace)
  - contention compressive (***Cohéban***)
- **3-4 jours plus tard :**
  - contention stabilisatrice (***Elastoplaste***) pendant 10-15 jours **ou**
  - orthèse amovible (***Aircast, Malléoloc***...) pendant 2-4 semaines
  - dans les 2 cas reprise de l'appui
- AINS (en l'absence de contre-indications)

GRAVITÉ MOYENNE
- Choc astragalien sans tiroir antéro-postérieur
- Varus équin passif = douleur vive

GRAVE
- Sensation de déchirure
- Gonflement malléolaire immédiat
- Douleur syncopale
- Ecchymose d'apparition rapide et diffusion en quelques heures au pied et au segment jambier

TRAITEMENT ORTHOPÉDIQUE
- Si **œdème :** gouttière postérieure ou attelle type ***Scotch Cast*** pendant 6-8 j sans appui (cannes). Membre surélevé et réfrigéré
- En l'**absence d'œdème** d'emblée ou après régression de l'œdème : résine rigide (cheville à angle droit avec très légère éversion)
- Si **entorse de gravité moyenne sans arrachement ostéopériosté :** résine semi-rigide (***Soft Cast***)
- **Durée d'immobilisation :**
  - 4 semaines : entorse moyenne
  - 6 semaines : entorse avec arrachement
  - 8 semaines : entorse grave

TRAITEMENT CHIRUGICAL
- Entorse grave
- Sujet jeune et sportif
- Sur clichés dynamiques : bascule astragalienne > 20° et tiroir antérieur > 10 mm

Traumatisme crânien

Classification selon les groupes de Masters

GROUPE 1

- Patient asymptomatique
- Céphalées
- Sensations ébrieuses
- Hématome, blessure ou abrasion du scalp
- Absence de signes des groupes 2 et 3

→ **RISQUES FAIBLES**

GROUPE 2

- Modification de la conscience au moment de l'accident ou dans les suites immédiates (perte de connaissance)
- Céphalées progressives
- Intoxication (drogue, alcool)
- Histoire peu fiable des circonstances de l'accident (par ex. perte de connaissance indéterminée)
- Crise comitiale après l'accident
- Vomissements
- Amnésie post-traumatique
- Polytraumatisme
- Lésions faciales sévères associées
- Signes de fracture basilaire
- Possibilité de fracture avec dépression ou lésion pénétrante
- Enfant de moins de 2 ans ou suspicion de maltraitance

→ **RISQUES MODÉRÉS**

GROUPE 3

- Altération du niveau de conscience (à l'exception d'une cause toxique, d'une comitialité), c'est-à-dire score de Glasgow inférieur à 13
- Signes neurologiques focaux
- Diminution progressive de l'état de conscience
- Plaie pénétrante
- Embarrure probable

→ **RISQUES ÉLEVÉS**

GROUPE 1 DE MASTERS

→

- Retour à domicile avec conseils de surveillance
- Hospitalisation brève pour surveillance uniquement si la surveillance à domicile est impossible (sujet seul, troubles des fonctions supérieures, contexte socioculturel défavorable)

GROUPE 2 DE MASTERS

↓

SCANNER CÉRÉBRAL
(immédiat ou différé en fonction de l'évolution)

↓

Normal et pas d'autres lésions associées

↓

- Retour à domicile possible si les conditions de surveillance sont correctes
- Sinon hospitalisation 24-48 h

Lésions cérébrales (hématome extradural, subdural, intracrânien…)

↓

Avis neurochirurgical

GROUPE 3 DE MASTERS

↓

INTUBATION
(indication large en cas de GCS < 12)

- **Induction** en séquence rapide : **étomidate (*Hypnomidate*)** 0,3 mg/kg et **suxaméthonium (*Célocurine*)** 1 mg/kg
- Réglage des paramètres pour obtenir une PaO_2 > 60 mmHg et une $PaCO_2$ entre 35 et 40 mmHg
- **Sédation** avec **midazolam** 0,1 mg/kg/h et **fentanyl** 0,5-1 µg/kg/h

↓

HÉMODYNAMIQUE
→ objectif PAM : 90 mmHg

- **Soluté :** sérum physiologique
- Si **hémodynamique instable** malgré le remplissage : **noradrénaline** 0,5 mg/h puis adapter en fonction de la PAM
- Si signe d'**engagement cérébral :** **mannitol à 20 %** 0,5-1 g/kg ou **sérum salé hypertonique à 20 %** 20 à 40 mL (soit 4 à 8 g) en 20 min

↓

ATTENTION ! LE TRAITEMENT D'UNE LÉSION HÉMORRAGIQUE ABDOMINO-THORACIQUE EST PRIORITAIRE SUR UNE ÉVENTUELLE LÉSION NEUROCHIRURGICALE

SCANNER CÉRÉBRAL EN URGENCE
(plus rachis en cas de patient inconscient)

Traumatisme du genou

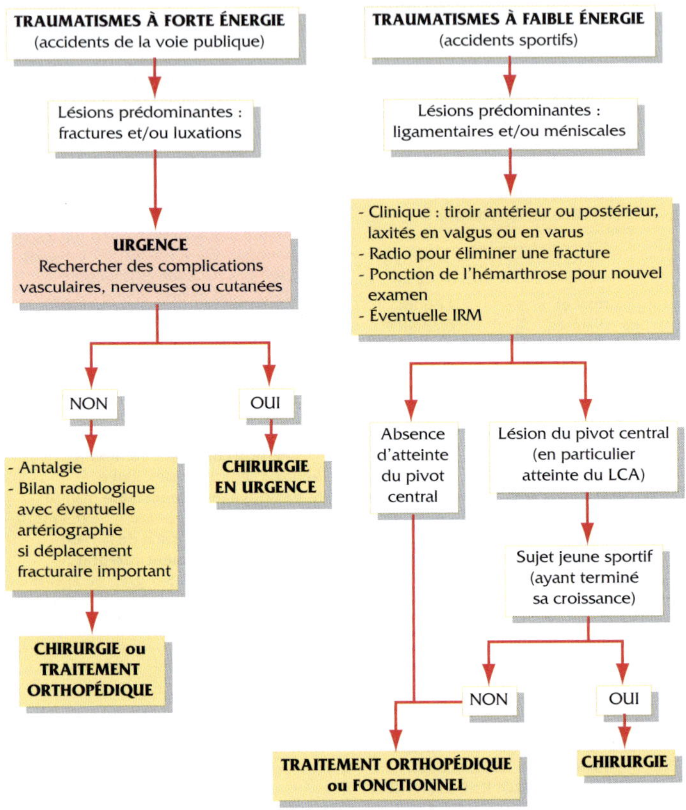

Règles d'Ottawa d'indication de radiographies du genou en cas de traumatisme

- Âge > 55 ans
- Douleur à la palpation de la patella
- Douleur à la palpation de la tête du péroné
- Incapacité de fléchir le genou (activement) à plus de 90°
- Incapacité de faire 4 pas (mise en charge) immédiatement et lors de la consultation

Traumatisme de la main

URGENCE GRAVE
=
TRANSFERT DANS UN CENTRE SPÉCIALISÉ

AMPUTATION

CONDUITE À TENIR
- **Fragment distal :**
  - lavage simple au sérum physiologique et séchage avec des compresses (interdiction d'antiseptiques colorés !)
- envelopper dans une compresse et placer dans un sac plastique
- poser le tout sur de la glace elle-même dans un sac plastique
- **Fragment proximal :** hémostase par simple pansement compressif

→ **RAMENER TOUS LES FRAGMENTS**
→ **SI RÉIMPLANTATION : AVANT LA 6e HEURE**

AUTRES LÉSIONS
- **Dévascularisation :**
  - coloration anormale
  - ralentissement du temps de coloration
  - diminution de la température locale
- **Injection sous pression** (pistolet à peinture, injecteur de graisse) : la plaie paraît minime mais le pronostic est grave
- **Brûlures thermiques et électriques**
- ***Ring finger***

MESURES GÉNÉRALES POUR LE TRANSFERT
- Emballage stérile simple et surélévation de la main
- Voie veineuse périphérique avec prélèvement d'un bilan préopératoire
- Si possible (mais cela ne doit pas retarder le transfert) : radiographies standards de la main et du poignet
- **Antalgie :**
  - **paracétamol (*Perfalgan*)** flacon de 1 g dans 100 mL à perfuser en 15 min
  - si insuffisant : **morphine** IV 0,1 mg/kg, puis si insuffisant 2 mg/10 min jusqu'à obtention de l'effet souhaité et en surveillant la respiration
- **Antibiothérapie : amoxicilline + acide clavulanique (*Augmentin*)** 1 g IV
- Vérifier la vaccination antitétanique

LE BILAN DES LÉSIONS EST LE PRÉALABLE À TOUT CHOIX THÉRAPEUTIQUE

- **Topographie :** palmaire ou dorsale, sur le trajet des nerfs ou des tendons
- **Sensibilité :** le seul moyen est d'effleurer chaque hémi-pulpe avec une compresse dépliée sans que la patient regarde et sans provoquer le moindre mouvement du doigt
- **Motricité :** examiner individuellement chaque segment articulaire
- Degré de souillure et de contusion

GRAVITÉ = PROFONDEUR ET NON LONGUEUR

L'examen peut être normal malgré l'existence d'un lésion grave (par ex. plaie partielle du nerf collatéral ou de la gaine des fléchisseurs, section de la bandelette médiane de l'extenseur, plaie punctiforme de l'articulation IPP)

→ NÉCESSITÉ D'EXPLORATION CHIRURGICALE DE LA PLAIE

Examen du tendon fléchisseur commun superficiel

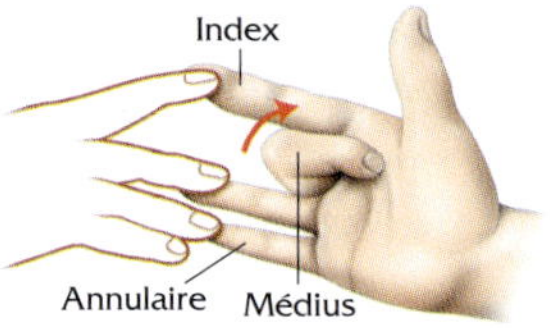

Territoires sensitifs de la main

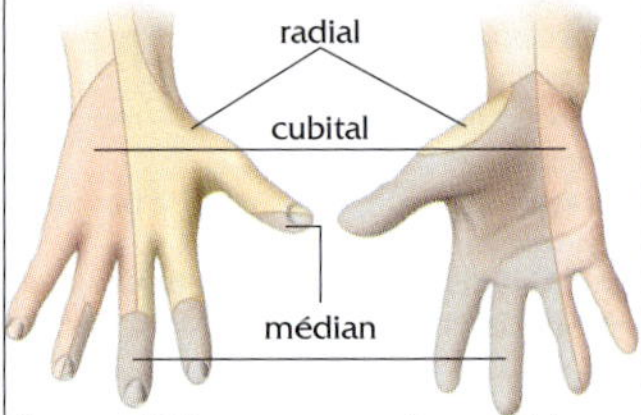

Examen du tendon fléchisseur commun profond

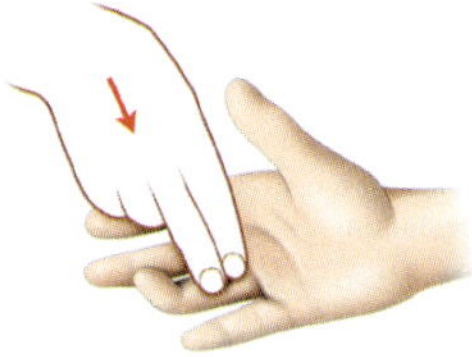

Examen du tendon extenseur long du pouce

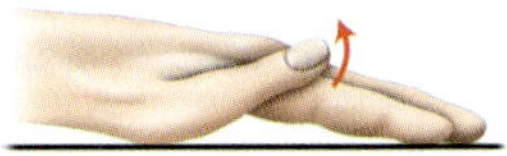

Examen des tendons extenseurs extrinsèques

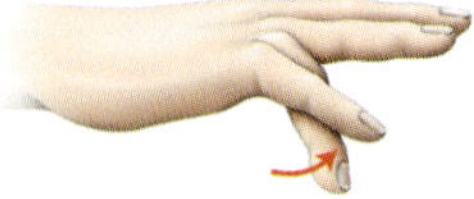

Mesure de la discrimination pulpaire

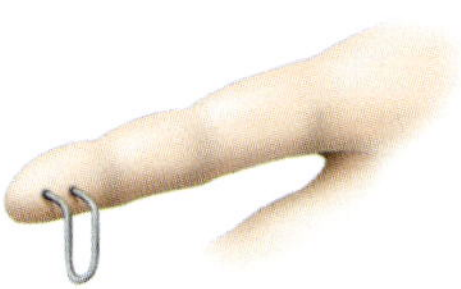

Traumatisme oculaire

CORPS ÉTRANGER SUPERFICIEL
- Accident de bricolage
- Mise en évidence dans le cul-de-sac conjonctival inférieur, derrière la paupière supérieure ou sur la cornée

→

- **Anesthésie locale** pour le repérage : **oxybuprocaïne (*Novésine*)**
- **Ablation :** lavage au sérum physiologique ou avec une spatule mousse → si échec ne pas insister et adresser en opthalmologie
- **Collyre cicatrisant :** par ex. ***Vitacic*** 1-2 gouttes × 3-6 fois/jour
- Pansement occlusif
- En l'absence de régression de la symptomatologie dans les heures qui suivent → consultation ophtalmologique

ÉROSION DE LA CORNÉE
- Coup d'ongle, branche d'arbre…
- Symptomatologie bruyante (douleur, photophobie, larmoiement)
- Mise en évidence par instillation de fluorésceine

↓

- **Antiseptique : picloxydine (*Vitabact*)** 1 goutte × 5/j
- **Cicatrisant : pommade à la vitamine A** dans le cul-de-sac conjonctival
- Pansement occlusif
- Antalgique *per os* : **paracétamol** 1 g × 3/j

PLAIE PÉNÉTRANTE, CONTUSION ou CORPS ÉTRANGER INTRA-OCULAIRE
- Hémorragie sous-conjonctivale, hyphéma (sang dans la chambre antérieure), mydriase, hypertonie, déformation de la pupille…
- Radiographie de l'orbite (ou scanner)

↓

- Repos en position allongée et laisser à jeun
- **Antalgique : paracétamol (*Perfalgan*)** flacon de 1 g dans 100 mL à perfuser en 15 min
- **Collyre antibiotique : rifampicine (*Rifamycine*) plus tobramycine (*Tobrex*)** 1 goutte de chaque/h jusqu'à la prise en charge ophtalmo
- Pansement oculaire occlusif, stérile, non compressif

↓

CONSULTATION OPHTALMO EN URGENCE

Traumatisme du rachis

Tout polytraumatisé présente une fracture du rachis jusqu'à preuve du contraire.

PRISE EN CHARGE INITIALE
- Recherche d'un déficit moteur et étude de la sensibilité (*cf.* p. 368), en particulier sensibilité périnéale
- Immobilisation :
  - ramassage en respectant l'axe tête-cou-tronc
  - déshabillage en coupant les vêtements
  - collier cervical, matelas « coquille »

↓

PRIORITÉ = STABILISATION DES FONCTIONS VITALES
(*cf.* Polytraumatisé)
LE TRAITEMENT DES LÉSIONS HÉMORRAGIQUES PRIME

↓

BILAN RADIOLOGIQUE
- Dans le cadre du bilan d'un polytraumatisé, le **scanner** corps entier permet un premier bilan du rachis
- Des radiographies standards peuvent être faites d'emblée ou en complément du scanner :
  - rachis cervical supérieur : face bouche ouverte, profil centré sur C1-C2
  - rachis cervical inférieur : face, profil et 3/4
  - rachis dorsolombaire : face et profil
- **IRM :** examen-clef pour le diagnostic de contusion médullaire et des atteintes discoligamentaires

Lésion médullaire avec mise en évidence d'une compression mécanique → **CHIRURGIE EN URGENCE** et → **TRAITEMENT MÉDICAL**

CHIRURGIE EN URGENCE

TRAITEMENT MÉDICAL
- Possibilité de corticoïdes à haute dose (dans les 8 h qui suivent le traumatisme) : **méthylprednisolone (*Solu-Médrol*)** 30 mg/kg en 15 min, puis 5,4 mg/kg/h pendant 23 h
- En cas de lésion médullaire isolée, respecter une bradycardie et une hypotension modérée. En cas de besoin, pas de remplissage, utiliser la **dopamine** 5-10 µg/kg/min
- Sonde urinaire uniquement en cas de globe
- En cas de tétraplégie isolée, même en l'absence d'intubation : oxygène et sonde avec vidange gastrique

Absence de signes neurologiques →

POSSIBILITÉ DE TRAITEMENT DIFFÉRÉ (24-48 h)
- Lésions stables : repos avec ou sans immobilisation complémentaire
- Autres cas : traitement orthopédique ou chirurgical

Traumatisme thoracique

DÉTRESSE CIRCULATOIRE PRÉDOMINANTE

MESURES IMMÉDIATES
- 2 voies veineuses de gros calibre (si voie centrale = fémorale) avec soluté de remplissage
- Prélèvements pour groupe, Rhésus, agglutinines irrégulières, NFS et hémostase
- Oxygène avec masque à haute concentration (8-10 L)

REMPLISSAGE
- Sérum physiologique, puis si besoin soluté colloïde (***Voluven, Plasmion***) avec accélérateur de perfusion puis sang O^- en attente de sang isogroupe → objectif PAs : 80 mmHg
- Si insuffisant : **adrénaline** 0,5 mg/h à adapter en fonction de l'effet

Si troubles de la conscience et/ou respiratoires associés → **intubation d'indication large** (après élimination d'un pneumothorax → drainage)

DÉTRESSE RESPIRATOIRE PRÉDOMINANTE

MESURES IMMÉDIATES
- Libération des voies aériennes supérieures
- Position semi-assise
- Assistance respiratoire au masque et ballon avec FiO_2 100 %
- Voie veineuse avec soluté de type Ringer lactate
- Exsufflation d'un pneumothorax compressif

INTUBATION
- Induction en séquence rapide : **étomidate (*Hypnomidate*)** 0,3 mg/h, **suxaméthonium (*Célocurine*)** 1 mg/h
- Ventilation initiale au ballon puis contrôlée si état respiratoire stable

DRAINAGE PLEURAL
- En l'absence de stabilité et en présence de signes d'épanchement pleural → drainage

ATTENTION : en cas d'hémothorax, limiter le volume drainé car risque de désamorçage cardiaque (si possible auto-transfusion)
- Si plaie soufflante → ne pas obturer

STABILISATION

BILAN IMAGERIE
- Radio de thorax
- Scanner thoracique

INSTABILITÉ

BLOC OPÉRATOIRE DIRECT
(Concept de la *golden hour* → prise en charge chirurgicale dans l'heure qui suit l'accident)

Traumatisme des voies urinaires

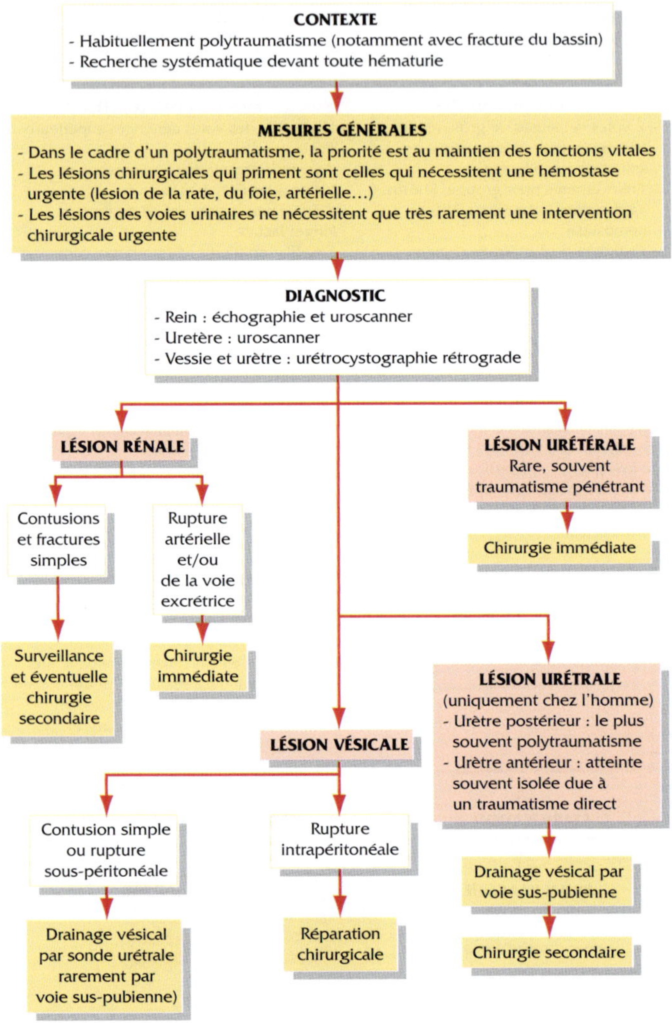

Trichinose

ÉLÉMENTS DE SUSPICION

- Myalgies aiguës avec asthénie
- Œdème péri-orbitaire, éruption cutanée
- Céphalées
- Signes digestifs (diarrhée, vomissements)
- Consommation de viande de porc ou de cheval, crue ou peu cuite
- Contexte épidémique

↓

BILAN

- Biologie : recherche d'une hyperéosinophilie, d'une augmentation des CPK et des transaminases ; sérologie, ionogramme sanguin en cas de troubles digestifs
- ECG (possible myocardite)
- En cas de troubles neurologiques centraux : scanner avec et sans injection
- En cas d'atteinte respiratoire : radiographie pulmonaire

↓

MESURES GÉNÉRALES

- Mise au repos
- Réhydratation et traitement symptomatique des signes digestifs
- En cas de signes allergiques, **antihistaminiques** voire **corticoïdes** : **dexchlorphéniramine (*Polaramine*)** 5 mg IV ou **prednisone (*Cortancyl*)** 1 mg/kg/j
- Pour les myalgies, **antalgiques :**
  - **paracétamol (*Perfalgan*)** flacon de 1 g dans 100 mL à perfuser en 15 min ou
  - **tramadol (*Topalgic*)** 100 mg IV lente (2-3 min) ou
  - **morphine** IV 0,1 mg/kg, puis si insuffisant 2 mg/10 min jusqu'à obtention de l'effet souhaité et en surveillant la respiration

↓

TRAITEMENT ANTIPARASITAIRE

- **Albendazole (*Zentel*)** 400 mg *per os* pendant 3 jours puis 800 mg pendant 15 jours

ou

- **Thiabendazole (*Mintézol*)** 1,5 g × 2/j après ou au cours des repas

plus

- **Flubendazole (*Fluvermal*)** 100 mg × 2/j

Ulcère gastroduodénal (UGD)

Hémorragie digestive inaugurale → *cf.* p. 172

Signes d'abdomen aigu chirurgical →

BILAN

- Radiologie : ASP de face debout ou en décubitus latéral gauche à la recherche d'un pneumopéritoine
- Biologie : groupe, Rhésus, agglutinines irrégulières, NFS, plaquettes, hémostase, ionogramme sanguin, amylasémie, bilirubinémie, transaminases, GDS
- Mise en place d'une (ou si possible deux) voies veineuses périphériques de gros calibre avec un soluté de type Ringer lactate
- Sonde gastrique à double courant en aspiration

↓

CHIRURGIE

Signes en faveur d'un UGD →

BILAN

- ECG pour éliminer un IDM
- Fibroscopie avec biopsie pour recherche de *Helicobacter pylori* (test minute)

H. pylori -

ANTISÉCRÉTOIRE

(pendant 4-6 semaines)

- Inhibiteur de la pompe à protons : **oméprazole (*Mopral*)** 20 mg le matin

ou

- Anti-histaminique H2 : **ranitidine (*Azantac*)** 300 mg le soir

H. pylori+

ÉRADICATION D'*H. PYLORI*

(pendant 7 jours)

- **Oméprazole (*Mopral*)** 20 mg matin et soir

plus

- **Clarithromycine (*Zéclar*)** 500 mg matin et soir

plus

- **Amoxicilline** 1 g matin et soir ou **métronidazole (*Flagyl*)** 500 mg matin et soir

↓

MESURES GÉNÉRALES

- Supprimer la consommation de tabac et d'alcool
- Contre-indication des anti-inflammatoires non stéroïdiens et de l'aspirine
- Traitement anti-acide en période douloureuse : ***Maalox*** ou ***Phosphalugel*** (maximum 6 prises par jour)

Urétrite infectieuse aiguë masculine

Prélèvement urétral possible

Prélèvement urétral impossible

Examen direct négatif

Examen direct : diplocoques intracellulaires

ANTIBIOTHÉRAPIE (examen direct négatif)
- **Doxycycline** 200 mg/j en une prise pendant 7 jours

ou
- **Azithromycine (*Zithromax*)** 1 g (prise unique)

ANTIBIOTHÉRAPIE (diplocoques intracellulaires ou prélèvement impossible)
- **Ceftriaxone (*Rocéphine*)** 125 mg en 1 injection IM

ou
- Si CI aux bêtalactamines : **spectinomycine (*Trobicine*)** 2 g en 1 injection IM.
- Si refus d'injection : **céfixime (*Oroken*)** 400 mg (prise unique)

plus
- **Doxycycline** 200 mg/j en une prise pendant 7 jours

ou
- **Azithromycine (*Zithromax*)** 1 g (prise unique)

MESURES GÉNÉRALES
- Traitement des partenaires (schéma identique que pour le patient)
- Recommandation de non-exposition solaire (risque de photosensibilisation avec les cyclines)
- Bilan sérologique : VIH, syphilis, hépatite B, hépatite C
- Proposer une vaccination contre l'hépatite B à tout patient non immunisé
- Conseil de consultation à J3 si les symptômes persistent
- Si possible, contrôle bactériologique à l'issue du traitement

Vertige (crise de)

TRAITEMENT SYMPTOMATIQUE

- Repos au lit dans l'obscurité
- **Antivertigineux : acétylleucine (*Tanganil*)** 500 mg IV lente × 2-4/j
- Si besoin anti-émétique :
  - **métoclopramide (*Primpéran*)** 10 mg IV × 3/j
  - en cas de vomissements importants, veiller à une hydratation correcte et surveiller la kaliémie
- **Anxiolytique :**
  - **diazépam (*Valium*)** 5 mg IM × 3/j
  - **chlorpromazine (*Largactil*)** 25 mg IM × 2-3/j (possède par ailleurs une action anti-émétique)

→ **SIGNES DE GRAVITÉ**

- Syndrome infectieux sévère
- Syndrome méningé
- Signes neurologiques (syndrome cérébelleux, atteinte des paires crâniennes…)
- Surdité unilatérale brutale
- Traumatisme crânien

→ Scanner ponction lombaire

→ **VERTIGE SIMPLE**

→ Consultation ORL

Zona

ANTALGIQUES

- **Douleur légère :** paracétamol (*Doliprane, Efferalgan*) 1 g × 3/j ou paracétamol (*Perfalgan*) flacon de 1 g dans 100 mL à perfuser en 15 min
- **Douleur moyenne :** paracétamol + codéine (*Co-Doliprane, Efferalgan codéine*) 2 cp × 3/j ou tramadol (*Topalgic*) 100 mg IV lente (2-3 min)
- **Douleur intense :** buprénorphine (*Temgesic*) 1-2 cp sub-lingal × 3/j (diminuer la posologie de moitié au-delà de 65 ans) ou morphine IV 0,1 mg/kg, puis si insuffisant 2 mg/10 min jusqu'à obtention de l'effet souhaité et en surveillant la respiration

↓

DÉSINFECTION CUTANÉE

Hexamidine (*Hexomédine*) ou chlorhexidine (*Septéal*)

↓

ZONA SIMPLE

↓

Si âge > 50 ans

↓

ANTIVIRAL

(prévention des douleurs post-zostériennes si administration avant la 72e h après le début de l'éruption)

- Valaciclovir (*Zélitrex*) 1 g × 3/j

ou

- Famciclovir (*Oravir*) 500 mg × 3/j

Traitement pendant 7 jours

↓

- Imunodépression
- Atteinte étendue
- Complications neurologiques
- Personne âgée avec douleur intense

↓

TRAITEMENT IV

Aciclovir (*Zovirax*) 10 mg/kg/8 h en perfusion de 1 h minimum

ZONA GRAVE

↓

Localisation ophtalmique

↓

TRAITEMENT *PER OS*

- Aciclovir (*Zovirax*) 800 mg × 5/j

ou

- Valaciclovir (*Zélitrex*) 1 g × 3/j

ou

- Famciclovir (*Oravir*) 500 mg × 3/j

plus

- Aciclovir (*Zovirax*) pommade ophtalmique × 5/j

↓

Examen ophtalmologique dans les 24 h

Scores et mémos

3

Acide-base (troubles de l'équilibre)

Interprétation des troubles du métabolisme acido-basique
[d'après Matthys H., *Pneumologie*, Springer, Berlin Heidelberg New York, 1982]

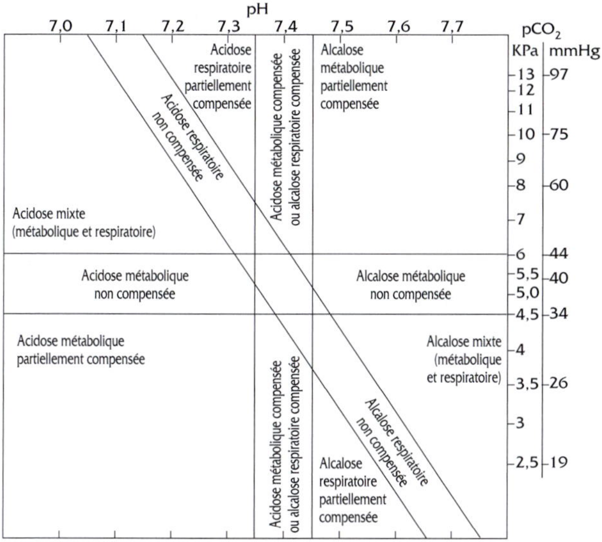

		Bicarbonates		
		< 21 mmol/L	21 à 29 mmol/L	> 29 mmol/L
$PaCO_2$	> 44 mmHg	Acidose mixte (métabolique et respiratoire)	Acidose respiratoire	Alcalose métabolique et acidose respiratoire
	34 à 44 mmHg	Acidose métabolique	Normal	Alcalose métabolique
	< 34 mmHg	Acidose métabolique et alcalose respiratoire	Alcalose respiratoire	Alcalose mixte (métabolique et respiratoire)

Conversion entre les mmHg et les kPa

$$mmHg \times 0,133 = kPa$$
$$kPa = 7,50 \times mmHg$$

Alvarado (score d')

Item	Points
Douleur à la palpation de la fosse iliaque droite	2
Déplacement de la douleur vers la fosse iliaque droite	1
« Rebond » douloureux	1
Anorexie	1
Nausée ou vomissement	1
Température > 37,3 °C	1
Leucocytose > 10 000/mm^3	2
Granulocytes neutrophiles > 75 %	1

- Score maximum de 10 points.
- Si score < 4 : exclusion d'une appendicite aiguë.
- Si score 5-7 : surveillance.
- Si score > 8 : chirurgie.

Antibiotiques (indications habituelles)

Antibiotiques		Noms commerciaux	Indications habituelles
BÊTALACTAMINES			
Pénicilline G et V	pénicilline G	*Pénicilline G* *Oracilline*	Infections à streptocoques, à entérocoques et à pneumocoques péni-S
Pénicilline M	cloxacilline oxacilline	*Orbénine* *Bristopen*	Infections à staphylocoques méti-S (en général extra-hospitalières)
Aminopénicillines	amoxicilline	*Clamoxyl…*	Même indications que la pénicille G. Listériose, méningite à méningocoque, infections ORL et respiratoires hautes et basses, malgré une activité inconstante contre *H. influenzae.* Maladie de Lyme
Aminopénicillines + inhibiteur des β-lactamases	amoxicilline + acide clavulanique	*Augmentin…*	Infections ORL, respiratoires basses chez le sujet à risque, infections polymicrobiennes, infections à anaérobies, infections urinaires
	ampicilline + sulbactam	*Unacim*	
Carboxypénicillines	ticarcilline	*Ticarpen*	Infections prouvées ou suspectées à *P. aeruginosa*
Carboxypénicillines + inhibiteur des β-lactamases	ticarcilline + acide clavulanique	*Claventin*	Infections nosocomiales ou à flore mixte aéro-anaérobie
Uréïdopénicillines	mezlocilline	*Baypen*	Infections à bacilles Gram négatif, particulièrement à *P. aeruginosa* et/ou à streptocoques et à entérocoques
Uréïdopénicillines + inhibiteur des β-lactamases	pipéracilline + tazobactam	*Tazocilline*	Infections nosocomiales à germes multirésistants ou à flore mixte
Carbapénèmes	imipénème	*Tiénam*	Infections nosocomiales à germes multirésistants ou à flore mixte
	ertapénem	*Invanz*	Proche de l'imipénème mais peu active sur *Pseudomonas aeruginosa* et *Acinetobacter*

Antibiotiques		Noms commerciaux	Indications habituelles
	méropénème	*Ménonem*	Spectre très large pour les infections sévères
Monobactame	aztréonam	*Azactam*	Infections à bactéries Gram négatif exclusivement
Céphalosporines injectables	céfazoline	*Céfacidal*	- Traitement alternatif des infections à staphylocoques méti-S - Antibioprophylaxie en chirurgie
	céfoxitine	*Méfoxin*	- Infections variées documentées, sauf les méningites - Antibioprophylaxie en chirurgie
	céfuroxime	*Zinnat*	
	céfotaxime	*Claforan*	Infections sévères, en particulier les méningites (à l'exception des méningites à *Listeria monocytogenes*)
	ceftriaxone	*Rocéphine, Triacéfan*	
	cefsulodine	*Pyocéfal*	Infections documentées ou suspectées à *P. aeruginosa*
	ceftazidime	*Fortum*	
	céfépime	*Axépim*	- Infections sévères non encore documentées - Infections documentées à *Enterobacter, Serratia*… car activité maintenue sur les souches hyperproductrices de céphalosporinases
	cefpirome	*Cefrom*	
Céphalosporines orales	céfaclor	*Alfatil, Haxifal*	- Infections respiratoires et ORL de l'enfant et de l'adulte - Infections urinaires - Risque d'échec dans les infections à pneumocoques de sensibilité anormale à la pénicilline
	céfadroxil	*Oracéfal*	
	céfalexine	*Kéforal/Céfacet/ Céporexine*	
	céfradine	*Dexef*	
Céphalosporines orales (suite)	céfixime	*Oroken*	Infections respiratoires et ORL, en particulier si infections récidivantes ou chez sujets à risque
	céfotiam-hexétil	*Texodil/Takétiam*	
	cefpodoxime-proxétil	*Orelox*	
	céfuroxime-axétil	*Zinnat*	

Antibiotiques		Noms commerciaux	Indications habituelles
FLUOROQUINOLONES	ciprofloxacine	*Ciflox*	- Infections urinaires et prostatiques, ostéoarticulaires et digestives… - Indications respiratoires limitées - Infections sévères à bacilles Gram négatif ou à staphylocoques méthi-S en association
	ofloxacine	*Oflocet*	
	péfloxacine	*Péflacine*	
	lévofloxacine	*Tavanic*	Infections respiratoires
	moxifloxacine	*Izilox*	
	loméfloxacine	*Décalogiflox, Logiflox*	Infections urinaires hautes et basses non compliquées, prostatites
	norfloxacine	*Noroxine*	Infections urinaires, prostatites, orchi-épididymites, urétrite et cervicite gonococcique sans signes de diffusion pelvienne
	enoxacine	*Enoxor*	
MACROLIDES et apparentés	azithromicine	*Zithromax*	- Sauf cas particuliers, infections respiratoires de gravité modérée (en particulier pneumopathie d'allure non pneumococcique de l'adulte jeune) - Traitement de choix de la légionellose et autres pneumopathies atypiques - Angines aiguës streptocociques, en alternative au traitement de référence par la pénicilline - Intérêt réduit dans les autres infections ORL du fait d'une activité inconstante sur le pneumocoque et modérée sur *H. influenzae* - Infections cutanées bénignes. - Urétrites non gonococciques
	clarithromicine	*Zéclar/Naxy*	
	dirithromicine	*Dynabac*	
	érythromicine	*Erythrocine*	
	josamycine	*Josacine*	
	lincomicine	*Lincocine*	
	midécamycine	*Mosil*	
	roxithromicine	*Rulid/Claramid*	

Antibiotiques		Noms commerciaux	Indications habituelles
MACROLIDES **et apparentés** (suite)	spiramycine	*Rovamycine*	
	télithromycine	*Ketek*	
	clindamycine	*Dalacine*	Infections ostéoarticulaires documentées à anaérobies ou à staphylocoques
	pristanamycine	*Pyostacine*	Infections streptococciques ou staphylococciques de gravité moyenne
	quinupristine/ dalfopristine	*Synercid*	Utilisation si aucun autre antibiotique actif sur le germe responsable dans les pneumopathies nosocomiales et les infections de la peau et des tissus mous.
CYCLINES	doxycycline	*Vibramycine N…*	- IST (urétrites non gonococciques, salpingites, cervicites) - Pneumopathies atypiques - Brucelloses, rickettsioses, fièvre Q, maladie de Lyme - Syphilis (si allergie aux bêtalactamines)
	limécycline	*Tétralysal*	
	méthylènecycline	*Lysocline/Physiomycine*	
	minocycline	*Mynocine/Mestacine/ Minolis/Zacnan*	
AMINOSIDES	amikacine	*Amiklin*	En association dans les infections à entérocoques, à staphylocoques méthi-S ou à bacilles Gram négatif
	gentamicine	*Gentalline*	
	isépamicine	*Isépalline*	
	netilmicine	*Nétromicine*	
	tobramycine	*Nebcine*	
GLYCOPEPTIDES	téicoplanine	*Targocid*	- En cas de résistance ou d'allergie aux bêtalactamines, traitement des infections à streptocoques, entérocoques ou staphylocoques (staphylocoque méthi-R) - Activité sur le pneumocoque de sensibilité anormale à la pénicilline
	vancomycine	*Vancocine*	
	quinupristine + dalfopristine	*Synercid*	

Antibiotiques		Noms commerciaux	Indications habituelles
RIFAMPICINE	rifampicine	*Rifadine*	À n'utiliser qu'en association dans le traitement de la tuberculose, des infections à staphylocoques, de la brucellose. Éradication du portage pharyngé du méningocoque
FOSFOMYCINE	fosfomycine-trométamol	*Monuril*	En ville *per os* : traitement monodose de la cystite aiguë chez la femme
	fosfomycine	*Fosfocine*	À l'hôpital en IV : en association contre les staphylocoques surtout
DAPTOMYCINE	daptomycine	*Cubicin*	Infections graves de la peau et des tissus mous ainsi qu'endocardites à staphylocoques et certains streptocoques
ACIDE FUSIDIQUE	acide fusidique	*Fucidine*	En association dans les infections staphylococciques, surtout ostéo-articulaires
LINCOSANIDES	clindamycine	*Dalacine*	Infections sévères, notamment à anaérobies et à staphylocoques
	lincomycine	*Lincocine*	Prophylaxie des endocardites en cas d'allergie aux bêtalactamines
IMIDAZOLES	métronidazole	*Flagyl*	- Actif contre les anaérobies stricts: infections digestives, péritonéales, génitales, cutanées et des parties molles - Prophylaxie de l'infection post-opératoire en chirurgie - Anti-amibien
	ornidazole	*Tibéral*	
	tinidazole	*Fasigyne*	
	secnidazole	*Secnol*	- Urétrites et vaginites à *Trichomonas* - Amibiase intestinale et hépatique, giardiase
SULFAMIDES	sulfadiazine	*Adiazine*	Toxoplasmose, nocardiose
	triméthoprime + sulfaméthoxazole	*Bactrim*	- Traitement préventif et curatif des infections à *Pneumocystis carinii* - Infections urogénitales de l'homme

Antidotes

Nom	Indications	Présentation	Posologie
N-acétyl-cystéine (*Fluimucil*)	Paracétamol, sels d'argent et de mercure, halothane	Flacon 5 g/25 mL	*Cf.* p. 213
Alcool éthylique	Méthanol, éthylène glycol	Préparation par la pharmacie de l'hôpital	- Dose de charge de 0,6-0,8 g/kg *per os* ou par sonde gastrique - Relais en continu dans la sonde gastrique ou en IV à la dose de 0,07-0,2 g/kg/h - Objectif : alcoolémie 1-1,5 g/L
Anticorps antidigitaliques (*Digibind*)	Digitaliques	Flacon 38 mg	*Cf.* p. 206
Atropine	Insecticides organophosphorés	Ampoule 1 mg/1 mL	- 2 mg IVD puis 2 mg/10 min jusqu'à l'apparition de signes d'atropinisation (peau sèche et rouge, délire, mydriase) - Traitement à poursuivre pendant plusieurs jours
Bleu de méthylène	Méthémoglobinisants	Ampoule 10 mL à 1 % (100 mg)	- 1-2 mg/kg dilués dans 500 mL de G 5 % à perfuser en 15 min - Possible renouvellement si besoin sans dépasser 7 mg/kg
Bleu de Prusse	Thallium, césium		- 250 mg/kg en 2-4 prises *per os* - En cas de constipation, associer du sorbitol
Calcium gluconate	Antirouille, fluorure, détartrant, oxalate, aconitine	Ampoule 10 mL à 10 %	- Initialement 50 mL de gluconate de calcium dans 250 mL de G 5 % en 30 min - Ensuite apports ajustés en fonction de la calcémie
Charbon (*Carbomix*)	Adsorption des toxiques	Flacon de 50 g	*Cf.* p. 210

Nom	Indications	Présentation	Posologie
Desferoxamine (*Desféral*)	Intoxication et surcharge en fer ou en aluminium	Poudre et solvant 500 mg/5 mL	IV continu à la dose de 15 mg/kg/h, puis diminution dès l'amélioration des symptômes (ne pas dépasser 80 mg/kg/24 h)
Diazépam (*Valium*)	Chloroquine, toxiques convulsivants	Ampoule 10 mg/2 mL	*Cf.* p. 204
Dimercaprol (*B.A.L*)	Dérivés arsenicaux et mercuriels, sels d'or, métaux lourds	Ampoule 200 mg/2 mL	- 3 mg/kg en IM (seringue en verre) - J1-J2 : 1 inj/4 h - J3 : 1 inj/6 h - J4-J14 : 2 inj/j
DMSA ou dimercaptosuccinique acide (*Succicaptal*)	Arsenic, mercure, plomb	Gélule 200 mg	30 mg/kg/j en 3 prises *per os* en cure de 5 jours
Dantrolène (*Dantrium*)	Syndrome malin des neuroleptiques, hyperthermie maligne	Flacon 20 mg/70 mL	*Cf.* p. 267
EDTA calcique (**calcium édétate de sodium** *Serb*)	Intoxication au plomb et autres métaux lourds	Ampoule 500 mg/10 mL	- 0,5-1 g/j en 1-2 fois (50 mg/kg/j chez l'enfant) - Perfusion lente sur 1 h avec dilution dans 250 mL de sérum physiologique ou de G 5 %
EDTA dicobaltique (*Kélocyanor*)	Cyanures	Ampoule 300 mg/20 mL	2 ampoules IV suivies de 50 mL de G 30 %
Flumazénil (*Anexate*)	Benzodiazépines et apparentés	Ampoules 0,5 mg/5 mL et 1 mg/10 mL	*Cf.* p. 202

Nom	Indications	Présentation	Posologie
Folinate de calcium	Antifoliques (méthotrexate)	- Ampoules 5 mg/2 mL et 25 mg/10 mL - Flacon de poudre 50 mg	50 mg/m² IV ou IM toutes les 6 h jusqu'à disparition du méthotrexate circulant
Fomépizole (*Fomépizole AP-HP*)	Éthylène-glycol	Ampoule 100 mg/20 mL à diluer dans 250 mL de G 5 %	Dose de charge de 15 mg/kg puis doses d'entretien en fonction des dosages plasmatiques de l'éthylène-glycol et de la fonction rénale
Glucagon (*Glucagen*)	Hypoglycémies, bêtabloquants	Flacon de poudre et solvant 1 mg/1 mL	*Cf.* p. 203
Glucose	Hypoglycémies (sulfamides, insuline), alcool	Flacons à 10, 20, 30 et 50 %	Dose en fonction de la glycémie
Hydroxocobalamine (*Cyanokit*)	Cyanures	Flacon de poudre et solvant 2,5 g/100 mL	*Cf.* p. 197
L-carnitine (*Lévocarnil*)	Valproate de sodium	Ampoule 1 g/5 mL	100 mg/kg/j en IV lent pendant 3 j
Magnésium sulfate	Sels de baryum	Ampoule 10 mL à 15 % (soit 1,5 g)	5-10 g *per os* suivi d'un lavage avec une solution à 5 % de sulfate de magnésium
Naloxone (*Narcan*)	Morphine et dérivés	Ampoule 0,4 mg/1 mL	*Cf.* p. 212
Pénicillamine (*Trolovol*)	Cuivre, mercure (organique)	Comprimé 300 mg	0,6-4 g/j
PPSB (*Kanokad*)	Anticoagulants (antivitamines K)	Flacon de poudre et solvant 10 et 20 mL F II : 37 UI/mL F VII : 25 UI/mL F IX : 25 UI/mL F X : 40 UI/mL	- Surdosage en antivitamine K : 20-30 UI/kg exprimés en unités de F IX - Une seule dose est en général nécessaire en attendant les 4-6 h de délai d'action de la vitamine K

Nom	Indications	Présentation	Posologie
Pralidoxime (***Contrathion***)	Insecticides organophosphorés	Flacon poudre et solvant 200 mg/10 mL	200-400 mg en IV lente (1 mL/min) ou en perfusion dans du sérum physiologique ou du G 5 %. Dose d'entretien jusqu'à 400 mg/h en fonction de l'effet
Protamine	Héparine	Flacon 10 000 UAH/10 mL	- 1 000 UAH neutralisent 1 000 UI héparine - 1 UAH inhibe 50-60 % de l'activité anti-Xa des HBPM - La dose doit être adaptée à l'héparinémie ou à l'activité anti-Xa constatée
Silymarine (***Légalon***)	Amanite phalloïde	Flacon de poudre 350 mg	- 20 mg/kg/j en 4 perfusions de 2 h dans du G 5 % - Traitement pendant 4-5 jours
Sodium bicarbonate ou sodium lactate	Antidépresseurs tricycliques, chloroquine, quinine (effet stabilisant de membrane)	Bicarbonate 4,2 % ou 8,4 % Lactate 11,2 %	*Cf.* p. 201
Sodium thiosulfate	Permanganate potassium	Préparation par la pharmacie de l'hôpital	200 mL de solution à 20 % dans la sonde gastrique après repérage radiologique des comprimés. Après 10 min, lavage gastrique jusqu'à ce que le liquide redevienne clair
Vitamine B6	Isoniazide	Ampoule 250 mg	- 1 g de vitamine B6 par g d'isoniazide ingéré (ou 5 g si dose inconnue) - Dilution dans du G 5 %, perfusion en 5-10 min - Répétition au bout de 30 min si coma ou état de mal convulsif
Vitamine K1	Anticoagulants	Ampoule 10 mg/1 mL	- Surdosage simple : 0,5-1 mg en perfusion de 20-30 min - Surdosage avec hémorragie : 10-20 mg en perfusion de 1 h - Dilution dans du sérum physiologique ou du G 5 %

Apgar (score d')

Évaluation de l'état du nouveau-né à 1, 5 et 10 min de vie.

Paramètres	Cotation		
	0	1	2
Fréquence cardiaque	< 80/min	80-100/min	> 100/min
Respiration	0	Cri faible	Cri vigoureux
Tonus	0	Extrémités	Normal
Réactivité	0	Grimaces	Vive
Coloration	Pâleur ou cyanose	Cyanose des extrémités	Rose

- Chez un enfant bien portant, le score initial doit être > ou égal à 7 à 1 min et, après désobstruction et éventuellement oxygénothérapie, à 10 à 5 min.
- Si l'Apgar est inférieur à 3, il faut considérer que l'on est face à un état de mort apparente et débuter les manœuvres de réanimation cardiopulmonaire.

Axe électrique du cœur

Détermination de l'axe électrique du cœur dans le plan frontal

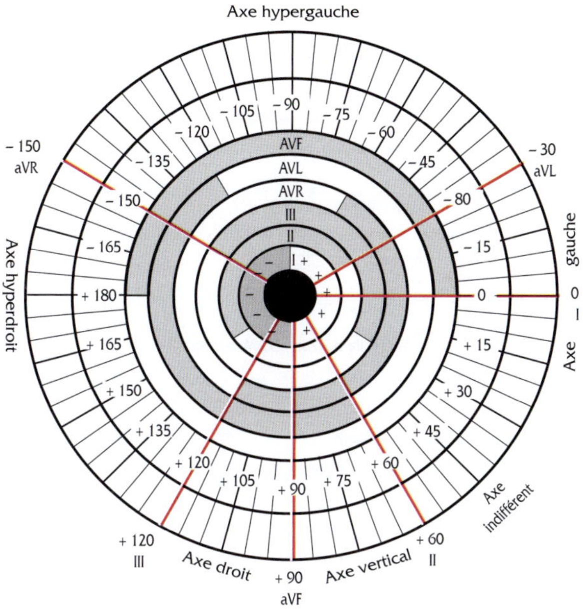

+++	= la plus grande déflexion est **positive**
– – –	= la plus grande déflexion est **négative**

Méthode rapide pour la détermination de l'axe de QRS

1. Partir de D I.
2. Déterminer si la déflexion maximale de QRS est positive ou négative et se positionner dans le demi-cercle correspondant.
3. Progresser vers l'extérieur (D I → AVF) en utilisant la même démarche.
4. Lorsqu'on arrive à AVF, la zone sélectionnée est suffisamment petite pour déterminer approximativement l'axe de QRS.

Balthazar (index de sévérité de)

Score sur 10 obtenu à partir des résultats d'une TDM avec et sans injection

Score tomodensitométrique (TDM non injecté)		
Grade A	Pancréas normal	0 point
Grade B	Élargissement focal ou diffus du pancréas	1 point
Grade C	Pancréas hétérogène associé à une densification de la graisse péripancréatique	2 points
Grade D	Coulée pancréatique unique	3 points
Grade E	Coulées multiples ou présence de bulles de gaz au sein d'une coulée (signe de surinfection)	4 points

Score de nécrose (TDM injecté)	
Pas de nécrose	0 point
Nécrose d'un tiers du pancréas	2 points
Nécrose de la moitié du pancréas	4 points
Nécrose de plus de la moitié du pancréas	6 points

Score tomodensitométrique + score de nécrose > 6

=

Pancréatite sévère

Bishop (score de)

Examen du col en cas de menace d'accouchement prématuré.

Score	0	1	2	3
Dilatation (en cm)	1	1 à 2	3 à 4	5
Longueur (% d'effacement)	Long 0	1/2 long 40 à 50	Court 60 à 70	Effacé 80
Consistance	Ferme	Intermédiaire	Molle	
Position	Postérieure	Intermédiaire	Antérieure	
Hauteur de la tête	Haute et mobile	Amorcée	Fixée	Engagée

Plus le score est élevé, plus la menace d'accouchement prématurée est sévère.

Blocs de branche

Bloc complet quand QRS > 0,12 s (3 carreaux)

- 1re étape : visualiser V1
  - QRS se termine en R → bloc de branche droit (BBD).
  - QRS se termine en S → bloc de branche gauche (BBG).
- Confirmer en D1, aVL et V5, V6 :
  - QRS se terminent en S → BBD.
  - QRS se terminent en R → BBG.

Hémibloc antérieur gauche (HBAG)

- Axe < - 45°.
- R en D1 > R en D2 ou D3.
- qR en aVL.
- S large en D2, D3 et aVF.

Hémibloc postérieur gauche

- Rarement isolé (souvent associé à un BBD → indication à la pose d'un PM).
- Axe > 110°.
- Petite onde r et onde S profonde en D1 (rS).
- R en D3 > R en D2.
- qR en D3.

Blocs trifasciculaires (indication de la pose d'un PM)

- BBD + HBAG + BAV1.
- BBD + HBPG + BAV1.
- Alternance BBD, BBG.

BPCO (stades de sévérité)

Stade	Caractéristiques
O	Symptômes chroniques : toux, expectorations VEMS/CV ≥ 70 %
I : **BPCO peu sévère**	- VEMS/CV < 70 % - VEMS ≥ 80 % de la valeur prédite avec ou sans symptômes chroniques (toux, expectoration)
II : **BPCO moyennement sévère**	- VEMS/CV < 70 % - 30 % ≤ VEMS < 80 % de la valeur prédite - IIA : 50 % ≤ VEMS < 80 % de la valeur prédite - IIB : 30 % ≤ VEMS < 50 % de la valeur prédite avec ou sans symptômes chroniques (toux, expectoration, dyspnée)
III : **BPCO sévère**	- VEMS/CV < 70 % - VEMS < 30 % de la valeur prédite ou VEMS < 50 % de la valeur prédite en présence d'insuffisance respiratoire chronique (PaO_2 < 60 mmHg [8 kPa] ou de signes satellites d'une hypertension artérielle pulmonaire)

RISQUE IMPORTANT DE DÉCOMPENSATION

- Maladie de fond sévère : BPCO de stade IIB-III, âge > 70 ans, comorbidité significative (en particulier cardiaque), plus de 3 exacerbations par an.
- Possibilité de pneumonie, pneumothorax, dysfonction cardiaque gauche, embolie pulmonaire.
- Existence d'un épisode récent d'évolution défavorable.
- Dégradation majeure par rapport à l'état de base.
- Absence d'amélioration avec un traitement mené en ambulatoire.

Catécholamines (propriétés pharmacologiques)

	Contractilité	Fréquence cardiaque	Résistances vasculaires systémiques	Pression artérielle	Excitabilité
Dobutamine	↗↗↗	↗	↘		↗
Dopamine	↗↗	↗↗	↗	↗	↗↗
Noradrénaline	↗	↗	↗↗↗	↗↗↗	↗↗↗
Adrénaline	↗↗↗	↗↗↗	=	↗	↗↗↗
Isoprénaline	↗↗↗	↗↗↗	↘↘↘		↗↗↗

Cauchois (classification des fractures ouvertes)

Type	Présentation
I	- Ouverture punctiforme, de dedans en dehors - Pas de contusion cutanée associée
II	- Ouverture de plusieurs centimètres - Décollement sous-cutané - Possibilité de fermeture de la plaie après parage
III	- Délabrement cutané, musculaire et osseux - Impossibilité de fermeture de la plaie (perte de substance)
IV	Grand délabrement du membre

Centres antipoison

Ville	Hôpital	Téléphone
Angers	CHU 49033 ANGERS CEDEX 01	02 41 48 21 21
Bordeaux	Hôpital Pellegrin-Tripode Place Amélie Raba-Léon 33076 BORDEAUX CEDEX	05 56 96 40 80
Lille	CHR 5, av. Oscar Lambret 59037 LILLE CEDEX	0800 59 59 59
Lyon	Hôpital Édouard-Herriot 5, place d'Arsonval 69437 LYON CEDEX 3	04 72 11 69 11
Marseille	Hôpital Salvator 249, Bd Sainte-Marguerite 13274 MARSEILLE CEDEX 9	04 91 75 25 25
Nancy	Hôpital Central 29, av. de Lattre de Tassigny 54000 NANCY	03 83 22 50 50
Paris	Hôpital Fernand-Widal 200, rue du Faubourg Saint-Denis 75475 PARIS CEDEX 10	01 40 05 48 48
Rennes	Hôpital Pontchaillou Rue Henri Le Guilloux Pavillon Clemenceau 35033 RENNES CEDEX	02 99 59 22 22
Strasbourg	Hôpitaux Universitaires 1, place de l'Hôpital 67000 STRASBOURG	03 88 37 37 37
Toulouse	Hôpital Purpan Place du Dr Baylac 31059 TOULOUSE CEDEX	05 61 77 74 47

* Centres ouverts uniquement aux heures ouvrables (tous les autres centres sont accessibles 24 h/24)

Child (classification de)

Permet d'apprécier la gravité d'une cirrhose.

Cotation	Ascite	Encéphalo-pathie	Prothrombine (%)	Albumine (g/L)	Bilirubine (µmol/L)
1	0	0	> 54	> 35	< 30
2	Peu abondante (lame)	Astérixis	44-54	28-35	30-50
3	Très abondante	Coma	< 54	< 28	> 50

Child A : score 5-6
Child B : score 7-9
Child C : score 10-15

Coefficient de risque d'accouchement prématuré (CRAP) (d'après Papiernick)

Nombre de points	Mensurations et conditions socio-économiques	Antécédents obstétricaux	Travail	Circonstances de grossesse
1	- Deux enfants ou plusieurs sans aide familiale - Bas niveau économique	- Un curetage - Court intervalle après une grossesse précédente (1 an entre accouchement et fécondation)	- Travail à l'extérieur	- Fatigue inhabituelle - Prise de poids excessive
2	- Grossesse illégitime, non hospitalisée en maison maternelle - Moins de 20 ans - Plus de 40 ans	- 2 curetages	- Plus de 3 étages sans ascenseur - Plus de 10 cigarettes par jour	- Prise de poids < 5 kg - Albuminurie - Hypertension > 13/8
3	- Très bas niveau socio-économique - Moins de 1,50 m - Moins de 45 kg	- 3 curetages ou plus - Utérus cylindrique	- Long trajet quotidien - Efforts inhabituels - Travail fatigant - Grand voyage	- Chute de poids le mois précédent - Tête basse - Segment inférieur formé - Siège à 7 mois
4	- Moins de 18 ans			- Pyélonéphrite - Métrorragies 2e trimestre - Col court - Col perméable - Utérus contractile
5		- Malformation utérine - 1 avortement tardif - 1 accouchement prématuré		- Grossesse gémellaire - Placenta prævia - Hydramnios

- CRAP < 5 : pas de risque d'accouchement prématuré.
- 5 < CRAP < 10 : risque potentiel.
- CRAP > 10 : risque certain.

Cormack (classification de)

Classe	Visualisation pharyngée
I	Luette, voile du palais, piliers du voile vus
II	Pointe de la luette masqué par la base de la langue
III	Voile du palais seul vu
IV	Palais osseux seul vu

Plus le score est élevé, plus l'intubation est difficile.

CRB-65

C	Confusion
R	***R**espiratory rate* ≥ 30/min
B	***B**lood pressure*: systolique < 90 mmHg diastolique ≤ 60 mmHg
65	Âge ≥ 65 ans

Évaluation d'une pneumopathie :

- Si 0 critère → traitement ambulatoire.
- Si ≥ 1 critère → évaluation à l'hôpital.

Créatinine (clairance de la)

La formule de **Cockcroft et Gault** permet le calcul de la clairance de la créatinine sans avoir besoin de mesurer ni la diurèse, ni la créatininurie.

- **Si créatininémie en µol/L :**

$$\text{Clairance créatinine (mL/min)} = \frac{F \times (140 - \hat{a}ge_{\text{années}}) \times poids_{\text{kg}}}{\text{créatininémie}_{\mu\text{mol/L}}}$$

- F : 1,05 chez l'homme.
- F : 1,25 chez la femme.

- **Si créatininémie en g/L :**

$$\text{Clairance créatinine (mL/min)} = \frac{F \times (140 - \hat{a}ge_{\text{années}}) \times poids_{\text{kg}}}{7{,}2 \times \text{créatininémie}_{\text{mg/L}}}$$

- F : 1 chez l'homme.
- F : 0,85 chez la femme.

- **Conditions d'utilisation de la formule :**
  - âge : entre 18 et 110 ans ;
  - poids : entre 35 et 120 kg ;
  - créatininémie : entre 6 et 7 mg/L.

Valeurs normales chez l'adulte : 80-120 mL/min

Débit expiratoire de pointe (DEP) théorique

1. Variation du DEP selon l'âge (pour un individu de 1,70 m)

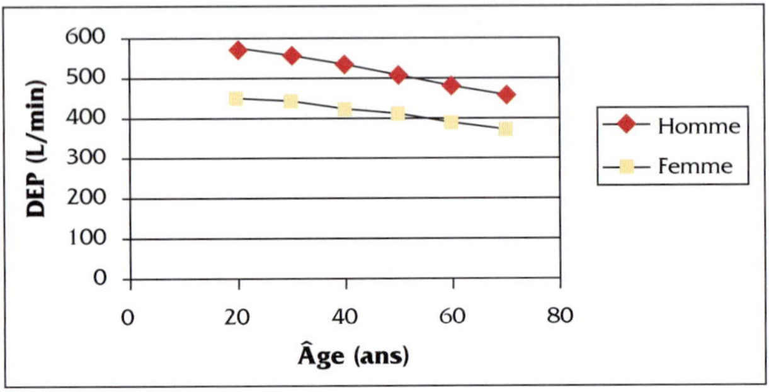

2. Variation du DEP selon la taille et le sexe (pour un individu de 40 ans)

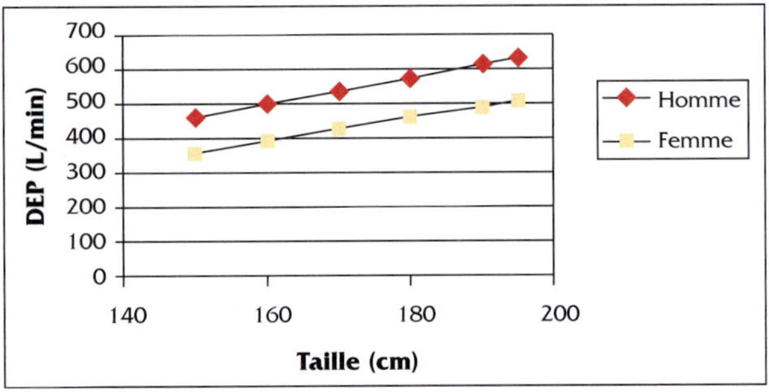

3. Variation du DEP chez l'enfant

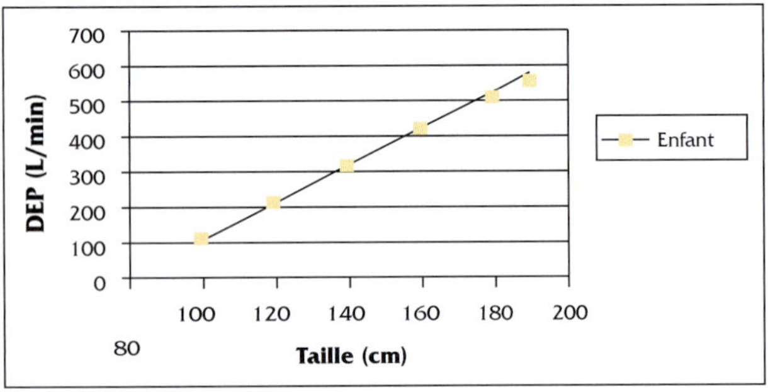

Dents (nomenclature internationale)

Nomenclature dentaire internationale
L'examinateur se trouve en face du malade

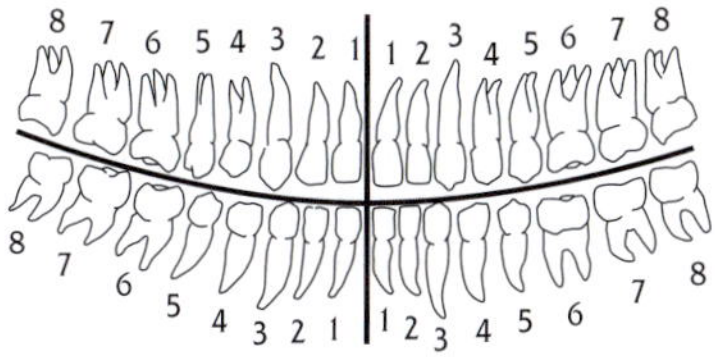

Schéma dentaire à deux chiffres d'après la Fédération Dentaire Internationale (Londres, 1970).
Le petit chiffre indique le quadrant (1 à 4 pour la dentition permanente, 5 à 8 pour les dents de lait). La numérotation se fait dans le sens horaire, le premier quadrant étant le quadrant supérieur droit.

	Quadrant 1	Quadrant 2		Dents permanentes
Droite	18 17 16 15 14 13 12 11	21 22 23 24 25 26 27 28	Gauche	
	48 47 46 45 44 43 42 41	31 32 33 34 35 36 37 38		
	Quadrant 4	Quadrant 3		

	Quadrant 5	Quadrant 6		Dents de lait
Droite	55 54 53 52 51	61 62 63 64 65	Gauche	
	85 84 83 82 81	71 72 73 74 75		
	Quadrant 8	Quadrant 7		

Exemples : Huitième dent supérieure à droite : 18
Cinquième dent supérieure à gauche : 25
Troisième dent inférieure à gauche : 33
Sixième dent inférieure à droite : 46

Anciennes nomenclatures :
Nomenclature utilisant des angles

Droite	8| 7| 6| 5| 4| 3| 2| 1|	|1 |2 |3 |4 |5 |6 |7 |8	Gauche
	8| 7| 6| 5| 4| 3| 2| 1|	|1 |2 |3 |4 |5 |6 |7 |8	

Nomenclatures Haderup

Droite	8+ 7+ 6+ 5+ 4+ 3+ 2+ 1+	+1 +2 +3 +4 +5 +6 +7 +8	Gauche
	8– 7– 6– 5– 4– 3– 2– 1–	–1 –2 –3 –4 –5 –6 –7 –8	

Dissections de l'aorte (classification des)

De Bakey	
I	Naissance dans l'aorte ascendante, extension à la crosse et souvent au-delà
II	Naissance dans l'aorte ascendante, sans extension au-delà
III	Naissance dans l'aorte descendante et extension distale le long de l'aorte ; plus rarement extension rétrograde vers la crosse et l'aorte ascendante
Stanford	
A	Toute dissection intéressant l'aorte ascendante, quel que soit le point d'origine
B	Toute dissection épargnant l'aorte ascendante

Enzymes cardiaques

Nouvelle définition de l'IDM depuis septembre 2000

- Augmentation puis décroissance des marqueurs de nécrose myocardique (troponine ou dosage pondéral des CPK-MB) avec au moins un des marqueurs suivants :
  - symptomatologie ischémique,

  ou
  - modifications de l'ECG évocatrices d'ischémie ou développement d'une onde Q pathologique.

Élévation des troponines dans d'autres pathologies cardiaques ou non

- Insuffisance cardiaque : taux corrélé à la gravité.
- Myopéricardite : spécificité forte mais sensibilité faible (un taux de troponine normal n'exclut pas le diagnostic de myocardite).
- Embolie pulmonaire : pas de corrélation entre taux et gravité.
- Insuffisance rénale : peut être en rapport avec des lésions myocardiques → nécessité d'explorations.

Marqueurs	Spécificité	Délai d'apparition (h)	Pic (h)	Normalisation (jours)
Myoglobine	0	2 à 3	6 à 9	1
LDH	0	0 à 12	72 à 144	8 à 14
ASAT	0	12	3 à 48	4 à 6
CPK total	0	6	24	4 à 6
CPK-MB	+	3 à 8	10 à 24	3 à 4
Troponine	+++	4 à 6	10 à 24	10 à 15

Fine (score de)

Facteurs démographiques	Points
Âge : - Hommes - Femmes - Vie en institution	 = âge en années = âge – 10 + 10
Comorbidités	**Points**
- Maladie néoplasique - Maladie hépatique - Insuffisance cardiaque congestive - Maladie cérébrovasculaire - Maladie rénale	+ 30 + 20 + 10 + 10 + 10
Données de l'examen physique	**Points**
- Atteinte des fonctions supérieures - Fréquence respiratoire > 30/min - Tas < 90 mmHg - T° < 36 °C ou > 40 °C - Fréquence cardiaque ≥ 125/min	+ 20 + 20 + 20 + 15 + 10
Données radiologiques et biologiques	**Points**
- pH artériel < 7,35 - Urée ≥ 11 mmol/L - Na < 130 mmol/L - Hématocirte < 30 % - PaO_2 < 60 mmHg - Épanchement pleural	+ 30 + 20 + 20 + 10 + 10 + 10

La classe I correspond à l'adulte sain de moins de 50 ans sans aucun signe de gravité, ni comorbidité (probabilité de mortalité < 0,1 %).

Classe	Points	Probabilité de mortalité	Orientation
II	≤ 70	0,6-0,7 %	Ambulatoire
III	71-90	0,9-2,8 %	Ambulatoire ou hospitalisation courte si vomissements ou malade non fiable
IV	91-130	8,2-9,3 %	Hospitalisation
V	> 131	27-31 %	Réanimation

Fischl (score de)

Paramètre	0 point	1 point
Fréquence cardiaque	< 120/min	> 120/min
Fréquence respiratoire	< 30/min	> 30/min
Pouls paradoxal (mmHg)	< 18 mmHg	> 18 mmHg
DEP (L/min)	> 120	< 120
Dyspnée	Absente à légère	Nette à majeure
Activation des muscles respiratoires accessoires	Absent à peu intense	Modéré à important
Sibilants	Absents à légers	Nets à disparus

Si score total ≥ 4,
asthme aigu grave

Force musculaire (échelle MRC)

MRC : *Medical Research Council.*

0	**Aucun mouvement**
1	Ébauche de mouvement
2	Possibilité de mouvement, une fois éliminée la pesanteur
3	Capacité de lutter contre la pesanteur mais non contre la résistance
4	Capacité de lutter contre la pesanteur et contre la résistance
5	Force normale

Fractures (délai de consolidation*)

Fracture	Enfant	Adulte
Clavicule	21	45-60
Col de l'humérus déplacée	45	60-90
Col de l'humérus non déplacée	21	45
Diaphyse humérale transversale	60	60-90
Diaphyse humérale spiroïde	45	90
Palette humérale déplacée	45	À opérer
Palette humérale non déplacée	21	60-90
Condyle externe du coude non déplacée	21	60
2 os de l'avant-bras non déplacée	45	60
2 os de l'avant-bras déplacée	60	À opérer
1 os de l'avant-bras non déplacée	30	60
1 os de l'avant-bras déplacée	45	À opérer
Tête radiale non déplacée	15	30
Olécrâne non déplacée	21	60
Radius (tassement, motte de beurre)	21	45
Extrémité inférieure du radius	30	60
Scaphoïde carpien	60	90-120
Métacarpiens, phalanges	21	60
Diaphyse fémorale	60-80	À opérer
Supracondylienne du fémur	45	À opérer
Extrémité supérieure du tibia	45	60-90
Diaphyse tibiale isolée	60	60-90
2 os de la jambe	60-80	90-120
Extrémité inférieure du tibia	45	60-90
Malléole externe	21	45-60
Calcanéum	30	90
Métatarsiens	21	45-60

* En jours.

Glasgow (score de)

Ouverture des yeux : Y

4	spontanée
3	au bruit
2	à la douleur
1	jamais

Réponse verbale : V

5	orientée *(obéit à un ordre)*
4	confuse *(conversation possible mais signes de désorientation et de confusion)*
3	inappropriée *(mots compréhensibles mais conversation impossible)*
2	incompréhensible *(gémissements, grognements)*
1	aucune

Réponse motrice : M

6	à la commande verbale *(obéit à un ordre)*
	à la stimulation douloureuse
5	→ orientée *(à au moins 2 endroits le mouvement de flexion tend à faire disparaître la cause de la douleur)*
4	→ évitement *(pas de réponse orientée mais retrait rapide du coude avec éloignement face à l'agression)*
3	→ flexion-décortication *(membre supérieur : réponse en flexion lente ; membre inférieur : extension)*
2	→ extension-décérébration *(membre supérieur : rotation interne et hyperextension = mouvement « d'enroulement » ; membre inférieur : extension et flexion plantaire)*
1	→ rien

L'addition du score des yeux (Y), de la voix (V) et de la réponse motrice (M) permet d'obtenir un **score entre 3 et 15**.
Un total inférieur à 8 est le signe d'un coma grave.

Glasgow dans la pancréatite (score de)

1 point pour la présence de chacun des items suivants.

Âge	> 55 ans
Leucocytes	> 15 000/mm^3
Glycémie	> 10 mmol/L
LDH	> 1,5 × N
Urée	> 16 mmol/L
PaO_2	< 60 mmHg
Calcémie	< 2 mmol/L
Albumine	< 32 g/L

Pancréatite grave si ≥ 3

Hauteur utérine et terme

Semaines d'aménorrhée	Mois de grossesse	Hauteur utérine	Variations physiologiques
19	4	16	+/– 1 cm
22	4 1/2	18 (ombilic)	+/– 1 cm
24	5	20	+/– 1,5 cm
28	6	24	+/– 1,5 cm
33	7	28	+/– 2 cm
37	8	30	+/– 2 cm
41	9	32	+/– 2 cm

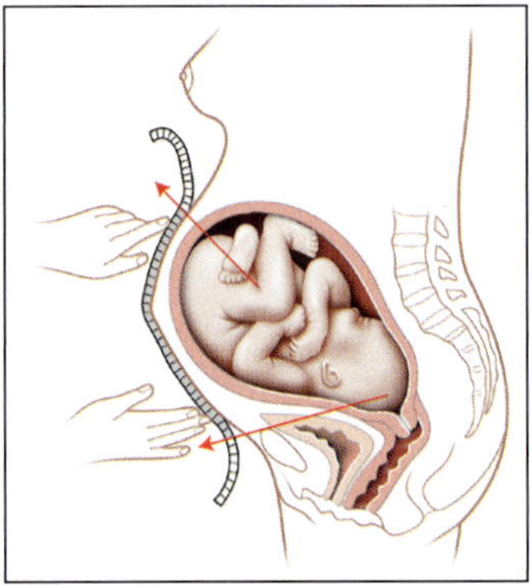

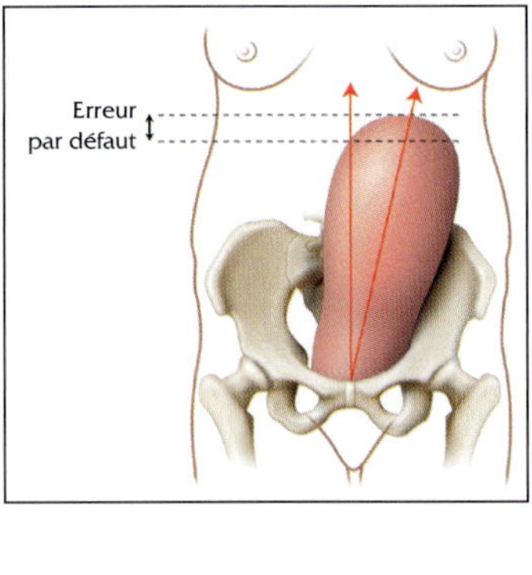

Indice de gravité simplifié ambulatoire (IGSA)

Échelle	**4**	**3**	**2**	**1**	**0**	**1**	**2**	**3**	**4**
Âge (ans)					< 45	46-55	56-65	66-75	> 75
Pouls	> 180	140-179	110-139		70-109		55-69	40-54	< 40
PAs (mmHg)	> 190		150-189		80-149		55-79		< 55
Température centrale (°C)	> 41	39-40,9		38,5-38,9	36-38,4	34-35,9	32-33,9	30-31,9	< 30
FR spontanée	> 50	35-49		25-34	12-24	10-11	6-9	Ventilation mécanique ou VSPEP*	< 6
GCS**					13-15	10-12	7-9	4-6	3

* VSPEP : ventilation spontanée en pression expiratoire positive.
** GCS : *Glasgow Coma Scale* (score de Glasgow).

Intérêt de l'IGSA : plus l'IGSA augmente, plus la mortalité est élevée (au-delà de 8 le taux de survie diminue)

Insuffisance cardiaque (classification NYHA*)

Stade	Activité physique	Signes
I	Pas de limitation	*L'activité physique habituelle n'entraîne pas de fatigue anormale, de palpitations, de dyspnée ou de douleur angineuse*
II	Limitation modérée	*Absence de symptôme de repos. L'activité physique habituelle entraîne fatigue, palpitations, dyspnée ou angor*
III	Limitation nette	*Absence de symptôme au repos. La moindre activité physique, bien inférieure à l'activité habituelle, entraîne des symptômes*
IV	Impossibilité de toute activité physique sans symptôme	*Symptômes d'insuffisance cardiaque congestive même au repos. Le moindre effort aggrave ces manifestations.*

*NYHA : *New York Heart Association*

Intubation Difficulty Scale (IDS)

Paramètre		Score
Nombre de tentatives > 1		N1
Nombre d'opérateurs		N2
Nombre de modifications de la technique		N3
Classification de Cormack -1 (*cf.* p. 321)		N4
Force d'élévation du massif lingual	Normale	0
	Élevée	1
Pression laryngée externe	Inutile	0
	Effectuée	1
Cordes vocales	En abduction	0
	En adduction	1

Score = N1 + N2 + N3 + N4 + score des 3 derniers paramètres

Si score > 5, intubation difficile.

Killip (classification de)

Score utilisé pour évaluer la gravité de la congestion pulmonaire dans l'insuffisance cardiaque gauche.

Classe	Définition
1	Pas de râles pulmonaires, pas de galop
2a	Râles pulmonaires sur moins de la moitié des champs pulmonaires, pas de galop
2b	Râles pulmonaires sur moins de la moitié des champs pulmonaires, présence d'un galop
3	Râles pulmonaires sur plus de la moitié des champs pulmonaires. Œdème pulmonaire
4	Choc cardiogénique

Liège (échelle de)

Recherche des **réflexes du tronc cérébral**
en cas de coma profond.

Cotation	Réflexes	Examen
5	Fronto-orbiculaire	*Contraction bilatérale des muscles orbiculaires lors de la percussion de la région frontale supra-orbitaire*
4	Oculocéphalique vertical	*Déviation conjuguée des yeux du côté opposé aux mouvements lors de la flexion/extension brusque de la tête (s'assurer de l'absence de lésions du rachis cervical)*
3	Photomoteur	
2	Oculocéphalique horizontal	*Déviation conjuguée des yeux du côté opposé lors de la brusque rotation de la tête d'un côté puis de l'autre (s'assurer de l'absence de lésions du rachis cervical)*
1	Oculocardiaque	*Ralentissement de la fréquence cardiaque lors de la pression oculaire*
0	Rien	

Aggravation du coma
=
disparition progressive des réflexes du tronc cérébral
(ce score peut s'additionner avec le score de Glasgow,
avec un total possible entre 3 et 20)

Maladies contagieuses et éviction scolaire

Mesures d'éviction pour protéger les sujets en contact à l'école.
Des mesures de prophylaxie des sujets en contact sont prises sur l'initiative de l'autorité sanitaire pour les maladies à déclaration obligatoire ou de cas groupés dans une collectivité d'enfants.

Maladie	Malades : éviction
Coqueluche	**OUI** : 3 à 5 jours après le début du traitement médical selon l'antibiotique prescrit
Diphtétie	**OUI** : retour dans la collectivité sur présentation d'un certificat médical
Gale	**OUI** : jusqu'à 3 jours après le traitement
Gastroentérite à E. coli	**OUI** : retour dans la collectivité sur présentation d'un certificat médical
Gastroentérite à salmonelles	**NON** : mais fréquentation non souhaitable à la phase aiguë de la maladie
Gastroentérite à shigelles	**OUI** : retour dans la collectivité sur présentation d'un certificat médical
Grippe	**NON** : mais fréquentation non souhaitable à la phase aiguë de la maladie
Hépatite A	**OUI** : 10 jours après le début de l'ictère
Hépatite B	NON
Herpès - **Bouton de fièvre** - **Gingivostomatite**	 **NON** : protéger la lésion cutanée et éviter le contact avec les sujets à risque (eczéma, immunodéprimé) **NON** : mais fréquentation non souhaitable à la phase aiguë de la maladie
Impétigo (et autres pyodermites)	**NON** : si les lésions sont protégées **OUI** : si lésions non protégées et pendant 72 h après le début de l'antibiothérapie
Infections à streptocoques A (scarlatine)	**OUI** : jusqu'à 2 jours après le début du traitement
Infection invasive à méningocoques	**OUI** : hospitalisation du sujet
Infection à VIH	NON

Maladie	Malades : éviction
Mononucléose infectieuse	NON
Oreillons	**NON** : mais fréquentation non souhaitable à la phase aiguë de la maladie
Pédiculose	**NON** : mais traitement efficace recommandé
Rougeole	**OUI** : pendant 5 jours à partir du début de l'éruption
Rubéole	NON
Teigne	**OUI** : sauf présentation d'un certificat médical attestant de la prescription d'un traitement adapté
Tuberculose respiratoire	**OUI** : 1 mois sous traitement, jusqu'à présentation d'un certificat médical
Typhoïde et paratyphoïde	**OUI** : retour sur présentation d'un certificat médical
Varicelle	**NON** : mais fréquentation non souhaitable à la phase aiguë de la maladie

Maladies à déclaration obligatoire

Le Code de la santé publique définit les règles concernant les maladies à déclaration obligatoire. La liste comprend deux types de maladies :

1. Les maladies qui nécessitent une intervention urgente locale, nationale ou internationale.
2. Les maladies dont la surveillance est nécessaire à la conduite et à l'évaluation de la politique de santé publique.

Cette liste actuelle comprend 31 maladies et est régulièrement mise à jour en fonction des nouvelles données épidémiologiques.

- Botulisme
- Brucellose
- Charbon
- Chikungunya
- Choléra
- Dengue
- Diphtérie
- Fièvres hémorragiques africaines
- Fièvre jaune
- Fièvre typhoïde et fièvres paratyphoïdes
- Hépatite aiguë A
- Infection aiguë symptomatique par le virus de l'hépatite B*
- Infection invasive à méningocoques
- Infection par le virus de l'immunodéficience humaine, quel que soit le stade*
- Légionellose
- Listériose
- Mésothéliomes
- Orthopoxviroses dont la variole
- Paludisme autochtone
- Paludisme d'importation dans les départements d'outre-mer
- Peste
- Poliomyélite antérieure aiguë
- Rage
- Rougeole
- Saturnisme chez les enfants mineurs
- Suspicion de maladie de Creutzfeld-Jakob et autres encéphalopathies spongiformes transmissibles humaines
- Tétanos*
- Toxi-infections alimentaires collectives
- Tuberculose
- Tularémie
- Typhus exanthématique

* Ne relève pas du signalement immédiat

Malinas (score de)

Les éléments recueillis permettent de chiffrer le **score de MALINAS** qui donne une indication fiable sur l'**imminence de l'accouchement**.

Cotation	0	1	2
Parité	1	2	> ou = 3
Durée du travail	< 3 h	3 à 5 h	> 6 h
Durée de la contraction	< 1 min	1 min	> 1 min
Intervalle entre 2 contractions	> 5 min	3 à 5 min	< 3 min
Perte des eaux	non	récente	> 1 h

Si le score est > 5,
l'accouchement est imminent.

Mallampati (classification de)

Classe	Visualisation laryngoscopique
I	Toute la glotte (commissures antérieures et postérieures)
II	Partie postérieure de la glotte
III	Épiglotte seulement
IV	Glotte et épiglotte invisibles

Plus le score est élevé, plus l'intubation est difficile.

Méningite à méningocoque (prophylaxie)

Chimioprophylaxie = « urgence préventive »

- Idéalement, elle doit être entreprise le jour même ou le lendemain du diagnostic.
- N'a d'intérêt que si elle est appliquée **dans les 8 jours** qui suivent le diagnostic du cas index. Elle est considérée comme inutile après ce délai.

↓

Groupes cibles

- Les sujets vivant au domicile du malade ou ayant dormi dans la même pièce dans les 10 jours qui ont précédé l'hospitalisation.
- Les sujets ne vivant pas au domicile du malade mais ayant eu des contacts proches et répétés avec le cas dans les 10 jours qui ont précédé l'hospitalisation.
- Les collectivités de jeunes enfants (crèches, maternelles): enfants et personnel.
- Le personnel de soins, notamment du SAMU et des urgences, ayant été en contact étroit avec le patient avant le diagnostic et la mise en route du traitement.

↓

Rifadine (rifampicine)

- Adulte : 600 mg × 2/j
- Enfant de 1 mois à 12 ans : 10 mg/kg × 2/j
- Enfant de moins de 1 mois : 5 mg/kg × 2/j
- Durée : 48 h

Attention : diminution de l'efficacité des contraceptifs oraux → utiliser un autre mode de contraception pendant la durée du traitement.

Si contre-indication à la rifampicine

- **Ceftriaxone (*Rocéphine*) :**
  - adulte : 250 mg IM en dose unique
  - < 15 ans : 125 mg IM

ou

- **Ciprofloxacine (*Ciflox*)** 500 mg en dose unique (seulement chez adulte)

ou (si allergie croisée péni-C3G)

- **Spiramycine (*Rovamycine*)**
  - adulte : 3 MUI x 2/j *per os*
  - enfant : 75 000 UI/kg × 2/j
  - durée : 5 jours

↓

Vaccination

- Vaccination conjointement à la chimioprophylaxie pour les sujets contacts (relais de l'effet protecteur).
- Le vaccin est efficace dès l'âge de 3 mois pour le groupe A et à partir de 1 an pour le groupe C.
- Le nouveau vaccin contre les méningocoques du groupe B (***Bexsero***) est utilisable dès l'âge de 2 mois

Si méningite à *Haemophilus influenzae*

Chez les enfants contacts de moins de 6 ans : **rifampicine** (20 mg/kg/jour en 2 prises pendant 4 jours)

Miller (index de)

Index de Miller : calcul du degré d'obstruction vasculaire permettant de chiffrer le degré de gravité de l'embolie pulmonaire

Index de Miller = Index d'obstruction + Index de perfusion
(somme entre 0 et 34)

- Index d'obstruction : établi selon le siège de tous les thrombus visibles, obstructifs ou non.
- Index de perfusion : au temps capillaire, la perfusion est cotée de 0 (normale) à 3 (absente) dans chacune des 3 zones (supérieure, moyenne et inférieure) des 2 champs pulmonaires.

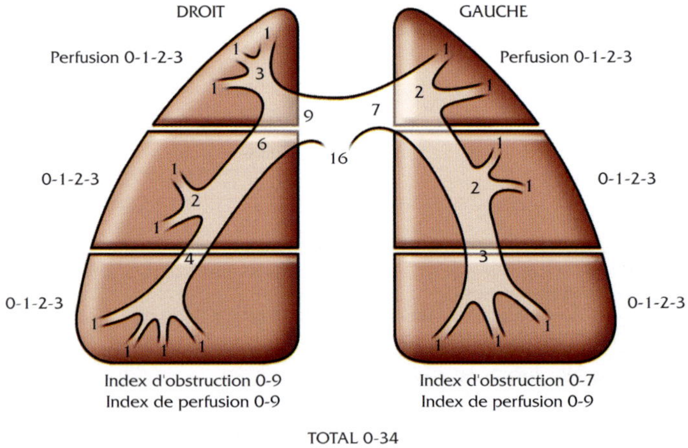

Mini Mental State Examination (MMSE)

L'évaluation des démences est difficile et l'utilisation de divers tests est intéressante. Le plus connu est le MMSE.
Test de dépistage dont la passation dure une dizaine de minutes.
Seuil : score de 24/30 : suspicion d'une atteinte déficitaire

ATTENTION

- Un haut niveau d'éducation permet de maintenir un score supérieur au seuil tout en ayant une atteinte pathologique évidente.
- En cas d'état confusionnel (par ex. imprégnation éthylique chez un sujet jeune), le score peut être inférieur à 24.

Mini Mental State Examination (MMSE)

« Je vais vous poser quelques questions simples pour apprécier comment fonctionne votre mémoire. Les unes sont très simples, les autres un peu moins. Vous devez répondre du mieux que vous pouvez. »
Chaque réponse : 1 point

Orientation dans le temps

« Quelle est la date complète d'aujourd'hui ? »
Si la réponse est incorrecte ou incomplète, poser les questions restées sans réponse, dans l'ordre suivant :

1. En quelle année sommes-nous ?
2. En quelle saison ?
3. En quel mois ?
4. Quel jour du mois ?
5. Quel jour de la semaine ?

Orientation dans l'espace

« Je vais vous poser maintenant quelques questions sur l'endroit où nous nous trouvons. »

6. Quel est le nom de l'hôpital où nous sommes ?
7. Dans quelle ville se trouve-t-il ?
8. Quel est le département dans lequel est située cette ville ?
9. Dans quelle province ou région administrative est situé ce département ?

Apprentissage

« Je vais dire 3 mots. Je voudrais que vous me les répétiez et que vous essayiez de les retenir, je vous les redemanderai tout à l'heure. »

11. cigare (ou citron)
12. fleur (ou clé)
13. porte (ou ballon)

Attention et calcul

« Voulez-vous compter à partir de 100 en retirant 7 à chaque fois ? »

14. Première soustraction
15. Deuxième soustraction
16. Troisième soustraction
17. Quatrième soustraction
18. Cinquième soustraction

Si impossibilité d'effectuer les cinq soustractions, demander d'épeler le mot MONDE à l'envers (EDNOM). Le score est le nombre de lettres placées dans le bon ordre mais le résultat n'est pas compté dans le score final.

Rappel

« Quels étaient les 3 mots que je vous ai demandés de répéter et de retenir tout à l'heure ? »

19. cigare (ou citron).
20. fleur (ou clé)
21. porte (ou ballon)

Langage

• « Quel est le nom de cet objet ? »

22. Montrer un crayon
23. Montrer une montre
24. « Écoutez bien et répétez après moi : « PAS DE MAIS, DE SI, NI DE ET ».

• Poser une feuille de papier sur le bureau, la montrer au sujet, en lui disant : « Écoutez bien et faites ce que je vais vous dire ».

25. Prenez cette feuille de papier avec la main droite,
26. Pliez-la en deux,
27. Et jetez-la par terre. »

• Tendre au sujet une feuille de papier sur laquelle est écrit en gros caractères : « FERMEZ LES YEUX » et dire au sujet :

28. « Faites ce qui est écrit ».

• Tendre au sujet une feuille de papier et un stylo, en disant :

29. « Voulez-vous m'écrire une phrase, ce que vous voulez, mais une phrase entière. » (1 point si au minimum un sujet et un verbe)

• Tendre au sujet une feuille de papier sur laquelle sont dessinés 2 pentagones qui se recoupent sur 2 côtés et dire :

30. « Voulez-vous recopier mon dessin ? » (1 point si tous les angles sont présents et si les figures se coupent sur 2 côtés différents.

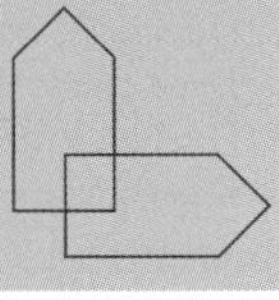

Motricité

Niveau d'atteinte	Réflexes modifiés	Déficit moteur
C1 - C4		Respiration (diaphragme) Flexion de la tête
C5	Bicipital	Abduction du bras
C6	Styloradial	Flexion du coude
C7	Tricipital	Extension du coude
C8		Flexion et extension des doigts
D1		Opposition du pouce, abduction et adduction des doigts
L1-L2	Crémastérien	Flexion de la hanche
L3	Rotulien	Extension du genou
L4		Dorsiflexion du pied
L5		Extension du gros orteil
S1	Achilléen	Flexion plantaire du pied
S2-S3		Tonus du sphincter anal

Neutropénie fébrile (score de risque)

MODÈLE DE RISQUE DE TALCOTT	
Groupe	**Définition**
1	Patients déjà hospitalisés lors de la survenue de l'épisode fébrile
2	Patients ambulatoires avec comorbidité sévère nécessitant en soi une hospitalisation
3	Patients ambulatoires avec néoplasie progressive sans comorbidité sévère
4	Tous les autres patients

Tous les patients du groupe 4
=
faible risque de complications sévères

MODÈLE DE RISQUE DE MASCC	
Caractéristiques	**Score**
Pas de symptômes ou légers symptômes	5
Pas d'hypotension	5
Pas de BPCO	4
Tumeur solide ou absence d'ATCD d'infection fongique	4
Patient ambulatoire	3
Pas de déshydratation	3
Âge < 60 ans	2

Score total ≥ 21
=
faible risque de complications sévères

NIHSS (échelle)

(National Institute of Health Stroke Scale)

Objectif : cotation de la fonction neurologique en cas d'AVC
Utilisation :
- appréciation de la sévérité d'un AVC ;
- au-delà de 25 : AVC cliniquement sévère.

N° item	Fonction	Score
1a	**Niveau de conscience**	
	- Vigilance normale, réponses aisées	0
	- Non vigilant, éveillable par des stimulations mineures pour répondre ou exécuter les consignes	1
	- Non vigilant, requiert des stimulations répétées pour maintenir son attention ; ou bien est obnubilé et requiert des stimulations intenses ou douloureuses pour effectuer des mouvements autres que stéréotypés	2
	- Répond seulement de façon réflexe ou totalement aréactif	3
1b	**Niveau de conscience – Questions**	
	- Réponses correctes aux deux questions	0
	- Réponse correcte à une question	1
	- Aucune réponse correcte	2
1c	**Niveau de conscience – Commandes**	
	- Exécute les deux tâches correctement	0
	- Exécute une tache correctement	1
	- N'exécute aucune tâche correctement	2
2	**Oculomotricité**	
	- Normale	0
	- Paralysie partielle ; le regard est anormal sur un œil ou les deux sans déviation forcée du regard ni paralysie complète	1
	- Déviation forcée ou paralysie complète non surmontée par les réflexes oculocéphaliques	2
3	**Champ visuel**	
	- Aucun trouble du champ visuel	0
	- Hémianopsie partielle	1
	- Hémianopsie complète	2
	- Double hémianopsie (incluant cécité corticale)	3

N° item	Fonction	Score	
4	**Paralysie faciale**		
	- Mouvement normal et symétrique	0	
	- Paralysie mineure (affaissement du sillon nasogénien, asymétrie du sourire)	1	
	- Paralysie partielle (paralysie complète ou presque de l'hémiface inférieure)	2	
	- Paralysie complète d'un ou des deux côtés	3	
5	**Motricité des membres – MSD et MSG**	D	G
	Bras tendu à 90° en position assise, à 45° en décubitus durant 10 s		
	- Pas de chute	0	0
	- Chute vers le bas avant 10 s, sans heurter le lit ou un autre support	1	1
	- Effort contre la pesanteur possible, mais le bras ne peut atteindre ou maintenir la position et tombe sur le lit	2	2
	- Aucun effort contre la pesanteur, le membre tombe	3	3
	- Aucun mouvement	4	4
	Amputation ou arthrodèse, explications :________________________	9	9
6	**Motricité des membres – MID et MIG**	D	G
	Jambes tendues à 30° pendant 5 s		
	- Pas de chute	0	0
	- Chute avant 5 s mais la jambe ne heurte pas le lit	1	1
	- Effort contre la pesanteur mais la jambe chute sur le lit	2	2
	- Pas d'effort contre la pesanteur	3	3
	- Pas de mouvement	4	4
	Amputation ou arthrodèse, expliquer :________________________	9	9
7	**Ataxie des membres** (n'est testé que si elle est hors de proportion avec un déficit moteur)		
	- Absente	0	
	- Présente sur un membre	1	
	- Présente sur deux membres	2	
	Si ataxie présente :		
	Bras D 1 = oui, 2 = non, 9 = amputation ou arthrodèse, expliquer :________	____	
	Bras G 1 = oui, 2 = non, 9 = amputation ou arthrodèse, expliquer :________	____	
	Jambe D 1 = oui, 2 = non, 9 = amputation ou arthrodèse, expliquer :______	____	
	Jambe G 1 = oui, 2 = non, 9 = amputation ou arthrodèse, expliquer :______	____	
8	**Sensibilité**		
	- Normale, pas de déficit sensitif	0	
	- Hypoesthésie minime à modérée : le patient sent que la piqûre est atténuée ou abolie mais a conscience d'être touché	1	
	- Hypoesthésie sévère à anesthésie : le patient n'est pas conscient d'être touché sur la face, le bras et la jambe	2	

N° item	Fonction	Score
9	**Meilleur langage** - Pas d'aphasie, langage normal - Aphasie modérée : perte de fluence verbale, difficulté de compréhension, sans limitation des idées exprimées ni de la forme de l'expression - Aphasie sévère : expression fragmentaire, dénomination des objets impossible; les échanges sont limités, l'examinateur supporte le poids de la conversation - Aphasie globale : mutisme; pas de langage utile ni de compréhension du langage oral	 0 1 2 3
10	**Dysarthrie** - Normal - Modérée : le patient bute sur certains mots, au pire il est compris avec difficultés - Sévère : le discours est incompréhensible, sans proportion avec une éventuelle aphasie; ou bien le patient est mutique ou anarthrique Intubation ou autre obstacle mécanique, expliquer : ________________	 0 1 2 9
11	**Extinction ou négligence** - Pas d'anomalie - Négligence ou extinction visuelle, tactile, auditive, spatiale ou personnelle à la stimulation bilatérale simultanée dans une des modalités - Héminégligence sévère ou portant sur plus d'une modalité sensorielle. Ne reconnaît pas sa propre main ou s'oriente vers un seul côté de l'espace	 0 1 2

Pacemakers (codification internationale)

Lettre (n°)	1	2	3	4	5
Fonctions	Site de stimulation	Site de détection	Mode de fonctionnement	Programmabilité, télémétrie, asservissement de fréquence	Autres fonctions
Codes	**V :** ventricule **A** (*atrium*) : oreillette **D :** A et V **O :** aucun des deux **S :** parfois utilisé pour *single chamber* (monochambre), désigne le ventricule ou l'oreillette		**I :** inhibé **T :** déclenché (*trigger*) **D :** I et T **O :** aucun des deux	**O :** non programmable **P :** jusqu'à deux fonctions programmables **C :** possibilité de télémétrie **M :** multiprogrammable (3 fonctions ou plus)* **R :** fréquence asservie**	**O :** aucune **P :** *pacing* antitachy-arythmique **S :** choc **D :** double (P et S)

* Dans la plupart des stimulateurs de dernière génération.
** Augmentation de la fréquence de stimulation à partir des informations fournies par le capteur mesurant un paramètre lié à l'effort.

Modes de programmation les plus fréquents

- **VOO** : stimulation asynchrone du ventricule sans écoute.
- **AOO** : stimulation asynchrone de l'oreillette sans écoute.
- **AAI** : stimulation du ventricule (monochambre) avec écoute (inhibition lorsque la sonde ventriculaire détecte une activité spontanée dans le ventricule, reprise d'un intervalle normal et stimulation si aucune activité n'est détectée à l'issue de ce cycle).
- **DDD** : stimulation la plus physiologique respectant la synchronisation atrioventriculaire; inhibition atriale en cas d'activité atriale spontanée et même principe pour le ventricule; de plus, relation entre les deux canaux (atrial et ventriculaire) régie par le délai atrioventriculaire qui est programmable.
- **DDI** : stimulations atriale et ventriculaire, détections atriale et ventriculaire, inhibition par les événements atriaux et ventriculaires.

Application d'un aimant

- **Effet :** perte de la fonction sentinelle avec stimulation asynchrone (AAI ou VVI se transforme en AOO et VOO ; DDD se transforme en DOO)
- **Intérêt en urgence :** interrompre une tachycardie liée à un trouble du rythme atrial (fréquence maximum programmée trop élevée) ou par réentrée électronique (blocage de la synchronisation ventriculaire sur l'onde P rétrograde)
- **Risque :** déclenchement d'un trouble du rythme ventriculaire (rare)

Prévention thromboembolique

Indications
– Hospitalisation avec association d'un terrain et d'un épisode médical aigu. – Alitement prévisible de plus de 3 jours chez un patient non hospitalisé mais présentant les mêmes critères de risque.

Critères	
Terrain	**Épisode aigu**
- Âge > 75 ans - Cancer évolutif - ATCD thromboembolique veineux - Obésité - Traitement hormonal - Insuffisance cardiaque connue - Insuffisance respiratoire chronique	- Insuffisance cardiaque décompensée - Insuffisance respiratoire aiguë - Déficit neurologique récent avec paralysie d'un membre inférieur - Infection aiguë - Affection rhumatologique inflammatoire aiguë - Affection inflammatoire intestinale
1 critère de terrain + 1 critère d'épisode aigu = indication d'une prévention thromboembolique.	

Traitement
- **Enoxaparine** (***Lovénox***) 0,4 mL en 1 injection SC/j - En cas d'insuffisance rénale avec clairance de la créatinine < 30 mL/min : **héparine calcique** (***Calciparine***) 5 000 UI × 2 injections SC/j

Ranson (score de)

1 point pour la présence de chacun des items suivants.

◆ À l'admission

Âge	> 55 ans
Leucocytes	> 16 000/mm^3
Glycémie	> 11 mmol/L
LDH	> 1,5 × N
ASAT	> 6 × N

◆ Entre l'admission et la 48e h

Hématocrite	Chute de plus de 10 points
Urée sanguine	Augmentation de plus de 1,8 mmol/L
Calcémie	< 2 mmol/L
PaO_2	< 60 mmHg
Bicarbonates	Chute de plus de 4 mEq/L
Séquestration liquidienne	> 6 L Estimée en soustrayant les pertes (aspiration gastrique, débit urinaire, drain…) des apports IV pendant les 48 premières heures.

Pancréatite grave si ≥ 3

Remplissage (solutés de)

Cristalloïdes		Colloïdes	
Isotoniques	- Sérum physiologique - Glucosé 5 % - Ringer lactate - Bicarbonate de sodium 1,4 %	Gélatines	- ***Gélaspan*** - ***Gélofusine*** - ***Plasmion***
Hypertoniques	- Glucosé 10 - Glucosé 30 % - Bicarbonate de sodium 4,2 et 8,4 % - Lactate de sodium	Hydroxyéthylamidon (HEA)	- ***Héafusine*** - ***Isovol*** - ***Plasmavolume*** - ***Restorvol*** - ***Voluven***
Hypotoniques	Glucosé 2,5 %	HEA + chlorure de sodium	***HyperHès***

Gélatines	HEA
Produits anciens, très maniables et bon marché	Produits plus récents, chers
Pouvoir d'expansion = 0,8 à 1 (500 mL perfusé = 400-500 mL d'augmentation de volume plasmatique)	Pouvoir d'expansion selon les produits de 1 à 1,5 (500 mL perfusés = 500 à 650 mL d'augmentation du volume plasmatique)
Rares réactions allergiques possibles	- Rares réactions allergiques possibles - Contre-indications : troubles de l'hémostase constitutionnels ou acquis (hémophilie, maladie de Willebrand), insuffisant rénal dialysé, femme enceinte
Pas de limitation de quantité	Limitation de volume perfusé : - 33 mL/kg/j (soit 2500 mL pour une personne de 75 kg) pour l'***Héafusine***, l'***Isovol***, le ***Restorvol*** et le ***Voluven*** - 50 mL/kg/j (soit 3750 mL pour une personne de 75 kg) pour le ***Plasmavolume***
Durée d'action : 4 à 6 h	Durée d'action : 3 à 6 h

- **Particularités de l'*HyperHès***
  - Mélange d'HEA et de chlorure de sodium à 7,2 % utilisé pour traiter l'hypovolémie avec état de choc (concept du remplissage à « petits volumes » avec transfert de liquide du secteur interstitiel vers le secteur vasculaire).
  - Une perfusion rapide de 4 mL/kg (250 mL pour un adulte de poids moyen) en 2 à 5 min.
  - Préférence voie veineuse centrale mais possible sur voie périphérique.
  - Intérêt : même effet avec un volume 2 fois moins important qu'avec les autres colloïdes.
  - **ATTENTION :** augmentation du risque hémorragique (par ailleurs surveillance du ionogramme sanguin et de l'équilibre hydrique.
- **ATTENTION :** restriction d'utilisation des HEA (recommandations novembre 2013).
  - Utilisation uniquement en cas de pertes sanguines aiguës lorsque l'utilisation des cristalloïdes est insuffisante.
- **Contre-indications :**
  - sepsis ;
  - brûlés ;
  - insuffisance rénale ;
  - hémorragie cérébrale ;
  - patients de réanimation ;
  - déshydratation ;
  - coagulopathie sévère ;
  - insuffisance hépatique sévère.

Revised Trauma Score (RTS)

Score qui permet de déterminer les chances de survie d'un traumatisé.

Paramètres	Valeurs	Points	Coefficient
Fréquence respiratoire (x/min)	10 – 29	4	0,298
	> 29	3	
	6 – 9	2	
	1 – 5	1	
	0	0	
Pression artérielle systolique (mmHg)	> 89	4	0,7325
	76 – 69	3	
	50 – 75	2	
	1 – 49	1	
	0	0	
Glasgow Coma Scale	13 – 15	4	0,9368
	9 – 12	3	
	6 – 8	2	
	4 – 5	1	
	3	0	

Score ≤ 11

=

Traumatisme potentiellement grave

Sang et dérivés

Concentré de globules rouges (CGR) ou culot globulaire (CG)

Présentation

- Suspension de globules rouges (GR) provenant d'un seul donneur obtenue à partir d'un prélèvement de sang total recueilli sur anticoagulant, après soustraction du plasma par centrifugation et élimination des leucocytes.
- Volume :
  - ≥ 125 mL de GR = unité adulte ;
  - < 125 mL de GR = unité enfant.
  - Volume total : environ 250 mL avec la solution de conservation.
- Transport : entre + 2 et + 8 °C.

Type de CGR	Principe	Indications
Phénotypé standard	Ne pas apporter d'antigène étranger au receveur	- Femmes jusqu'à la fin de la période de procréation - Receveur avec RAI positive - Polytransfusés itératifs ou futurs : thalassémiques, drépanocytaires
Phénotypé étendu	Respect d'au moins un autre antigène négatif que Rhésus et Kell	Allo-immunisation préexistante
Compatibilisé	Compatibilité au laboratoire entre les GR de la poche et le sérum ou le plasma du patient	- Receveur avec RAI positive - Femmes enceintes - Polytransfusés itératifs - Nouveau-nés
CMV négatif	Sérologie négative chez le donneur lors du don	- Femmes enceintes CMV négatif ou inconnu - Immunodéprimés CMV négatif ou inconnu - Patient en attente de greffe - Nouveau-nés
Irradié	Irradiation pour éviter la réaction du greffon contre l'hôte	- Déficit immunitaire cellulaire sévère - Greffe de moelle - Don intrafamilial (groupes sanguins rares) - Nouveau-nés
Déplasmatisé	Élimination complète des résidus de plasma et remplacement par du sérum physiologique	Intolérance aux protéines du plasma (antécédents d'accidents transfusionnels)
Réduction de volume	Élimination d'une partie du surnageant pour réduire le volume de la poche	Uniquement en cas de risque majeur de surcharge volémique
Cryoconservé	Conservation : - > 10 ans pour température < – 80 °C et - > 20 ans pour température < – 196 °C	Uniquement groupes sanguins rares

Contrôles préalables

- Aspect de la poche et de son contenu.
- Date de péremption.
- Concordance identité du patient/identité de la carte de groupe (2 déterminations).
- Concordance groupe ABO patient/groupe ABO du CG.
- Recherche d'agglutinines irrégulières du receveur (datant de moins de 3 jours).
- Contrôle prétransfusionnel ultime donneur-receveur.
- Noter : pouls, PA, température.
- Surveiller le passage des 50 premiers mL.

Indications

- Anémies par hémorragie.
- Anémies par défaut de production (leucémies, aplasies).
- Anémies par destruction prématurée (anémies hémolytiques).

À savoir :
- Vitesse d'administration : 5 min à 2 h (moyenne 45 min).
- Chez l'adulte : 1 CGR augmente l'hémoglobine de 0,7 à 1 g/dL et l'hématocrite de 2 à 3 %.
- Chez l'enfant : 3 mL/kg de CG augmente le taux d'hémoglobine de 1 g/dL.
- La durée de vie des hématies est d'environ 60 jours.

Règles de compatibilité ABO et Rhésus pour la transfusion de globules rouges

- Dans la mesure du possible, la compatibilité ABO et Rhésus devra être respectée.
- Tout individu Rh^+ peut recevoir des globules rouges Rh^+ ou Rh^-.
- Tout individu Rh^- ne doit pas recevoir de globules Rh^+.
- Le groupe O Rh^- est dit « donneur universel » et AB Rh^+ « receveur universel ».

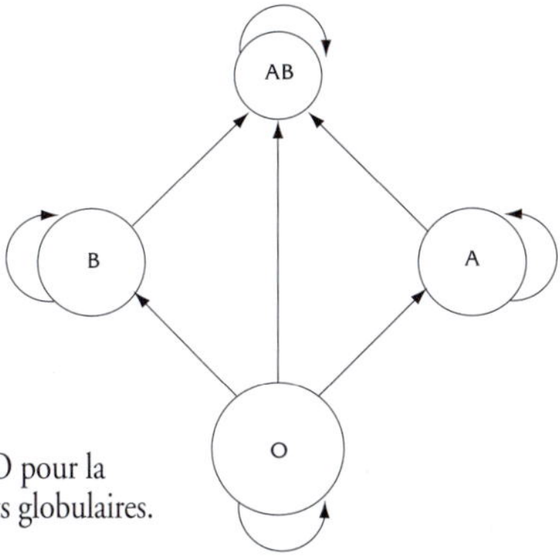

Compatibilités ABO pour la transfusion de culots globulaires.

Contrôle prétransfusionnel ultime

- Il s'effectue à l'aide de sérums-tests anti-A, anti-B (éventuellement anti-AB) présentés en flacons ou en tubulures monodoses et de cartons préimprimés.
- L'apprentissage réel et méticuleusement entretenu du personnel soignant est fondamental pour éviter toute erreur.

Groupe du sang à étudier	Sérum-tests		
	Anti-A	Anti-B	Anti-AB
A	Agglutination	0	Agglutination
B	0	Agglutination	Agglutination
AB	Agglutination	Agglutination	Agglutination
O	0	0	0

Complications

Pendant la transfusion

- Lombalgies, nausées, vomissements, céphalées, dyspnée, choc : probable hémolyse par incompatibilité entre donneur et receveur.
- Frissons, fièvre, urticaire, crise d'asthme, œdème de Quincke : réactions allergiques.
- Troubles du rythme : hypothermie (sang transfusé trop froid).
- Signes d'œdème aigu du poumon : surcharge volémique.

Après la transfusion

- Frissons, malaise, fièvre, douleurs abdominales et choc = choc septique.

Conduite à tenir

- Arrêter la transfusion.
- Appeler le médecin.
- Conserver la voie veineuse en changeant la tubulure et en installant une poche de sérum physiologique.
- Garder la poche de sang.
- Éventuellement prélever des hémocultures.
- Oxygénothérapie.

Plasma frais congelé (PFC)

Présentation

- Obtenu a partir du sang total après séparation des éléments figurés par un don de plasma par aphérèse qui doit être congelé 12 heures après le prélèvement.
- Conservation 1 an à une température < – 25 °C.

- Temps de décongélation : bain-marie dans un sachet plastique 20 minutes à 37 °C.
- Utilisation : dans les 6 heures après décongélation.
- Produits disponibles :
  - PFC sécurisé issu d'aphérèse : un seul donneur, sécurisation pendant 1 jours (contrôle du donneur pour validation du produit) ;
  - plasma viro-atténué (PVA) : traitement par un solvant détergent, pool de 100 donneurs.

Indications

Elles sont réduites du fait de l'existence d'autres produits de substitution volémique (colloïdes, cristalloïdes, albumine) et en raison de l'absence de tout risque de transmission virale :

- coagulopathies graves de consommation avec effondrement de tous les facteurs de la coagulation ;
- hémorragies aiguës avec déficit global des facteurs de coagulation ;
- déficit complexe rare en facteurs de coagulation, quand les fractions coagulantes spécifiques ne sont pas disponibles ;
- autre indication hors législation : échanges plasmatiques dans certaines maladies auto-immunes (Guillain-Barré, lupus…).

Contrôles préalables

- Aspect de la poche et de son contenu.
- Date de péremption.
- Concordance identité patient/identité carte de groupe (2 déterminations).
- Concordance groupe ABO patient/groupe ABO du PFC (la concordance Rh n'est pas indispensable).
- Surveiller le passage des 50 premiers mL.

Règle de compatibilité ABO et Rhésus pour la transfusion de plasma

- Dans la mesure du possible, la compatibilité ABO et Rhésus devra être respectée.
- En cas d'indisponibilité de PFC Rhésus négatif, injecter 100 microgrammes d'immunoglobulines anti-D tous les 3 à 5 PFC Rhésus positif.
- Pour le système ABO, la règle est inverse de celle appliquée pour les globules rouges.
- Le groupe AB est « donneur universel » et O est « receveur universel ».

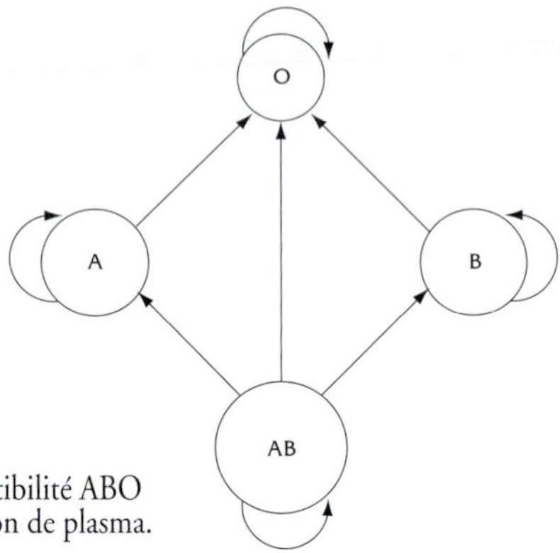

Règles de compatibilité ABO pour la transfusion de plasma.

Complications

Manifestations allergiques

- Prurit apparaissant 1 à 45 minutes après la transfusion.
- Rash cutané.
- Érythème local (rougeur de la face et des parties supérieures du thorax).
- Frissons (douleurs abdos, nausée, vomissement, angoisse, diarrhée).
- Hyperthermie (fièvre isolée).
- Réactions rares (crise d'asthme, œdème de Quincke, choc anaphylactique avec collapsus).

Conduite à tenir

- Arrêter la transfusion.
- Appeler le médecin.
- Conserver la voie veineuse en changeant la tubulure et en installant une poche de sérum physiologique.
- Oxygénothérapie.

Concentré de plaquettes (CP)

Présentation

- Produits disponibles :
  - **concentré de plaquettes standard (CPS) :** issu de plusieurs dons, poche de 60 mL de plasma contenant $0,5 \times 10^{11}$ plaquettes ;
  - **concentré de plaquettes d'aphérèse (CPA) :** issu d'un seul donneur, contient de 2 à 8×10^{11} plaquettes dans 200 à 650 mL de plasma (donc 4 à 12 fois plus de plaquettes qu'un CPS).
    → Intérêt : diminution du risque viral et des immunisations HLA.
- Cas particuliers :
  - CP phénotypé ou compatibilisé (uniquement CPA) : utilisation en cas d'inefficacité de la transfusion plaquettaire chez un patient poly-immunisé (antigène HLA) ;

- CP CMV-négatif, irradié, déplasmatisé, cryoconservé : mêmes indications que pour les CGR.
- Conservation 3 à 5 jours à une température de + 20 à + 24 °C en agitation lente et continue, utiliser des réceptions.
- Durée de vie des plaquettes transfusées : 3 à 4 jours.
- Respect si possible de la compatibilité ABO en fonction des stocks, mais pas obligatoire pour la transfusion de CP car présence d'antigène ABO à la surface des plaquettes.
- La présence de GR résiduels dans un CP rend possible une allo-immunisation anti-D chez les patients Rh-négatif, il est souhaitable de prévenir une allo-immunisation par injection d'immunoglobulines spécifiques anti-D.

Contrôles préalables

- Intégrité de la poche.
- Date de péremption.
- Concordance identité patient/identité carte de groupe (2 déterminations).
- Concordance groupe ABO patient/groupe ABO du CPS ou CPA (les règles sont les mêmes que pour les CG ; sur instruction du centre de transfusion, il est possible d'utiliser des plaquettes Rh + chez un patient Rh- en injectant après la transfusion une ampoule d'immunoglobulines anti-D).

Indications

- Thrombopénie < 20 000 plaquettes (si geste invasif : < 80 0,00 plaquettes).
- Dans certaines thrombopathies (rares).

Complications

Réaction d'intolérance

- Frissons.
- Hyperthermie à 38-40 °C.
- Douleurs dorsolombaires.

Conduite à tenir

- Arrêter la transfusion.
- Appeler le médecin.
- Conserver la voie veineuse en changeant la tubulure et en installant une poche de sérum physiologique.

À savoir : causes d'inefficacité de la transfusion de plaquettes
- Conflit immunologique (immunisation HLA).
- Consommation des plaquettes par le receveur : splénomégalie, fièvre, infection, CIVD, médicaments, saignements…
- Inefficacité du produit : mauvaise conservation.

Albumine humaine
Albumine humaine Baxter, Albunorm, Flexbumin, Vialebex, Ydralbum

Présentation

- Obtenue par fractionnement de plasmas de plusieurs milliers de donneurs (le chauffage élimine tout risque de transmission virale).
- Soluté de remplissage le mieux toléré, durée d'action : 6 à 8 heures.
- Produits disponibles :
  - albumine à 4 ou 5 % : pouvoir expansion identique au volume perfusé car légèrement hypo-oncotique par rapport au plasma ;
  - albumine à 20 % : pouvoir expansion de 300 % par mobilisation d'eau du secteur interstitiel.

Contrôles préalables

- À conserver à une température ne dépassant pas 25 °C et à l'abri de la lumière.
- Ne pas congeler.
- La solution doit être limpide : ne pas utiliser en présence de dépôts.

Indications

Ses indications sont limitées aux hypoprotidémies vraies du fait de son coût et de l'utilisation des colloïdes.

Albumine 20 %
- Brûlures étendues.
- Chirurgie digestive, pancréatite, cirrhose.
- Néphropathies.

Albumine 4 ou 5 %
- Hypoprotidémie avec déshydratation.

Complications : comme avec le plasma.

PPSB (*Kanokad*)

Présentation

- Fractionnement de plasmas de plusieurs milliers de donneurs (le chauffage élimine le risque de transmission virale).
- Préparation lyophilisée accompagnée d'un flacon de 10 ou 20 mL d'eau.
- Concentré de facteurs de la coagulation : II, VII, IX et X. Il contient au moins 20 UI/mL de facteur IX (hémophilique B).
- Conservation à + 4 °C pendant 3 ans.
- Administration en IV directe.

Contrôles préalables

- Ramener à une température de 20-30 °C.
- Une aiguille à filtre est fournie avec les flacons pour effectuer le transfert dans la seringue.

Indications

- Dose : 25 UI/kg, soit 1 mL/kg (injection simultanée de vitamine K1).
- En cas d'intervention chirurgicale ou acte invasif urgent :
  - 5 mg de vitamine K1 par voie orale ou inraveineuse ;
  - 1 UI /kg augmente le TP de 1,5 % ;
  - $\text{Dose (UI)} = \dfrac{\text{Poids (kg)} \times (\text{TP souhaité} - \text{TP initial [\%]})}{1{,}5}$

Traçabilité

Intérêt

Ce processus, établissant la liaison donneur-receveur, permet de confirmer qu'à chaque produit sanguin transfusé correspond un patient précis et clairement identifié.
Il est indispensable à la réalisation d'enquêtes transfusionnelles en cas de pathologie chez le receveur ou chez le donneur (découverte postérieure au don).

Pratique

Le produit sanguin est caractérisé par sa nature et son **numéro d'identification**.
1. Compléter la fiche de traçabilité qui doit être renvoyée dans les 24 h au centre de transfusion.
2. Noter le numéro et la nature du produit transfusé dans le dossier du patient.
3. Signaler au centre de transfusion tout incident transfusionnel ou tout problème de conservation.

Sensibilité

Niveaux de sensibilité

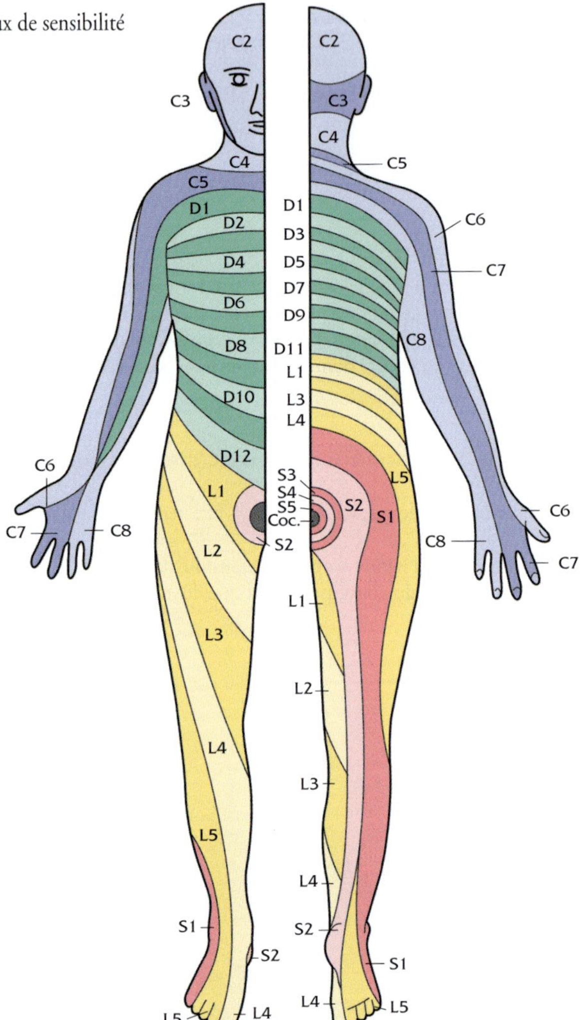

Sensibilité/Spécificité

	Malade	Sain
Test positif	Vrai positif	Faux positif
Test négatif	Faux négatif	Vrai négatif

$$\textbf{Sensibilité (\%)} = \frac{\text{Nombre de vrais positifs}}{\text{Nombre de vrais positifs + Nombre de faux négatifs}}$$

Sensibilité : pourcentage de malades vrais qui sont détectés par le test.

$$\textbf{Spécificité (\%)} = \frac{\text{Nombre de vrais négatifs}}{\text{Nombre de faux positifs + Nombre de vrais négatifs}}$$

Spécificité : pourcentage d'individus sains pour lesquels le test est négatif (c'est-à-dire la pourcentage d'individus sains correctement classés).

Faux positifs : pourcentage de résultat positifs pour des individus sains
Faux négatifs : pourcentage de résultats négatifs pour des individus malades

$$\textbf{Valeur prédictive du test} = \frac{\text{Nombre de vrais positifs}}{\text{Nombre de vrais positifs + Nombre de faux positifs}}$$

Sevrage alcoolique (indice de) ou score de Cushman

Signes	0	1	2	3
Pouls (par min)	< 80	81-100	101-120	> 120
Pression artérielle systolique (mmHg)	< 135	136-145	146-155	> 155
Fréquence respiratoire (par min)	< 16	16-25	26-35	> 35
Tremblements	0	de la main en extension	tout le membre supérieur	généralisés
Sueurs	0	paumes	paume et front	généralisées
Agitation	0	discrète	généralisée/contrôlable	généralisée/incontrôlable
Troubles sensoriels	0	gêne par bruit ou lumière prurit	hallucinations critiquées	hallucinations non critiquées

Évaluation initiale	Traitement
Score minime (0 à 7*)	Traitement de base *per os*
Score moyen (8 à 14)	Hospitalisation
Score (15 à 21)	Réanimation

* 0 à 6 si traitement bêtabloquant.

Silverman (score de)

Permet d'apprécier les **détresses respiratoires** chez le nouveau-né.

Cotation	0	1	2
Balancement thoraco-abdominal	Respiration synchrone	Thorax immobile	Respiration paradoxale
Tirage	Absent	Intercostal	Intercostal et sus-sternal
Entonnoir xiphoïdien	Absent	Modéré	Intense
Battement des ailes du nez	Absent	Modéré	Intense
Geignement expiratoire*	Absent	Au stéthoscope	À l'oreille

* Importance particulière chez le nouveau-né à terme.

Score ≥ 5
=
intubation et ventilation assistée

Sokolow (indice de)

Indice de Sokolow
=
profondeur de l'onde S en V1 (mm)
+
hauteur de l'onde R en V5 (mm)

Au-dessus de 35 mm
=
hypertrophie ventriculaire gauche

Surface des brûlures

Enfant

Face dorsale ou ventrale	Avant 1 an	1 an	5 ans	10 ans
Tête	9,5	8,5	6,5	5,5
Cou	0,5	0,5	0,5	0,5
Bras	2	2	2	2
Avant-bras	1,5	1,5	1,5	1,5
Main	1,5	1,5	1,5	1,5
Tronc	13	13	13	13
Fesse	2,5	2,5	2,5	2,5
Organes génitaux externes	1	1	1	1
Cuisse	2,75	3,25	4	4,25
Jambe	2,5	2,5	2,75	3
Pied	1,75	1,75	1,75	1,75

Table de Lund et Browder (estimation des surfaces brûlées chez l'enfant, en % par rapport à la surface corporelle globale en fonction de l'âge)

Adulte

Règle des 9 de Wallace

Cette règle permet d'estimer en urgence la surface brûlée. Le corps est divisé en 11 parties représentant chacune 9 % (99 %) auxquelles s'ajoutent les organes génitaux externes pour 1 % :

1. Tête.
2. Bras droit.
3. Bras gauche.
4. Poitrine.
5. Abdomen.
6. Moitié supérieure du dos.
7. Moitié inférieure du dos.
8. Face antérieure de la jambe droite.
9. Face postérieure de la jambe droite.
10. Face antérieure de la jambe gauche.
11. Face postérieure de la jambe gauche.

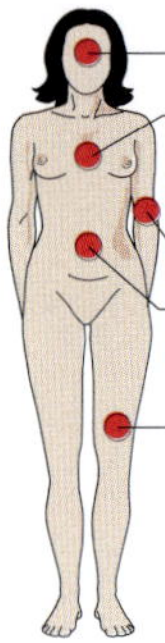

Surface cutanée

Surface corporelle (nourrisson et jeune enfant)

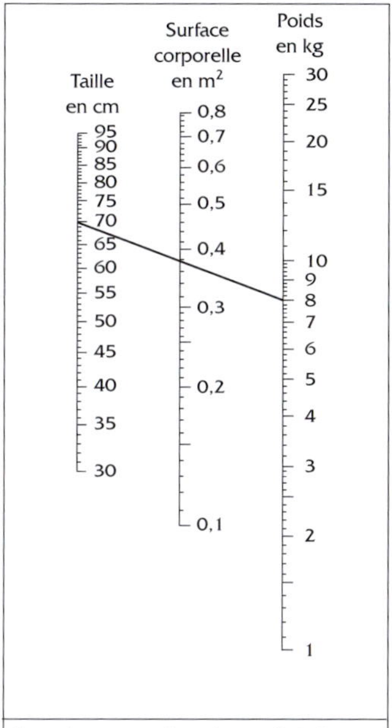

La surface corporelle est lue sur l'échelle centrale au point où elle est coupée par la droite reliant les échelles de taille et de poids (soit dans l'exemple indiqué 0,38 m^2 pour 70 cm et 8 kg).

Surface corporelle (adulte et grand enfant)

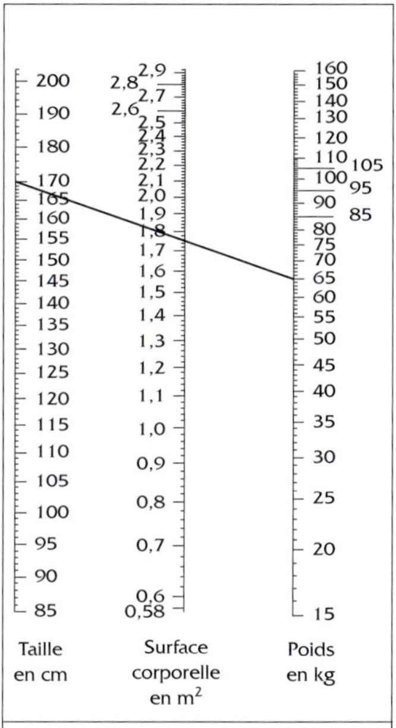

La surface corporelle est lue sur l'échelle centrale au point où elle est coupée par la droite reliant les échelles de taille et de poids (soit dans l'exemple indiqué 1,75 m^2 pour 170 cm et 65 kg).

Approximation chez l'enfant en fonction du poids

$$\text{SC en m}^2 = \frac{(\text{Poids en kg} \times 4) + 7}{\text{Poids en kg} + 90}$$

TIMI (score de TIMI ou *Thrombolysis In Myocardial Infarction)*

Score	État du flux dans l'artère coronaire
TIMI 0	Absence de flux au-delà de la sténose
TIMI 1	Passage de produit de contraste au-delà de la sténose sans opacification complète du lit d'aval
TIMI 2	Passage de produit de contraste au-delà de la sténose avec opacification complète du lit d'aval mais avec un flux ralenti post-sténose
TIMI 3	Passage de produit de contraste au-delà de la sténose avec opacification complète du lit d'aval et flux post-sténose non ralenti

Trou anionique

Trou anionique

$Na^+ - (Cl^- + HCO_3^-)$
(en mmol/L)

Normal = 12 ± 4 mmol/L

Wells (score de)

Score permettant d'évaluer la probabilité clinique d'embolie pulmonaire.

Symptômes et/ou signes cliniques de thrombose veineuse profonde	3 points
Autres diagnostics envisagés moins probables que celui d'embolie pulmonaire	3 points
Fréquence cardiaque supérieure à 100 par minute	1,5 point
Immobilisation ou chirurgie dans les 4 dernières semaines	1,5 point
Antécédent thromboembolique	1,5 point
Hémoptysie	1 point
Cancer (en traitement ou traité dans les 6 derniers mois)	1 point

- Score < 2 : faible probabilité d'embolie pulmonaire
- Score entre 2 et 6 : probabilité intermédiaire
- Score > 6 : forte probabilité

Les médicaments de l'urgence

4

Actilyse
(altéplase)

Délai d'action : 30 min.	
Durée d'action : 5 min.	

Indications : thrombolyse dans l'infarctus du myocarde et l'embolie pulmonaire.
Contre-indications : *cf.* Infarctus du myocarde p. 189 et Embolie pulmonaire p. 157.
Présentation
- Flacon de lyophilisat 50 mg + flacon de solvant 50 mL.
- Flacon de lyophilisat 20 mg + flacon de solvant 20 mL.
- Flacon de lyophilisat 10 mg + flacon de solvant 10 mL.

Posologie : *cf.* Infarctus du myocarde et Embolie pulmonaire.

Conseils pratiques
- Ne jamais dissoudre dans du sérum glucosé, seul le sérum physiologique est indiqué.
- Ne rien injecter sur la même voie.

Effets indésirables
- Hémorragies (cutanées, digestives, cérébrales…).
- Troubles du rythme cardiaques lors de la reperfusion.
- Rares réactions allergiques.

Actrapid
(insuline ordinaire)

Délai d'action : 30 min.
Durée d'action : 7-8 h.

Indications
- Diabète insulinodépendant.
- Décompensation diabétique acidocétose, hyperglycémie hyperosmolaire.

Contre-indications : allergie connue à l'insuline.
Présentation : flacon 1 000 UI/10 mL, soit 1 mL = 100 UI.

Posologie : 0,1 UI/kg/h à adapter en fonction de la glycémie (parfois après dose de charge de 10 à 20 UI en IVD).

Conseils pratiques
- Dilution dans du G 5 % ou du sérum physiologique (stabilité en solution jusqu'à 24 h).
- N'utiliser que les solutions limpides, incolores et sans particules.
- Ne pas mélanger avec d'autres produits y compris dans la tubulure.

Effets indésirables
- Hypoglycémie : arrêt de l'administration si glycémie < 5,5 mmol/L ou 1 g/L.
- Hypokaliémie.
- Bradycardie avec hypotension.
- Manifestations allergiques.

Acupan
(néfopam)

Délai d'action en IM : 15-30 min.
Durée d'action : 3-6 h.

Indications : antalgique non morphinique d'action centrale (activité antalgique comparable à celle de 10 mg de morphine en IM).

Contre-indications

- Convulsions et antécédents de convulsions.
- Glaucome.
- Adénome de la prostate.
- Enfant de moins de 15 ans.

Présentation : ampoule de 20 mg/2 m.

Posologie

- 1 A en IM ou en IV lente (injection en 5 min minimum).
- À répéter si besoin toutes les 4 à 6 h.

Conseils pratiques

- Administrer chez un sujet couché.
- Dilution dans du G 5 % ou du sérum physiologique.

Effets indésirables

- Sueurs, somnolence plus rarement vomissements.
- Effets atropiniques : tachycardie, palpitations, vertiges, bouche sèche, rétention d'urine, excitabilité, irritabilité.

Adrénaline

Délai d'action : 1 min.
Durée d'action : 5 min.

Indications

- Arrêt cardiaque.
- Choc anaphylactique et autres états de choc.
- Asthme aigu grave.

Contre-indications

- Insuffisance coronaire.
- Troubles du rythme ventriculaire.
- Cardiomyopathies obstructives.

Présentation

- Ampoules 1 mg/1 mL et 5 mg/5 mL.
- Il existe aussi des ampoules 0,5 mg/1 mL et 0,25 mg/1 mL, mais il est préférable de n'utiliser qu'un seul dosage pour les ampoules de 1 mL afin d'éviter les confusions.

Posologie
- **Arrêt cardiaque :**
  - *adulte :* 1 mg en IV ou 3 mg en intratrachéal (dilution dans 10 mL de sérum physiologique) ;
  - *enfant :* 10 µg/kg en IV ou 100 µg/kg en intratrachéal.

À renouveler toutes les 3 à 5 min.
- **Choc anaphylactique** : 1 mg dilué dans 10 mL de sérum physiologique à injecter mL par mL.
- **Autres états de choc** : débuter à 0,01 µg/kg/min en IV puis augmenter progressivement en fonction de l'état hémodynamique (jusqu'à plusieurs mg/h).
- **Asthme aigu grave** : 0,01 à 1 µg/kg/min en IV.

Conseils pratiques
- Ne jamais diluer ou injecter dans des solutés alcalins.
- Compatible avec le G 5 % et le sérum physiologique.

Effets indésirables
- Pâleur, anxiété, céphalées, tremblements.
- Troubles du rythme ventriculaire.
- Hypertension artérielle.
- Crise d'angor et infarctus du myocarde chez les coronariens.

Aminophylline

Indications : asthme chez les patients non traités par une théophylline et en particulier chez les enfants. Mais utilisation controversée.

Contre-indications
- Enfant < 30 mois.
- Insuffisance cardiaque aiguë.
- Ulcère gastroduodénal évolutif.
- Patient déjà traité par théophylline *per os*.

Présentation : ampoule 250 mg/10 mL.

Posologie
- **Adulte** : 6 à 7,5 mg/kg en IV lente (30 min), puis 0,5 mg/kg/h.
- **Enfant** : 6 à 7,5 mg/kg en IV lente (30 min), puis 0,5 à 1 mg/kg/h.

Conseils pratiques
- Respecter les posologies car la dose toxique est très proche de la dose thérapeutique.
- Dilution dans du G 5 % ou du sérum physiologique.

Effets indésirables
- Excitabilité, tremblements, céphalées.
- Nausées, vomissements, diarrhée, gastralgies.
- Tachycardie, troubles du rythme.
- Convulsions en cas de surdosage.

Ancotil
(flucytosine)

Indications : antifongique.
Contre-indications : grossesse sauf indication vitale.
Présentation : flacon 2,5 g/20 mL.

Posologie : 100-200 mg/kg/j en 3-4 perfusions de 45 min chacune ou en perfusion continue sur 24 h.

Conseils pratiques
- Diminuer la posologie en cas d'insuffisance rénale.
- ATTENTION : apporte 2 g de NaCl par flacon.

Effets indésirables
- Toxicité hématologique dose-dépendante (aplasie médullaire).
- Troubles digestifs dose-dépendants.
- Réactions allergiques cutanés.
- Élévation des transaminases et hépatomégalie réversibles à l'arrêt du traitement.

Anexate
(flumazénil)

Délai d'action : 1/2-1 min.
Durée d'action : 1-2 h.

Indications : antidote utilisé dans les surdosages aux benzodiazépines.
Contre-indications
- Épilepsie.
- Intoxications polymédicamenteuses.

Présentation : ampoules 0,5 mg/5 mL et 1 m/10 mL.

Posologie
- 0,2 à 0,3 mg/min en IV jusqu'au réveil complet (dose maximale 2 mg).
- Relais au PSE à la dose de 0,1 à 0,4 mg/h.

Effets indésirables
- Nausées et vomissements.
- Angoisse, agitation, palpitations, tremblements.

- Risque de syndrome de sevrage chez les patients traités par des benzodiazépines à des doses élevées et/ou de façon prolongée.

Antasol
(MEOPA : mélange équimolaire oxygène protoxyde d'azote)

Même produit que le *Kalinox* (*cf.* p. 415)

Arixtra
(fondaparinux)

Indications
- Thromboses.
- Embolies pulmonaires sans signes de gravité.

Contre-indications
- Saignement actif.
- Endocardite bactérienne aiguë.
- Insuffisance rénale sévère (clairance de la créatinine < 30 mL/min).

Présentation

Seringues 5 mg/0,4 mL ; 7,5 mg/0,6 mL ; 10 mg/0,8 mL.

Posologie
- 50 kg < P < 100 kg : 7,5 mg en 1 injection SC/jour.
- P < 50 kg : 5 mg en 1 injection SC/jour.
- P > 100 kg : 10 mg en 1 injection SC/jour.

Conseils pratiques
- Injection par voie sous-cutanée profonde dans la paroi abdominale en introduisant l'aiguille sur toute sa longueur perpendiculairement au pli cutané réalisé entre le pouce et l'index.
- Pour ne pas perdre de produit, ne pas évacuer la bulle d'air présente dans la seringue.

Effets indésirables
- Saignement (gastro-intestinal, hématurie, hématome, épistaxis, hémoptysie, hémorragie utérovaginale, hémarthrose, purpura, oculaire).
- Anémie, thrombocytopénie.
- Nausées, vomissement, céphalées, douleur, œdème, éruption érythémateuse.

Artane
(trihexiphénidyle)

Indication : correction des effets indésirables induits par les neuroleptiques.
Contre-indications
- Glaucome.
- Adénome prostatique.
- Cardiopathies décompensées.

Présentation : ampoule 10 mg/5 mL.

Posologie : 5 à 10 mg en IM (dose max. : 30 mg/24 h).

Conseils pratiques : l'utilisation d'une seringue en plastique impose une injection immédiate après introduction de la solution dans la seringue.
Effets indésirables
- Effets atropiniques dose-dépendants : troubles de l'accommodation, tachycardie, bouche et yeux secs, mydriase, troubles de l'accommodation, rétention urinaire, glaucome aigu.
- En cas de surdosage : agitation, confusion mentale, hallucinations, dépression respiratoire.

Aspégic
(acétylsalicylate delysine)

Délai d'action : 10 min.
Durée d'action : 4-6 h.

Indications
- Antipyrétique.
- Antalgique.
- Anti-inflammatoire.
- Anti-agrégant plaquettaire (infarctus du myocarde et syndrome de menace).

Contre-indications
- Allergie à l'aspirine.
- Maladie ulcéreuse.
- Risque hémorragique.
- 3e trimestre de la grossesse.
- Virose.

Présentation : flacons de lyophilisat 500 mg ou 1 g + ampoule de solvant 5 mL.

Posologie
- **Adulte :** 0,5 à 1 g en IV (dose max. : 4 g/j) ou dans l'indication d'anti-agrégant plaquettaire 250 mg en IV (dose unitaire pour 24 h).
- **Enfant :** 10 à 25 mg/kg/24 h en 6 injections (dose max. : 8 mg/kg/injection × 6 fois/24 h).

Conseils pratiques
- Diluer dans du G 5 % ou du sérum physiologique.
- Ne pas mélanger avec d'autres produits, ne pas injecter si la solution n'est pas limpide ou en cas de cristallisation.

Effets indésirables
- Hémorragies (gingivorragies, épistaxis, hématémèse, méléna) ; allongement du TS pendant 4 à 8 jours après l'arrêt du traitement.
- Réactions allergiques (éruptions cutanées, bronchospasme, choc anaphylactique).
- Rare : syndrome de Reye (encéphalopathie aiguë avec atteinte hépatique chez l'enfant ayant une affection virale).

Atarax
(hyroxyzine)

Délai d'action : 2-4 min en IV ; 10-20 min en IM.
Durée d'action : 4-6 h en IV ; 6-8 h en IM.

Indications
- Tranquillisant (anxiété, crises d'agitation).
- Antihistaminique H_1 (allergies).
- Tachycardie de type Bouveret.

Contre-indications
- Glaucome.
- Adénome prostatique.
- Grossesse au 1er trimestre.

Présentation : ampoule 100 mg/2 mL.

Posologie
- **IM :** 50-100 mg.
- **IV :** 50-100 mg dilués dans 10 mL de sérum physiologique à injecter en 5 min.

Conseils pratiques : injection IV stricte et lente du produit dilué afin d'éviter une hémolyse.

Effets indésirables
- Somnolence transitoire.
- Effets atropiniques : bouche sèche, mydriase, troubles de l'accommodation, risque de poussée de glaucome et de rétention urinaire.

Atropine

Délai d'action : 30-90 s en IV ; 10-30 min en IM.
Durée d'action : 15 min en IV ; 3 h en IM.

Indications
- Bradycardies sinusales et blocs auriculoventriculaires ou atrioventriculaires, notamment à la phase aiguë des IDM postérieurs.

- Douleurs aiguës spasmodiques urinaires (coliques néphrétiques), biliaires ou digestives.
- Antidote, notamment pour les organophosphorés.

Contre-indications

- Glaucome.
- Adénome prostatique.
- Insuffisance cardiaque, tachycardie.

Présentation : ampoules 0,25 mg/1 mL, 0,5 mg/1 mL, 1 mg/1 mL.

Posologie

- 1/2 à 1 mg en IV lente (5 min).
- **Antidote**: 1 mg en IM ou en IV à répéter toutes les 5 à 10 min jusqu'à apparition d'une dilatation pupillaire et arrêt de la sécrétion salivaire et de la transpiration.

Effets indésirables

- Risque de tachycardie si injection trop rapide.
- Effets dose-dépendants : troubles de l'accommodation, tachycardie, bouche et yeux secs, mydriase, troubles de l'accommodation, rétention urinaire, glaucome aigu.
- En cas de surdosage : agitation, confusion mentale, hallucinations, dépression respiratoire.

Atrovent aérosol adulte et enfant
(ipratropium bromure)

Délai d'action: 3 min.
Durée d'action: 4-6 h.

Indications

- Crise d'asthme.
- Décompensation spastique chez le bronchopathe.

En association avec la *Ventoline* ou le *Bricanyl*.

Contre-indications : allergie à l'un des composants (exceptionnelle).

Présentation

- Adulte: 0,5 mg/2 mL.
- Enfant: 0,25 mg/2 mL.

Posologie: *cf.* protocole Asthme aigu grave, p. 112.

Effets indésirables: bouche sèche et irritation pharyngée (troubles diminués par la prise d'un verre d'eau après chaque aérosol).

Augmentin
(amoxicilline + acide clavulanique)

Indications : antibiotique de la famille des pénicillines utilisé en urgence dans un certain nombre d'infections, notamment pulmonaires et biliaires.

Contre-indications
- Allergie à la pénicilline.
- Mononucléose infectieuse.

Présentation
- Adulte : flacon de 1 et 2 g (+ 200 mg d'acide clavulanique).
- Enfant : flacon de 0,5 et 1 g (+ 100 mg d'acide clavulanique).

Posologie
- **Adulte** : 1 g × 2 à 4 fois/jour (jusqu'à 2 g × 4 fois/jour).
- **Enfant** : 25-50 mg/kg × 4 fois/jour.

Conseils pratiques
- Dilution dans du sérum physiologique (mais pas dans du sérum glucosé).
- Injection en IV lente sur 3-4 min (dilution de 10 mL pour 500 mg) ou en perfusion de 30 min (dilution 25 mL pour 500 mg).

Effets indésirables
- Réactions allergiques.
- Éruptions cutanées non allergiques.
- Troubles digestifs : nausées, vomissements.

Avlocardyl
(propranolol)

Délai d'action : 1-2 min.
Durée d'action : 1-6 h.

Indications : troubles du rythme supraventriculaires (en particulier dans la crise aiguë thyréotoxique).

Contre-indications
- Asthme.
- Insuffisance cardiaque.
- BAV, maladie de l'oreillette.
- Association à la *Cordarone* et à l'*Isoptine*.

Présentation ampoule de 5 mg/5mL.

Posologie : 0,5-1 mg en IVD toutes les 2 min jusqu'à effet (max. 10 mg).

Conseils pratiques

- Dilution dans du sérum physiologique ou glucosé.
- Pas d'injection trop rapide car risque de bradycardie.

Effets indésirables

- Bradycardie, voire BAV.
- Hypotension artérielle, insuffisance cardiaque.
- Crise d'asthme.
- Hypoglycémie.
- Éruptions cutanées.

Brévibloc
(esmolol)

Délai d'action : 1-2 min.
Durée d'action : 5-15 h.

Indications

- Troubles du rythme supraventriculaire.
- Hypertension artérielle.
- Dissection aortique.

Contre-indications

- Bradycardie < 50 et troubles de la conduction.
- Choc cardiogénique.
- Syndrome de Raynaud, artérite sévère.
- Prudence en cas d'asthme ou de BPCO.

Présentation : ampoules de 10 mg/10 mL et 2,5 g/10 mL.

Posologie

- **Troubles du rythme :**
  - *dose de charge :* 500 µg en 1 min, puis 50 µg/kg/min au PSE en 4 min ; en l'absence d'effet, recommencer la séquence de 5 min sans dépasser 200 µg/kg/min ;
  - *dose d'entretien :* dès que la fréquence cardiaque souhaitée est obtenue, relais à la dose de 50-200 µg/kg/min.
- **Hypertension artérielle :**
  - *dose de charge :* 0,5-1 mg/kg en IV lent (30 s-1 min) ;
  - *dose d'entretien :* 150-300 µg/kg/min.

Conseils pratiques : compatible avec tous les solutés sauf le bicarbonate de sodium.

Effets indésirables

- Hypotension artérielle, bradycardie.
- Bronchospasme.
- Sueurs, nausées, vomissements, céphalées, anxiété.
- Hypoglycémie chez le diabétique.

Bricanyl
(terbutaline)

Délai d'action : < 1 min en IV ; 5-15 min en SC ; 5 min en aérosol.
Durée d'action : 1 h en IV ; 2-4 h en SC ; 3-6 h en aérosol.

Indications
- Crise d'asthme.
- Dyspnée spastique chez les insuffisants respiratoires chroniques.
- Hyperkaliémie.

Contre-indications : affection coronarienne aiguë.

Présentation
- Ampoule : 0,5 mg/mL.
- Dosette : 5 mg/2 mL.

Posologie
- **SC :** 1 A.
- **IV :** 1/2 à 1 A en IV lent (5 min), puis relais au PSE à la dose de 0,1 à 1 µg/kg/min.
- **Aérosol :** *cf.* Asthme aigu grave, p. 112.

Effets indésirables
- Nervosité, tremblements, céphalées, vertiges.
- Tachycardie, palpitations → diminuer la posologie si pouls > 140/min.
- Crampes musculaires douloureuses.
- Hypokaliémie et hyperglycémie.

Burinex
(bumétanide)

Délai d'action : 2-3 min.
Durée d'action : 2-3 h.

Indication
- OAP.
- Hyperkaliémie, hypercalcémie aiguë.

Contre-indications
- Obstacle sur les voies urinaires.
- Encéphalopathie hépatique.
- Troubles hydroélectrolytiques non corrigés.

Présentation : ampoules 0,5 g/2 mL, 2 mg/4 mL, 5 mg/20 mL.

Posologie : 1 à 2 mg en IV, à renouveler au bout de 20 min si besoin.

Conseils pratiques

- Conservation à l'abri de la lumière.
- Ne pas diluer dans du sérum physiologique car précipitation.

Effets indésirables

- Risque d'hyponatrémie, d'hypovolémie et d'hypotension orthostatique.
- Risque d'hypokaliémie.
- Possibilité d'encéphalopathie hépatique en cas de cirrhose.

Catapressan
(clonidine)

Indications : urgences hypertensives, notamment l'éclampsie en cas de bithérapie et de contre-indications aux bêtabloquants.
Contre-indications : bradycardie.
Présentation : ampoule 0,15 mg/1 mL.

Posologie : 0,015 à 0,06 mg/h.

Conseils pratiques : n'est quasiment plus utilisé dans les autres urgences hypertensives au profit de produits plus maniables comme la nicardipine (*Loxen*).
Effets indésirables : somnolence, asthénie et sécheresse de la bouche.

Céfotaxime

Indications

- *Purpura fulminans.*
- Infections à germes sensibles.

Présentation : flacon de poudre + solvant de 0,5 et de 1 g.

Posologie

- **Adulte :** 1 g en IV lent ou en perfusion de 30 min × 6/j.
- **Enfant :** 50 mg/kg en IV lent ou en perfusion de 30 min × 6/j.

Conseils pratiques

- Ne jamais mélanger avec un autre antibiotique dans la même seringue ou perfusion.
- Ne jamais utiliser par voie veineuse *Claforan* IM qui contient de la lidocaïne.

Effets indésirables

- Éventuelles manifestations allergiques.
- Veinite, thrombophlébite.

Celestène
(bétaméthasone)

Indications : corticoïde utilisé dans les laryngites, les crises d'asthme ou les réactions allergiques.
Contre-indications : il n'y en a pas en urgence.
Présentation
- Solution buvable : flacon 30 mL (1 mL = 0,5 mg = 40 gouttes).
- Injectable : ampoule 4 mg/1 mL.

Posologie
- **Enfant :**
  - *Per os :* 8 à 16 gouttes/kg/j ;
  - *IV :* 0,1 à 0,3 mg/kg/j (dose max. : 6 mg/j).
- **Adulte :** 4 à 20 mg en IV.

Effets indésirables
- Risque d'hypokaliémie augmentant les risque de torsades de pointes (antiarythmiques, érythromicine IV, halofantrine…).
- Augmentation du risque hémorragique avec les anticoagulants.
- Aggravation des maladies infectieuses.

Célocurine
(suxaméthonium iodure)

Délai d'action : 1 min.
Durée d'action : 5-10 min.

Indications : curare d'action brève utilisé pour l'intubation (induction en séquence rapide). En l'absence d'urgence immédiate, une dose de charge de 30 mg/kg administrée *per os* est une alternative possible.
Contre-indications
- Absence de matériel de ventilation et d'administration préalable d'un narcotique.
- *Crush syndrome*, brûlures étendues, AVC récent, hyperkaliémie, toxémie, plaie du globe oculaire.
- Affections neuromusculaires.

Présentation : ampoule 100 mg/2 mL.

Posologie : 1 mg/kg en IVD.

Effets indésirables
- Choc anaphylactique.
- Hypersialorrhée, bronchospasme.

- Troubles du rythme cardiaque.
- Hyperthermie maligne.

Chlorure de calcium 10 %

Indications
- Tétanie.
- Hyperkaliémie menaçante.
- Hypocalcémie aiguë.
- Intoxications aux inhibiteurs calciques.

Contre-indications : traitement digitalique.
Présentation : ampoules de 10 mL.

Posologie
- **Tétanie et hypocalcémie :** 10 à 20 mL en IV lente en 5-10 min.
- **Hyperkaliémie :** 10 mL en IV, à renouveler après 5 min si besoin.

Conseils pratiques
- Incompatibilité avec le bicarbonate de sodium.
- IV stricte (risque de nécrose tissulaire), IV lente car risque de bradycardie et de chute tensionnelle.

Effets indésirables
- Risque de troubles du rythme en cas d'association aux digitaliques.
- Risque de nécrose tissulaire en cas d'extravasation.

Ciflox
(ciprofloxacine)

Indications : antibiotique de la classe des fluoroquinolones utilisé en urgence en particulier dans les infections à point de départ urinaire.
Contre-indications
- Enfant jusqu'à la fin de la période de croissance.
- Femme enceinte.

Présentation : poches de 200 mg/100 mL et 400 mg/200 mL.

Posologie : 400 à 600 mg/jour en 2 à 3 perfusions.

Conseils pratiques
- Perfusion à la vitesse de 100 mL en 30 min.
- Compatible avec le sérum physiologique et le sérum glucosé.

Effets indésirables
- Troubles digestifs.

- Réactions cutanées.
- Douleurs musculaires et/ou articulaires (exceptionnellement rupture du tendon d'Achille).
- Convulsions.

Clastoban
(acide clodronique)

Délai d'action : long.

Indications : hypercalcémies malignes (en association avec une réhydratation).
Contre-indications : allergie connue au produit.
Présentation : ampoule 300 mg/5 mL.

Posologie : 300 mg/j en perfusion IV.

Conseils pratiques
- Dilution dans 500 mL de sérum physiologique ou de G 5 %.
- Perfusion en 2 h minimum.
- Diminution de la dose en cas d'insuffisance rénale.

Effets indésirables : protéinurie transitoire.

Coltramyl
(thiocolchicoside)

Délai d'action : 20-30 min.
Durée d'action : 6-8 h.

Indications : contractures musculaires douloureuses.
Présentation : ampoule 4 mg/2 mL.

Posologie : 1 A en IM × 2/j.

Effets indésirables
- Possibilité de manifestations allergiques.
- Excitation ou obnubilation passagère.

Cordarone
(amiodarone)

Délai d'action : 5-15 min.
Durée d'action : 4 h.

Indications : troubles du rythme supraventriculaire et ventriculaire.
Contre-indications
- Troubles de la conduction (bradycardie, blocs sino-auriculaires, auriculoventriculaires).

- Collapsus cardiovasculaire.
- Allergie à l'iode.

Présentation : ampoule 150 mg/3 mL.

Posologie :
- **Troubles du rythme avec pouls :** 5 mg/kg en IV sur 15 à 30 min, puis relais au PSE à la dose 1 A sur 8 h.
- **Trouble du rythme sans pouls :** 300 mg en IVD, complété si besoin avec 150 mg IVD.

ATTENTION : **la voie IV est réservée aux situations d'urgence en cas d'échec des autres alternatives thérapeutiques et ne doit jamais se faire en IV rapide.**

Conseils pratiques : utiliser exclusivement du sérum glucosé à 5 % sans adjonction d'autres produits. En l'absence d'urgence immédiate, une dose de charge de 30 mg/kg administrée *per os* est une alternative possible.

Effets indésirables
- Veinite, bouffées de chaleur.
- Risque de troubles de la conduction et/ou du rythme en cas d'association à d'autres antiarythmiques (bêtabloquants, inhibiteurs calciques, digitaliques, quinidiniques).
- Augmentation du risque hémorragique en cas d'association des antivitamines K.

Cyanokit
(hydroxocobalamine)

Indications : antidote des intoxications aux dérivés du cyanure (en particulier les fumées d'incendie).

Contre-indications : aucune en urgence.

Présentation : lyophilisat 2,5 g + solvant (chlorure de sodium) 100 mL.

Posologie
- 70 mg/kg (soit 5 g chez l'adulte) en perfusion de 20-30 min.
- Renouveler la dose si persistance de signes de gravité en perfusion plus lente (30 min à 2 h).

Conseils pratiques : dilution avec du chlorure de sodium.

Effets indésirables
- Réactions allergiques.
- Coloration rouge des sécrétions corporelles (urines, larmes) et des téguments.

Dalacine
(clindamycine)

Indications : antibiotique utilisé en urgence en particulier dans les pneumopathies en cas d'allergie à la pénicilline.
Contre-indications : allergie connue au produit.
Présentation : ampoule de 600 mg/4 mL ou 900 mg/6 mL.

Posologie : 600-2 400 mg/jour en 2 à 4 injections IM ou IV.

Conseils pratiques
- IM : 600 mg max. par injection.
- IV : 600 mg dans 100 mL de sérum physiologique ou glucosé en 20 min au moins.

Effets indésirables
- Troubles hématologiques.
- Réactions allergiques.
- Veinite, thrombophélite.

Dantrium
(dantrolène)

Délai d'action : 3-4 min.
Durée d'action : 3 h.

Indications
- Hyperthermie maligne.
- Syndrome malin des neuroleptiques.

Contre-indications : aucune dans les urgences graves.
Présentation : flacon de lyophilisat 20 mg.

Posologie
- **Dose initiale :** 2,5 mg/kg en IVD, puis 1 mg/kg toutes les 5-10 min jusqu'à régression des symptômes (dose max. : 10 mg/kg).
- **Entretien :** 1-2 mg/kg/4-6 h pendant 24-48 h.

Conseils pratiques
- Dilution uniquement dans de l'eau pour préparation injectable.
- Incompatibilité avec les solutés électrolytiques et glucosés.

Effets indésirables
- Thrombophlébite avec nécrose cutanée en cas d'extravasation.
- Réaction allergique cutanée.
- Fatigue musculaire avec possible troubles de la déglutition et de la ventilaion.

Dépakine
(valproate de sodium)

Délai d'action : 10 min.
Durée d'action : courte.

Indications : état de mal épileptique.
Contre-indications
- Affections hépatiques.
- Allergie au valproate de sodium.

Présentation : lyophilisat 400 mg et ampoule de 4 mL de solvant.

Posologie : bolus de 15 mg/kg en IV lente sur 3 min, puis relais au PSE à 1 mg/kg/h, à adapter secondairement aux dosages sanguins (75 mg/L).

Conseils pratiques : dilution dans du sérum physiologique.
Effets indésirables
- Hépatotoxicité.
- Thrombopénie dose-dépendante.
- Nécrose tissuaire si extravasation.

Dexaméthasone

Indications, Contre-indications : *cf. Celestène.*
Présentation : ampoules 4 mg/1 mL et 20 mg/5 mL.

Posologie : 4 à 20 mg en IV.

Effets indésirables
- Réactions allergiques.
- Troubles du rythme cardiaque.

Diamox
(acétazolamide)

Délai d'action : 15 min.
Durée d'action : 6-8 h.

Indications : crise de glaucome aigu.
Contre-indications
- Insuffisance hépatique ou rénale grave.
- Allergie aux sulfamides.
- Antécédents de colique néphrétique.

Présentation : flacon de poudre 500 mg + solvant 5 mL.

Posologie : 1 flacon en IV lent.

Effets indésirables
- Réactions allergiques.
- Hypokaliémie avec acidose métabolique.
- Hyperuricémie avec crise de goutte.

Digoxine Nativelle
(digoxine)

Délai d'action : 10-30 min.
Durée d'action : plusieurs heures.

Indications : troubles du rythme supraventriculaire (en particulier en cas d'œdème du poumon associé).
Contre-indications
- Bloc atrioventriculaire.
- Hyperexcitabilité ventriculaire, notamment sous traitement digitalique.
- Syndrome de Wolff-Parkinson-White.
- Cardiopathies obstructives (CMO, RAC).
- Choc électrique externe.
- Hypokaliémie, hypercalcémie, injection de calcium.

Présentation : ampoule 0,50 mg/2 mL.

Posologie : 1/2 à 1 A en IV lent, à renouveler éventuellement 1 fois.

Effets indésirables
- Troubles de la conduction et de l'excitabilité cardiaques.
- Éruptions cutanées allergiques.
- Troubles digestifs (nausées, vomissements) et neurosensoriels (vertiges, céphalées, vision colorée en jaune) → signes de surdosage.

Dihydroergotamine

Indications : crise migraineuse.
Contre-indications
- Hypersensibilité aux dérivés de l'ergot de seigle.
- Insuffisance coronarienne, HTA mal contrôlée, affections artérielles oblitérantes, syndrome de Raynaud.
- Association aux macrolides et au sumatriptan.
- Grossesse.

Présentation : seringue pré-remplie 1 mg/1mL.

Posologie : 1 ampoule en SC, IM ou IV lente (répétition possible après 30-60 min si nécessaire).

Conseils pratiques : ne pas dépasser les doses indiquées.

Effets indésirables
- Troubles digestifs.
- Paresthésies des extrémités, précordialgies.
- Ergotisme : accidents ischémiques des extrémités.

Diprivan
(propofol)

Délai d'action : 30-40 s.
Durée d'action : 5-10 min.

Indication : hypnotique d'action et d'élimination rapide.
Contre-indications
- Absence de matériel de réanimation.
- Hypovolémie (car hypotenseur).
- Épileptique non équilibré.
- Grossesse, enfant de moins de 3 ans.

Présentation : ampoule 200 mg/20 mL, flacon 500 mg/50 mL et 1 g/100 mL.

Posologie
- **Dose initiale :** 1 à 2,5 mg/kg en IV lent (20 à 30 s).
- **Sédation :** 1 à 4 mg/kg/h au PSE.

Conseils pratiques
- Ne peut être dilué que dans du sérum glucosé à 5 %.
- Bien agiter l'ampoule avant l'utilisation (produit laiteux, gras).
- Utiliser les grosses veines de l'avant-bras ou du pli du coude (pour limiter la douleur au moment de l'injection).

Effets indésirables
- Dépression respiratoire → assistance ventilatoire au masque et éventuelle intubation.
- Hypotension.
- Réactions allergiques.
- Convulsions.
- Douleur au point d'injection.

Dobutamine

Délai d'action : 1-2 min.
Durée d'action : 10 min.

Indications : syndromes de bas débit cardiaque.
Contre-indications : obstacle à l'éjection (cardiomyopathie obstructive, valvulopathie aortique, tamponnade).
Présentation : flacon 250 mg/20 mL.

Posologie : 2,5 à 20 µg/kg/min.

Conseils pratiques
- Ne peut être dilué que dans du G 5 % ou du sérum physiologique.
- Ne pas arrêter brutalement une perfusion mais diminuer progressivement les doses.

Règle de dilution pratique : Poids × 3 = dose en mg à diluer dans 50 mL, on obtient ainsi 1 mL/h = 1 µg/kg/min (ce qui permet de modifier les posologies très facilement sans refaire de calcul).

Effets indésirables : tachycardie, troubles du rythme ventriculaire.

Dopamine

Délai d'action : 2-4 min.
Durée d'action : 10 min.

Indications : correction des troubles hémodynamiques de l'état de choc ; l'effet est variable en fonction des doses :
- < 5 µg/kg/min : améliore la perfusion rénale ;
- 5 à 20 µg/kg/min : améliore la contractilité cardiaque ;
- > 20 µg/kg/min : vasoconstriction.

Contre-indications
- Troubles du rythme ventriculaire.
- Cardiomyopathies obstructives.

Présentation : ampoule 200 mg/5 mL ou 50 mg/5 mL.

Posologie : 2 à 20 µg/kg/min.

Conseils pratiques
- Ne pas diluer avec des solutions alcalines.
- Ne pas arrêter brutalement une perfusion mais diminuer progressivement les doses.

Même règle de dilution que pour la dobutamine.

Effets indésirables
- Tachycardie, troubles du rythme.
- Angor.

Droleptan
(dropéridol)

Délai d'action : 3-5 min en IV ; 10-20 min en IM.
Durée d'action : 1 h 30 en IV ; 3 h en IM.

Indications
- États d'agitation et/ou d'agressivité.
- Nausées, vomissements.

Contre-indications
- Hypokaliémie connue.
- Bradycardie.

- Déconseillé en cas d'éthylisme aigu.

Présentation
- Forme IM : ampoule 5 mg/2 mL.
- Forme IV : ampoule 2,5 mg/1 mL.

Posologie
- **IM :** 5 mg en IM. Si besoin réinjection à la même dose, 15 à 30 min plus tard.
- **IV :** 0,625-1,25 mg en titration (jusqu'à 2,5 mg).

Effets indésirables
- Hypotension orthostatique.
- Troubles du rythme (torsades de pointe).
- Dyskinéses avec syndrome pyramidal.
- Syndrome malin des neuroleptiques.

ATTENTION : la forme IM est utilisée pour les agitations alors que la forme IV est réservée au traitement ou à la prévention des nausées et des vomissements.

Emla 5 % crème (association de lidocaïne et prilocaïne)

Délai d'action : 1 h.
Durée d'action : 1-2 h.

Indications : anesthésie de surface, en particulier chez l'enfant, avant un geste douloureux (ponction veineuse, ponction lombaire...).

Contre-indications
- Âge inférieur à 3 mois.
- Allergie connue aux anesthésiques locaux.
- Porphyrie

Présentation : tube de 5 g (boîte de 5) + 10 pansements adhésifs.

Posologie
- **3 à 12 mois :** 0,5 g sur une petite surface (max. 2 g).
- **Âge > 1 an :** 1 à 2 g (max. 10 g).

Conseils pratiques : application, uniquement sur une peau saine, d'une couche épaisse sur une petite surface et occlusion avec un pansement adhésif hermétique ; au bout d'1 heure, ôter le pansement et essuyer soigneusement (pour les peaux noires, le délai d'action est plus long).

Effets indésirables : possibilité de réactions allergiques.

Entonox
(MEOPA : mélange équimolaire oxygène-protoxyde d'azote)

Même produit que le *Kalinox* (*cf.* p. 415).

Éphédrine

Délai d'action : 30 s en IV ; 3-4 min en IM.
Durée d'action : 10-20 min en IV ; 40-60 min en IM

Indications : traitement de l'hypotension artérielle modérée, notamment lors d'une anesthésie générale ou locorégionale.

Contre-indications
- Hyperexcitabilité ventriculaire, coronaropathie, pathologies cardiaques chroniques.
- Hypertension artérielle.
- Hyperthyroïdie.
- Glaucome par fermeture de l'angle et hypertrophie de la prostate.
- Prudence en cas d'association avec des antidépresseurs tricycliques et sérotoninergiques-noradrénergiques, des anesthésiques halogénés volatiles.

Présentation : ampoule 30 mg/1 mL.

Posologie
- 3 à 6 mg IVD à répéter toutes les 5-10 min si nécessaire (ne pas dépasser 150 mg/j).
- 30 mg IM ou SC, à renouveler si besoin.

Conseils pratiques
- Dilution dans du G 5 % ou du sérum physiologique.
- Administrer en 30 à 60 secondes.

Effets indésirables
- Nausées, vomissements.
- Palpitations, hypertension artérielle, douleurs précordiales.
- Anxiété, tremblements, confusion, irritabilité.
- Rétention aiguë d'urine.
- Crise de glaucome aigu.

Érythrocine
(érythromycine)

Indications : infections à germes sensibles, notamment bronchopulmonaires.
Contre-indications
- Allongement de l'espace QT sur l'ECG.
- Association avec les dérivés de l'ergot de seigle.

Présentation : flacon de poudre 0,5 et 1 g.

Posologie : 2-4 g/j en 2-4 perfusions.

Conseils pratiques
- Dilution dans 50-100 mL de sérum physiologique ou de G 5 %.
- Perfusion d'1 h.

Effets indésirables
- Torsades de pointes.
- Nausées, vomissements.
- Réactions allergiques cuanées.
- Irritation veineuse.

Eupressyl
(urapidil)

Délai d'action : 2-3 min.
Durée d'action : 1 h.

Indications : urgences hypertensives.
Contre-indications : rétrécissement aortique.
Présentation : ampoules 25 mg/5 mL et 50 mg/10 mL.

Posologie
- 25 mg en IV en 20 secondes à renouveler 5 min plus tard si la réduction de la PA n'est pas suffisante.
- Si après 5 min l'effet est toujours insuffisant, administrer 50 mg en IV en 20 s.
- Dose d'entretien 9 à 30 mg/h au PSE (moyenne 15 mg/h).

Effets indésirables
- Céphalées, vertiges, agitation.
- Palpitations, bradycardie sévère, sensations d'oppression thoracique.

Fentanyl

Délai d'action : 30 s.
Durée d'action : 20-30 min.

Indications : morphinique utilisé pour l'analgésie et la sédation.
Contre-indications
- Absence de matériel d'intubation.

- Traumatisme crânien et hypertension intracrânienne en ventilation spontanée.
- Hypovolémie non corrigée.

Présentation : ampoules 100 µg/2 mL ou 500 µg/10 mL.

Posologie: 50 à 100 µg en IVD, puis réinjection à la demande à la même dose toutes les 20 min ou relais au PSE à la dose 50-200 µg/h.

Conseils pratiques

- Mélanges à éviter car risque de précipitation.
- Antagonisation possible par le *Narcan* en cas de surdosage.

Effets indésirables

- Dépression respiratoire.
- Rigidité musculaire.
- Hypotension et bradycarde.
- Nausées vomissements.

Fluimucil
(acétylcystéine)

Délai d'action : 30 min.
Durée d'action : 4 h.

Indications : intoxication au paracétamol.

Présentation

- *Per os*: sachet de 200 mg (peu pratique aux doses préconisées, il est possible d'utiliser *Mucomyst* aérosol à 1 g/5 mL qui a un goût désagréable nécessitant une dilution dans du jus de fruit ou de l'eau sucrée).
- IV : flacon 5g/25 mL.

Posologie

- ***Per os*** **:** dose de charge de 140 mg/kg, puis 70 mg/kg/4 h pendant 3 jours (total de 17 doses).
- **IV :** dose de charge : 150 mg/kg dilués dans 250 mL de glucosé à 5 % à passer en 15 min, puis 50 mg/kg dilués dans 500 mL de glucosé à 5 % à passer en 4 h, enfin, 100 mg/kg dilués dans 1 000 mL de glucosé à 5 % à passer en 16 h.

Conseils pratiques : la voie IV peut entraîner des réactions anaphylactoïdes (en particulier en cas d'injection trop rapide) et ne doit être utilisée qu'en cas d'impossibilité de la voie orale.

Effets indésirables: en cas d'apparition de signes de réaction anaphylactoïde (urticaire, œdème facial, hypotension, bronchospasme...), arrêter la perfusion (un traitement symptomatique est parfois nécessaire).

Fortum
(ceftazidime)

Indications : antibiotique de la classe des céphalosporines de 3e génération utilisé en urgence dans les infections graves à bacilles Gram négatif.
Contre-indications : allergie connue aux céphalosporines.
Présentation : flacons de 0,25-0,5-1 et 2 g.

Posologie : 3 à 6 g/j en 3 à 4 injections IM ou IV.

Conseils pratiques
- Compatible avec le sérum physiologique et le sérum glucosé
  - IM : 0,25 g + 1 mL, 0,5 g + 2 mL, 1 g + 3 mL, 2 g + 10 mL
  - IV : injection lente dans 10 mL d'eau ppi ou en perfusion de 50 mL en 20 min
- Diminution de la posologie en cas d'insuffisance rénale.

Effets indésirables
- Réactions allergiques.
- Troubles digestifs.
- Thrombophlébite au point d'injection.

Fosfocine
(fosfomycine)

Indications : antibiotique utilisé en urgence dans les infections graves à staphylocoques méti-R.
Contre-indications : aucune.
Présentation : flacons de poudre de 1 g + solvant 10 mL et 4 g + solvant 20 mL.

Posologie : 100 à 200 mg/kg/jour en 2 à 3 perfusions.

Conseils pratiques
- Perfusion de 250 mL sur une durée de 4 h.
- Compatibilité avec le sérum physiologique et le sérum glucosé.
- Adapter la posologie en cas d'insuffisance rénale.

Surveillance
- Ionogramme régulier car apport sodé très important.
- Veinites (changer les points de perfusion).

Fragmine
(daltéparine sodique)

Indications – Contre-indications : *cf.* Fraxiparine.
Présentation : seringues préremplies de 2 500/0,2 mL, 5 000/0,2 mL, 7 500/0,75 mL et 10 000 UI/1 mL.

Posologie
- **Préventif :** 2 500 à 5 000 UI/j en 1 injection SC.
- **Phlébite :** 100 UI/kg/12 h en SC.

Conseils pratiques – Surveillance – Effets indésirables : *cf.* Fraxiparine.

Fraxiparine
(nadroparine calcique)

Indications : anticoagulant utilisé en prévention des accidents thrombo-emboliques et pour le traitement des phlébites.
Contre-indications
- AVC hémorragique.
- Lésion organique susceptible de saigner.

Présentation : seringues préremplies de 0,2-0,3-0,4-0,6-0,8-1 mL (avec une concentration de 9 500 UI anti-Xa/mL).

Posologie
- **Préventif :** 0,2-0,4 mL/j en 1 injection en SC.
- **Phlébite :** 0,1 mL/10 kg/12 h en SC.

Conseils pratiques : l'injection se fait dans le tissu sous-cutané de la paroi abdominale alternativement à droite et à gauche ; l'aiguille doit être introduite entièrement et perpendiculairement dans l'épaisseur du pli cutané formé entre le pouce et l'index de l'opérateur ; le pli doit être maintenu toute la durée de l'injection et ne sera relâché qu'après le retrait de l'aiguille.
Surveillance
- Effectuer un dosage des plaquettes avant institution du traitement, puis 2 fois/semaine.
- Dosage de l'activité anti-Xa en effectuant un prélèvement le 2e jour, 3 h après l'injection (fourchette thérapeutique 0,5-1,2 UI/mL) en cas d'inefficacité clinique, d'hémorragie ou d'insuffisance rénale.

Effets indésirables
- Thrombopénies.
- Hémorragies.

Fungizone

(amphotéricine B)

Indications : septicémies fongiques.
Contre-indications : allergie connue au produit.
Présentation : flacon de poudre 50 mg.

Posologie
- Perfusion initiale : 0,1-0,2 mg/kg/perfusion.
- Puis augmentation par palier de 5 mg pour atteindre une dose de 0,7-1 mg/kg/perfusion (0,5 mg/kg/perfusion seulement an cas d'association à l'*Ancotil*).
- Perfusion 1 jour sur 2.

Conseils pratiques
- Dilution uniquement dans du sérum glucosé (500 mL).
- Dose-test de 1 mg en 50-60 min pour dépister un éventuel choc.
- Puis, dose initiale en 8-10 h.

Effets indésirables
- Fièvre, frissons, crampes, céphalées, nausées, vomissements.
- Hypotension, exceptionnellement choc anaphylactique.
- Néphrotoxicité dose-dépendante (ne pas dépasser 2 g par cure).
- Thrombophlébite (respecter la dilution).

Gardénal

(phénobarbital)

Délai d'action : 5 min.
Durée d'action : très longue.

Indications : état de mal convulsif résistant aux benzodiazépines, particulièrement chez l'enfant.
Contre-indications : porphyries.
Présentation : flacon poudre + solvant 40 mg/2 mL et 200 mg/4 mL.

Posologie : **enfant** → 10 à 20 mg/kg en IV lent sur 15 min.

Conseils pratiques : dilution dans du sérum physiologique.
Effets indésirables
- Dépression respiratoire → matériel de réanimation prêt pour une intubation éventuelle.
- Thrombophlébite.
- Réactions allergiques.

Gentamicine

Indications : aminoside largement utilisé dans de nombreuses infections en association avec les bêtalactamines.

Contre-indications
- Allergie aux aminosides (rare).
- Myasthénie.

Présentation : selon les marques, ampoules de 10, 40, 80 et 160 mg.

Posologie : 3 mg/kg/j en 2-3 injections IM ou perfusions IV.

Conseils pratiques
- Dilution dans du sérum physiologique ou du G 5 % (au moins 1 mg/1 mL).
- Perfusion de 30-60 min.
- Adapter les doses en cas d'insuffisance rénale.

Effets indésirables
- Toxicité cochléovestibulaire.
- Toxicité rénale.

Glucagen (glucagon)

Délai d'action : 1 min en IV ; 5 min en IM ou SC.
Durée d'action : 10 min en IV ; 20-30 min en IM ou SC.

Indications
- Hypoglycémie liée à l'insuline.
- Intoxication aux bêtabloquants.
- Choc anaphylactique réfractaire à l'adrénaline chez les patients bêtabloqués.

Contre-indications
- Hypoglycémie alcoolique, liée aux sulfamides ou au jeûne.
- Insulinome, glucagonome, phéochromocytome.

Présentation : lyophilisat 1 mg + solvant 2,5 mL.

Posologie
- **Hypoglycémie :** 1 mg IM ou SC, à renouveler après 20 min si besoin.
- **Intoxication aux bêtabloquants :**
  - dose de charge : 50-100 µg/kg IV en 1-2 min ;
  - dose d'entretien : 70 µg/kg/h en perfusion continue.

Conseils pratiques
- Dilution dans du G 5 % ou du sérum physiologique.
- N'utiliser que si la solution est limpide.

Effets indésirables
- Réactions allergiques.
- Nausées, vomissements.

- Tachycardie (effets chronotrope et inotrope positifs).
- Hypokaliémie pour de fortes doses en IV (> 2 mg).
- Risque de poussée hypertensive en cas de phéochromocytome.

Gluconate de calcium 10 %

Indications
- Tétanie.
- Hypocalcémie aiguë.
- Hyperkaliémie menaçante.

Contre-indications : traitement digitalique.
Présentation : ampoule de 1 g/10 mL.

Posologie
- **Tétanie et hypocalcémie :** 10 à 20 mL en IV lente en 5-10 min.
- **Hyperkaliémie :** 10 mL en IV, à renouveler après 5 min si besoin.

Conseils pratiques : incompatibilité avec le bicarbonate de sodium.
Effets indésirables : risque de nécrose tissulaire en cas d'extravasation.

Glypressine
(terlipressine)

Délai d'action : 40-60 min.
Durée d'action : 4 h.

Indications : traitement d'urgence des hémorragies digestives par rupture de varices œsophagiennes.
Contre-indications
- HTA non contrôlée.
- Insuffisance rénale chronique.
- Artérite des membres inférieurs.
- Insuffisance respiratoire.
- Traitement par bêtabloquants avec fréquence cardiaque < 60/min en phase hémorragique.
- Collapsus rebelle.
- Insuffisance coronarienne.
- Âge > 70 ans.

Présentation : flacon de lyophilisat 1 mg et ampoule de solvant 5 mL.

Posologie
- **Poids < 50 kg :** 1 mg en IVD.
- **De 50 à 70 kg :** 1,5 mg en IVD.
- **Poids > 70 kg :** 2 mg en IVD.

Conseils pratiques

- Ne diluer que dans du sérum physiologique (ne pas utiliser de sérum glucosé).
- Utiliser un cathéter de gros calibre (16 G) dans une veine de bonne qualité (le passage en sous-cutané peut entraîner une nécrose).

Effets indésirables

- Poussée hypertensive, bradycardie, angor.
- Acrocyanose.
- Crampes abdominales, diarrhée.
- Céphalées.

Haldol
(halopéridol)

Délai d'action : immédiat en IV ; 20-40 min en IM.
Durée d'action : 12-24 h.

Indications : états d'agitation et d'agressivité au cours d'états psychotiques aigus.

Contre-indications

- Intoxication éthylique aiguë.
- Antécédents d'hyperthermie maligne.

Présentation : ampoule 5 mg/1 mL.

Posologie

- IM : 5-10 mg.
- IV : 5 mg IV lent.

Effets indésirables

- Sédation, somnolence.
- Hypotension.
- Troubles du rythme cardiaque (torsades de pointes).
- Dyskinésies.

Héparine (sodique)

Délai d'action : 1 min.
Durée d'action : 2-4 h.

Indications : situations nécessitant une anticoagulation efficace (phlébite, embolie pulmonaire, infarctus…).

Contre-indications

- Antécédents de thrombopénie sous héparine.
- Lésions susceptibles de saigner.

Présentation : flacons de 1 et de 5 mL à la concentration de 5 000 UI/mL.

Posologie
- En moyenne 400 à 600 UI/kg/24 h au PSE (parfois dose de charge de 5 000 UI en IV direct).
- La posologie sera adaptée en fonction des résultats d'hémostase.

Conseils pratiques : ne pas associer d'autres produits dans la même perfusion car il existe des risques d'incompatibilité.
Surveillance : prélever un dosage des plaquettes et une hémostase avant la mise en route du traitement, répéter le dosage 4 h après son début afin d'adapter la posologie.
Effets indésirables
- Thrombopénie.
- Hémorragies.

Hydrocortisone (hémisuccinate)

Délai d'action : qq min.
Durée d'action : 3-4 h.

Indications
- État de mal asthmatique.
- Œdème de Quincke.
- Œdèmes laryngés.

Contre-indications : il n'y en a pas en situation d'urgence.
Présentation : flacon de poudre + solvant 100 et 500 mg.

Posologie
- **Adulte :** 200 mg en IV.
- **Enfant :** 5mg/kg.

Conseils pratiques : dilution possible dans du sérum physiologique ou du sérum glucosé (dans ce cas le délai de perfusion ne doit pas excéder 4 h).

Hypnomidate (étomidate)

Délai d'action : 30 s.
Durée d'action : 4-6 min.

Indications : anesthésique utilisé notamment pour l'intubation avec induction en séquence rapide. Intérêt car peu de retentissement hémodynamique.
Contre-indications : enfant de moins de 2 ans.
Présentation : ampoules 20 mg/10 mL et 125 mg/1 mL

Posologie
- **Induction :** 0,2 à 0,4 mg/kg en IV.
- **Entretien :** 0,25 à 1,8 mg/kg/h.

Conseils pratiques
- Injection lente (30 à 60 s) dans une veine de gros calibre.
- Dilution possible dans du sérum physiologique ou du G 5 %.

Effets indésirables
- Nausées, vomissements, toux, hoquet.
- Réactions anaphylactiques, notamment bronchospasme.
- Myocolonies en l'absence de prémédication par une benzodiazépine.

Ilomédine
(iloprost)

Indications
- Ischémie chronique sévère des membres inférieurs en cas d'impossibilité de revascularisation par chirurgie ou angioplastie.
- Phénomène de Raynaud sévère.

Contre-indications
- Grossesse et allaitement.
- Risque hémorragique accru (effet du produit sur les plaquettes), par ex. ulcère gastroduodénal en évolution, traumatisme, hémorragie intracrânienne.
- Coronaropathie sévère ou IDM < 6 mois.
- Insuffisance cardiaque aiguë ou chronique.
- Troubles du rythme sévère.

Présentation : ampoule 0,5 mg/0,5 mL.

Posologie
- Dose initiale en perfusion IV : 0,5 ng/kg/min pendant 30 min.
- Augmentation par paliers de 0,5 ng/kg/min jusqu'à max. 2 ng/kg/min.
- Perfusion de 6 h/j.

Conseils pratiques
Si effets indésirables : réduire le débit jusqu'à trouver la dose max. bien tolérée.

Effets indésirables
- Céphalées.
- Bouffées vasomotrices.
- Nausées, vomissements.
- Sudation.
- Plus rarement : bradycardie, hypotension, vertiges, paresthésies, nervosité, agitation, myalgies, arthralgies.

Isoptine
(vérapamil)

Indications : tachycardies jonctionnelles paroxystiques (maladie de Bouveret).

Contre-indications
- BAV 2 ou 3.
- Insuffisance cardiaque
- Hypotension artérielle (PAs < 90 mmHg).
- Dysfonctions sinusales.

Présentation : ampoule 5 mg/2 mL.

Posologie
- 5 à 10 mg (1 à 2 ampoules) en IVL (2 à 3 min) à répéter éventuellement au bout de 10 min.
- Relais avec 15 mg (3 ampoules) dans 250 mL de soluté glucosé en 8 h.
- Relais oral à débuter 2 h avant la fin de la perfusion.

Conseils pratiques : à utiliser en 2e intention en cas d'échec de la *Striadyne* ou du *Krénosin.*

Effets indésirables
- Hypotension, insuffisance cardiaque voire choc cardiogénique.
- Bradycardie, BAV.

Isuprel
(isoprénaline)

Délai d'action : 30-40 s.
Durée d'action : 5 min.

Indications : bloc atrioventriculaire du 3e degré en attente d'appareillage.

Contre-indications : insuffisance coronaire aiguë et en particulier l'infarctus.

Présentation : ampoule 0,2 mg/1 mL.

Posologie : 5 A/50 mL de sérum glucosé à 5 % au PSE avec un débit de 1/3 A à 3 A/h (soit 1 à 10 µg/min) à adapter en fonction de la fréquence cardiaque.

Conseils pratiques : conservation à l'abri de la lumière.

Effets indésirables
- Bouffées de chaleur, tachycardie, hypotension.
- Douleurs angineuses.
- Réactions allergiques.

Kalinox
(MEOPA : mélange équimolaire oxygène-protoxyde d'azote)

Indications

- Patients avec une EVA ≥ 50 mm ou devant subir un geste thérapeutique douloureux.
- Très utile chez le patient non perfusé, notamment l'enfant.

Contre-indications

- Traumatisme crânien grave.
- Traumatisme thoracique grave (pneumothorax).
- État de choc et hémorragie majeure.
- Occlusion intestinal.
- Anémie, drépanocytose et thalassémie.

Présentation : bouteille de mélange de 5, 15 ou 20 L à 170 bars.

Posologie et mise en œuvre

- Appliquer le masque à oxygène muni d'une réserve sur le nez du patient et le raccorder au débit-litre de la bouteille de mélange.
- Commencer avec un débit de 6 L/min et augmenter en fonction de la consommation du patient (aplatissement de la réserve) jusqu'à 12 L/min.
- L'effet s'installe au bout de 3 min après le début de l'administration et disparaît dans les minutes qui suivent l'arrêt de l'inhalation.
- Arrêter l'administration lorsqu'un traitement antalgique par voie veineuse a été mis en place et est efficace (EVA < 30) ou que le geste douloureux a été effectué. Durée maximale d'administration : 30 min.
- Mettre éventuellement le patient sous oxygène pur pendant quelques minutes si l'administration a été prolongée.

Conseils pratiques

- Mettre le patient en confiance en expliquant l'intérêt de ce type d'analgésie et la manière dont on va procéder.
- Surveillance de la SpO_2, de la coloration des téguments et de l'état de conscience.
- Source d'oxygène et ballon autoremplisseur ainsi que matériel d'aspiration disponibles à proximité.
- Aérer la pièce dans laquelle le gaz a été administré.

Effets indésirables

- Rarement : nausées et vomissements, céphalées, excitation, endormissement avec perte du contact verbal → stopper l'administration du mélange et mettre le patient sous O_2 à 6 L/min : en général régression des signes en quelques minutes.

Ketamine Panpharma

(kétamine)

Délai d'action : 20-60 s en IV ; 3-4 min en IM.
Durée d'action : 5-10 min en IV ; 15-30 min en IM.

Indications

- Anesthésie en particulier chez le brûlé (analgésie de surface) et chez l'asthmatique (bronchodilatateur).
- Analgésie ou co-analgésie dans les situations douloureuses sévères.

Posologie

- **Anesthésie :**
  - prémédication : 10 mg de *Valium* en IV ou en IM ;
  - IV : une dose de 2 mg/kg en IVL détermine une anesthésie durant 5 à 10 min (l'injection doit être pratiquée lentement en 60 s environ) ; entretien 1 à 3 mg/kg/h ;
  - IM : réinjection d'une dose comprise entre la moitié et la totalité de la dose d'induction.
- **Analgésie :**
  - prémédication : midazolam 0,5 mg IVD à renouveler jusqu'à l'obtention d'une sédation clinique ;
  - IV : 0,3 mg/kg ;
  - IM : 2-4 mg/kg ;
  - si insuffisant et en fonction de la tolérance (pas d'effets indésirables, ni de somnolence marquée) : réinjecter 30 à 40 min avec la même dose.
- **Co-analgésie :** 0,15 mg/kg en bolus IV puis 2-4 µg/kg/min.

Conseils pratiques

- Injecter dans une ambiance calme pour éviter des réactions à type d'agitation, hallucinations ou délire lors de la phase de réveil.
- N'utiliser qu'un seul dosage pour éviter les erreurs.

Effets indésirables

- Hypertension artérielle, tachycardie.
- Dépression respiratoire modérée.
- Troubles d'allure psychiatrique au réveil (hallucinations, délire, état confusionnel…).

Krénosin

(adénosine)

Délai d'action : immédiat.
Durée d'action : moins d'1 min.

Indications : tachycardie jonctionnelle (maladie de Bouveret, Wolff-Parkinson-White).

Contre-indications

- Blocs atrioventriculaires du 2e ou 3e degré non appareillés.
- Maladie de l'oreillette non appareillée.
- Asthme.
- Utilisation avec précaution en cas de QT long (risque de torsades de pointes).

Présentation : ampoule 6 mg/2 mL.

Posologie

- **1re dose :** 3 mg en IVD.
- **2e dose** (en cas d'inefficacité au bout de 1-2 min) : 6 mg en IVD.
- **3e dose** (en cas d'inefficacité au bout de 1-2 min) : 12 mg en IVD.

Conseils pratiques

- Préparer avant l'injection une seringue avec 1 mg d'atropine à utiliser en cas de pause sinusale prolongée.
- Mettre en place une ligne de perfusion pour disposer d'un abord veineux en cas de complications.

Surveillance : scope et possibilité d'enregistrement ECG en continu, pouls, PA.

Effets indésirables

- Flush facial, bronchospasme, oppression thoracique, nausées en général transitoires.
- Pauses sinusales, bradycardies, voire BAV, souvent résistants à l'atropine et pouvant nécessiter une stimulation temporaire.
- Troubles du rythme ventriculaire.

Largactil
(chlorpromazine)

Délai d'action : 20-25 min.
Durée d'action : 3-4 h.

Indications

- Neuroleptique sédatif utilisé dans les états d'agitation ou les bouffées délirantes.
- Hoquet rebelle.

Contre-indications

- Glaucome.
- Adénome prostatique.
- Intoxication éthylique aiguë.

Présentation : ampoule 25 mg/5 mL.

Posologie

- 25-50 mg/injection (dose maximale 150 mg/j).
- Si voie IV, perfusion lente sur plusieurs heures dans du chlorure de sodium ou du G 5 %.

Conseils pratiques : association à un antiparkinsonien (*Artane*, *Lepticur*) pour limiter les effets indésirables (torticolis, trismus...).

Effets indésirables
- Hypotension, tachycardie.
- Dyskinésies.
- Troubles du rythme cardiaque (torsades de pointes).
- Réactions allergiques.

Lasilix
(furosémide)

Délai d'action : 5 min.
Durée d'action : 2-3 h.

Indications
- OAP.
- Hyperkaliémies et hypercalcémies aiguës.

Contre-indications
- Obstacle sur les voies urinaires.
- Troubles hydroélectrolytiques non corrigés.
- Encéphalopathie hépatique.

Présentation : ampoule 20 mg/2 mL.

Posologie : 20-80 mg en IVD.

Conseils pratiques : précipitation en cas d'injection dans une solution acide.

Effets indésirables
- Risque d'hyponatrémie, d'hypovolémie et d'hypotension orthostatique.
- Risque d'hypokaliémie.
- Possibilité d'encéphalopathie hépatique en cas de cirrhose.

Lepticur
(tropatépine)

Indications : correction des effets indésirables induits par les neuroleptiques.

Contre-indications
- Glaucome.
- Adénome prostatique.
- Cardiopathies décompensées.

Présentation : ampoule 10 mg/2 mL.

Posologie : 10 mg en IM ou en IV lent.

Effets indésirables : effets atropiniques (sécheresse buccale, troubles de l'accommodation, hypertonie oculaire, troubles mictionnels, constipation).

Lovenox
(énoxaparine sodique)

Indications
- Traitement préventif et curatif des thromboses veineuses avec ou sans embolie pulmonaire sans signe de gravité clinique.
- SCA à la phase aiguë (*cf.* p. 265).

Contre-indications : *cf. Fraxiparine.*

Présentation : seringues préremplies de 20 mg/0,2 mL, 40 mg/0,4 mL, 60 mg/0,6 mL, 80 mg/0,8 mL, 100 mg/1mL et 300 mg/3 mL (1 mg = 100 UI).

Posologie :
- Préventif : 0,2-0,4 mL (soit 2 000 à 4 000 UI) en SC.
- Curatif : 100 UI/kg/12 h.
- Dans l'IDM : bolus initial de 3 000 UI en IV suivi d'une injection de 100 UI/kg en SC dans les 15 min, puis toutes les 12 h.

Conseils pratiques – Surveillance – Effets indésirables : *cf.* Fraxiparine.

Loxapac
(loxapine)

Délai d'action : 10-20 min.
Durée d'action : 8 h.

Indications
- Bouffées délirantes.
- États d'agitation, d'agressivité.

Contre-indications
- Intoxication alcoolique avec troubles de la conscience.
- Enfant de moins de 16 ans.

Présentation : ampoule 50 mg/2 mL.

Posologie : 100-250 mg en IM.

Conseils pratiques : association à un antiparkinsonien (*Artane*, *Lepticur*) pour limiter les effets indésirables (torticolis, trismus...).

Effets indésirables
- Dyskinésies, syndrome extrapyramidal.
- Hypotension orthostatique.
- Effets anticholinergiques (sécheresse de la bouche, constipation, troubles de l'accommodation, rétention urinaire).

Loxen
(nicardipine)

Délai d'action : immédiat.
Durée d'action : 45 min.

Indications
- Urgences hypertensives.
- Dissection aortique.
- Pré-éclampsie.
- Menace d'accouchement prématuré (pas d'AMM, *cf.* p. 224).

Contre-indications : uniquement allergie connue au produit.
Présentation : ampoules 5 mg/5mL et 10 mg/10 mL.

Posologie
- 2,5 mg en IV en 5 min, attendre 5 min puis renouveler, si nécessaire, cette séquence jusqu'à un maximum de 10 mg.
- Relais au PSE à la dose de 2 à 4 mg/h à adapter par palier de 0,5 mg/h.

Conseils pratiques
- Précipitation avec les produits présentant en solution un pH > 6 (solutions bicarbonatées, *Lasilix*, *Valium*…).
- Dilution dans du sérum glucosé (ne pas utiliser de solution saline car risque d'adsorption du produit sur les matériaux plastiques de la tubulure).

Effets indésirables : céphalées, flush, tachycardie.

Magnésium
(sulfate à 15 %)

Délai d'action : immédiat.
Durée d'action : 30 min.

Indications
- Torsades de pointes.
- Troubles du rythme ventriculaire (hypokaliémie, IDM).
- Crise d'asthme sévère.
- Éclampsie.
- Hypomagnésémies.

Contre-indications : insuffisance rénale sévère.
Présentation : ampoules de 1,5 g/10 mL ou 3 g/20 mL.

Posologie
- **Torsade de pointes :** 1-2 g en 15 min, puis 1-2 g/4 à 6 h au PSE.
- **Asthme :** 1-2 g en 20 min au PSE.
- **Hyperexcitabilité ventriculaire :** 3 g en IV lente, puis 1-1,5 g/h au PSE.
- **Éclampsie :** 1-4 g en 30 min, puis 1 g en 12 à 24 h (en fonction de la kaliémie).
- **Hypomagnésémie :** 1,5-3 g en 30 min, puis 4,5-9 g en 24 h.

Conseils pratiques : incompatibilité avec les solutés alcalins.
Effets indésirables
- Douleur au point d'injection.
- Flush, hypotension artérielle.

Métalyse
(ténectéplase)

Indications : thrombolyse dans l'infarctus du myocarde à la phase aiguë.
Contre-indications : *cf.* Infarctus du myocarde, p. 189.
Présentation : 10 000 UI (50 mg) + solvant 10 mL.

Posologie : *cf.* Infarctus du myocarde, p. 189.

Conseils pratiques : s'injecte en bolus de 5 à 10 s sur une perfusion de sérum physiologique. Incompatible avec les solutions glucosées. Aucun autre médicament ne doit être mélangé à la solution injection.
Effets indésirables
- Hémorragies (cutanées, digestives, cérébrales…).
- Troubles du rythme cardiaque lors de la reperfusion.
- Rares réactions allergiques.
- Les plus fréquents : nausées, vomissements, poussées de fièvre.

Méthergin
(méthylergométrine)

Délai d'action : 2-5 min.
Durée d'action : 4-6 h.

Indications
- Hémorragies de la délivrance ou du *post-partum.*
- Hémorragies utérines importantes en dehors de la grossesse.

Contre-indications
- Allergie aux dérivés de l'ergot de seigle.
- Toxémie gravidique.
- HTA, coronaropathie.

Présentation : ampoule 0,2 mg/1 mL.

Posologie : 1 A en IM.

Effets indésirables
- Poussée tensionnelle, vasospasme périphérique, angor, brady- ou tachycardie.
- Éruptions cutanées, céphalées, vertiges.
- Troubles digestifs.

Midazolam

Délai d'action : 2 min.
Durée d'action : 10-20 min.

Indications : sédation.

Contre-indications

- Myasthénie.
- À manier avec précaution en cas d'instabilité hémodynamique (produit hypotenseur) et chez les insuffisants respiratoires (dépresseur respiratoire).

Présentation : ampoules 5 mg/1 mL, 5 mg/5 mL et 50 mg/10 mL.

Posologie

- **Sédation vigile :** 0,05 à 0,1 mg/kg en IV.
- **Sédation profonde** (patient intubé) : 0,1-0,3 mg/kg, puis relais au PSE à la dose de 0,1-0,3 mg/kg/h.

Conseils pratiques

- Diluer le produit dans du sérum physiologique afin de pouvoir injecter précisément les doses prescrites.
- Voie intrarectale possible chez l'enfant à la dose de 0,3-0,4 mg/kg.

Effets indésirables

- Dépression respiratoire.
- Hypotension, tachycardie.
- Réactions paradoxales chez certains sujets.

Minirin
(desmopressine ou DDAVP)

Délai d'action : 30 min.
Durée d'action : 8 h.

Indications

- Diabète insipide néphrogénique.
- Correction et prévention des accidents hémorragiques en cas d'hémophilie A et de maladie de von Willebrand.

Contre-indications : maladie de von Willebrand de type IIB.

Présentation : ampoule 4 µg/1 mL.

Posologie

- **Diabète insipide :** 1-4 µg/jour en 2 injections IV (SC ou IM).
- **Hémorragies :** 0,2-0,4 µg/kg en perfusion IV de 15-30 min avec une dilution dans 50-100 mL de sérum physiologique.

Conseils pratiques : conservation au réfrigérateur.

Effets indésirables

- Céphalées, crampes abdominales.
- Flush de la face, tachycardie.

Mopral
(oméprazole)

Indications : anti-ulcéreux lorsque la voie orale est impossible.
Contre-indications : grossesse, allaitement.
Présentation : flacon 40 mg/10 mL.

Posologie : 40 mg en une injection IV lente (5 min).

Conseils pratiques : aucun autre solvant que celui fourni ne doit être utilisé.
Effets indésirables
- Réactions allergiques.
- Confusion, hallucinations, agitation.
- Atteintes hématologiques.

Morphine
(chlorhydrate de morphine)

Délai d'action : 5 min en IV ; 15 min en SC ou IM.
Durée d'action : 2-3 h en IV ; 3-4 h en SC ou IM.

Indications : douleurs résistantes aux autres antalgiques.
Contre-indications
- Syndrome abdominal aigu avant le diagnostic
- Traumatisme crânien en l'absence de ventilation contrôlée.
- Insuffisance hépatocellulaire sévère.

Présentation : ampoule 10 mg/1 mL.

Posologie
- 0,1 mg/kg en SC ou en IV.
- Si insuffisant, compléter par des bolus de 1 mg/5-10 min jusqu'à obtention de l'effet souhaité.

Conseils pratiques : conserver les ampoules vides.
Effets indésirables
- Dépression respiratoire.
- Nausées, vomissements.
- Céphalées, vertiges, confusion.
- Hypotension orthostatique.

Myambutol

(éthambutol)

Indications : tuberculose et mycobactérioses atypiques.

Contre-indications

- Allergie connue à l'éthambutol.
- Névrite optique.

Présentation : ampoule 1 g/10 mL.

Posologie : 20 mg/kg/j en une perfusion IV ou en une injection IM.

Conseils pratiques

- Dilution dans 250-500 mL de G 5 %.
- Perfusion en 1 h.
- Diminuer la dose chez l'insuffisant rénal.

Effets indésirables

- Névrite optique.
- Réactions allergiques.

Nalador

(sulprostone)

Indications : hémorragie du *post-partum* par atonie utérine après échec du *Syntocinon*.

Contre-indications

- Coronaropathie, lésion cardiaque pré-existante, hypertension sévère.
- Asthme.
- Troubles graves des fonctions hépatique et/ou rénale.
- Utérus cicatriciel.
- Glaucome, thyréotoxicose, comitialité.

Présentation : ampoule de lyophilisat 500 µg.

Posologie

- 1re ampoule en perfusion continue sur 1 h : 500 mg dans 50 mL de sérum physiologique à la vitesse de 50 mL/h.
- 2e ampoule en perfusion continue sur 5 h : même dilution avec vitesse de 10 mL/h.

Conseils pratiques : dilution dans du sérum physiologique.

Effets indésirables

- Hypertension artérielle, angor.
- Bronchospasme.
- Troubles digestifs.

Narcan
(naloxone)

Délai d'action : 1-2 min en IV ; 3 min en IM ou SC.
Durée d'action : 20-30 min en IV ; 2-3 h en IM ou SC.

Indications : intoxication aux morphinomimétiques (overdose en particulier).
Contre-indications : inhalation ou œdème pulmonaire → dans ce cas intubation et ventilation assistée.
Présentation : ampoule 0,4 mg/1 mL.

Posologie : 0,04 mg/0,04 mg jusqu'à la reprise d'une ventilation spontanée efficace.

Conseils pratiques
- Dilution de l'ampoule dans 10 mL de sérum glucosé ou de sérum physiologique, puis injecter mL par mL (cela permet d'ajuster au mieux la dose et d'éviter un réveil brutal avec agitation et état de manque).
- Voie IM ou SC possible en cas de capital veineux déficient.

Surveillance : la durée d'action de l'antidote est inférieure à celle du toxique ; il est parfois nécessaire de répéter les injections ou de prendre le relais au PSE en fonction de l'évolution de l'état de conscience et respiratoire.
Effets indésirables : syndrome de sevrage si réveil brutal.

Natispray
(trinitrine)

Délai d'action : 1-2 min.
Durée d'action : 30-60 min.

Indications : permet en particulier de tester rapidement la sensibilité d'une douleur thoracique à la trinitrine.
Présentation : bombe aérosol délivrant des bouffées de 0,4 mg.

Posologie : 1 à 2 bouffées en sub-lingual, à répéter éventuellement en l'absence d'effet.

Conseils pratiques : à utiliser en position semi-assise ou allongée pour éviter la survenue d'une hypotension orthostatique.
Effets indésirables
- Céphalées, nausées, vomissements.
- Hypotension, voire collapsus.

Népressol
(dihydralazine)

Délai d'action : 5-10 min.
Durée d'action : 2-4 h.

Indications : hypertension de la toxémie gravidique, mais préférer un produit à durée d'action moins longue comme le *Loxen* par exemple.
Présentation : ampoule de poudre 25 mg et ampoule de solvant de 1 mL.

Posologie : 0,1-0,2 mg/kg en IV lent sur 2 min, puis relais au PSE à la dose de 0,1 mg/kg/h à adapter en fonction de l'effet observé.

Conseils pratiques : dilution dans du sérum physiologique.
Effets indésirables
- Tachycardie, hypotension artérielle.
- Nausées, vomissements, céphalées, vertiges.

Nétromicine
(nétilmicine)

Indications : aminoside largement utilisé dans de nombreuses infections en association avec les bêtalactamines.
Contre-indications
- Allergie aux aminosides (rare).
- Myasthénie.

Présentation : selon les marques, ampoules de 25, 50, 100 et 150 mg.

Posologie : 3-6 mg/kg/j en 2-3 injections IM ou perfusions IV.

Conseils pratiques
- Dilution dans du sérum physiologique ou du G 5 % (au moins 1 mg/1 mL).
- Perfusion de 30-60 min.
- Adapter les doses en cas d'insuffisance rénale.

Effets indésirables
- Toxicité cochléovestibulaire.
- Toxicité rénale.

Nimotop
(nimodipine)

Délai d'action : qq min.
Durée d'action : 1-2 h.

Indication : hémorragie méningée sous-arachnoïdienne par rupture d'anévrisme.
Contre-indications : grossesse.
Présentation : flacon 10 mg/50 mL.

Posologie : 1 mg/h (2 mg/h possible à partir de la 2e heure).

Conseils pratiques : ne pas diluer, ne pas utiliser de matériel en PVC.
Effets indésirables
- Bouffées de chaleur, flush, hypotension.
- Douleurs abdominales, nausées.
- Veinite.

Noradrénaline ou norépinéphrine

Délai d'action : immédiat.
Durée d'action : 5-10 min.

Indications : choc vasoplégique (septique, anaphylactique, cardiogénique par insuffisance cardiaque droite).
Contre-indications : choc cardiogénique à prédominance gauche.
Présentation : ampoules 8 mg/4 mL.

0,1 à 0,3 µg/kg/min initialement, puis augmentation progressive jusqu'à un maximum de 3 à 5 µg/kg/min (soit en moyenne 0,5 à 20 mg/h).

Conseils pratiques
- Dilution dans du G 5 % (incompatibilité avec le sérum physiologique).
- Utilisation préférentielle sur voie centrale.

Effets indésirables
- Troubles du rythme cardiaque.
- Céphalées, nausées, vomissements.
- Risque de nécrose cutanée si extravasation.

Norcuron (vercuronium)

Délai d'action : 2-3 min.
Durée d'action : 20-30 min.

Indications : curare non dépolarisant permettant l'adaptation d'une ventilation assistée chez un patient endormi.
Contre-indications
- Allergie connue au produit.
- Insuffisance hépatique ou rénale.
- Affections neuromusculaires.

Présentation : ampoule lyophilisat 4 mg.

Posologie
- **Induction :** 0,1 mg/kg en IV lent.
- **Entretien :** 0,03 mg/kg/20-30 min ou 0,03 mg/kg/h au PSE.

Conseils pratiques : incompatibilité avec les solutions alcalines.
Effets indésirables : possibles réactions allergiques.

Nozinan
(lévomépromazine)

Délai d'action : 30-40 min.
Durée d'action : 8-10 h.

Indications : neuroleptique sédatif utilisé dans les états d'excitation psychomotrice (accès maniaques, bouffées délirantes).
Contre-indications
- Glaucome.
- Adénome de la prostate.

Présentation : ampoule 25 mg/1 mL.

Posologie : 25-100 mg en IM.

Conseils pratiques
- Conservation à l'abri de la lumière.
- Association à un antiparkinsonien (*Artane*, *Lepticur*) pour limiter les effets indésirables (torticolis, trismus…).

Effets indésirables
- Hypotension orthostatique, sécheresse de la bouche, constipation, troubles de l'accommodation, rétention urinaire.
- Dyskinésies, syndrome extrapyramidal.
- Réactions allergiques cutanées ; exceptionnellement agranulocytose.

Nubain
(nalbuphine)

Délai d'action : 2-3 min en IV ; 15 min en IM ou SC.
Durée d'action : 3-6 h en IV ; 4-8 en IM ou SC.

Indications : douleurs résistantes aux antalgiques classiques.
Contre-indications
- Suspicion d'abdomen chirurgical, traumatisme crânien.
- Précaution chez l'insuffisant respiratoire (peut entraîner une dépression respiratoire).
- Enfants < 18 mois.
- Insuffisance hépatocellulaire sévère.
- Intoxication éthylique aiguë.

Présentation : ampoule 20 mg/2 mL.

Posologie
- **Adulte :** 1/2 à 1 A en IV, IM ou SC.
- **Enfant** (de 18 mois à 15 ans) :
  - 0,2 mg/kg en IV, IM ou SC ;
  - possibilité d'utiliser la voie intrarectale chez l'enfant : 0,4 mg/kg (dilution de 20 mg dans 10 mL de sérum physio. si P < 20 kg).

Conseils pratiques : comme pour tous les morphinomimétiques, le *Narcan* peut être utilisé comme antidote en cas de surdosage.

Effets indésirables

- Dépression respiratoire.
- Céphalées, vertiges, confusion mentale, troubles de l'humeur.
- Nausées, vomissements.
- Possible syndrome de sevrage chez les toxicomanes aux opiacés.

Oflocet
(ofloxacine)

Indications : antibiotique de la classe des fluoroquinolones.

Contre-indications

- Enfant jusqu'à la fin de la période de croissance.
- Femme enceinte.

Présentation : flacon 200 mg/40 mL.

Posologie : 400 à 600 mg/jour en 2 à 3 perfusions.

Conseils pratiques

- Perfusion du flacon en 30 min.
- Compatible avec le sérum physiologique et le sérum glucosé.

Effets indésirables

- Troubles digestifs.
- Réactions cutanées.
- Douleurs musculaires et/ou articulaires (exceptionnellement rupture du tendon d'Achille).
- Convulsions.

Oramorph
(morphine)

Délai d'action : 2-3 min.
Durée d'action : 20-30 min.

Indications : utilisé en urgence pour les douleurs aiguës de l'enfant résistantes aux autres antalgiques en remplacement du *Codenfan* du fait des effets indésirables de ce produit.

Contre-indications

- Enfants de moins de 6 mois.
- Syndrome abdominal aigu avant le diagnostic.
- Traumatisme crânien en l'absence de ventilation contrôlée.
- Insuffisance hépatocellulaire sévère.

Présentation
- Solution buvable en unidoses: 10 mg/5 mL, 30 mg/5 mL et 100 mg/5 mL.
- Solution buvable en flacon: 400 mg/20 mL avec 20 mg/1 mL soit 1 goutte = 1,25 mg

Posologie
- Adulte: dose initiale de 10 mg, à adapter en fonction du résultat.
- Enfant: 0,4 mg/kg, soit 0,2 mL/kg de la solution en unidose de 10 mg/5 mL.

Conseils pratiques: même contraintes de prescription que pour la morphine injectable.
Effets indésirables: identiques à ceux de la morphine injectable.

Oxynox
(MEOPA : mélange équimolaire oxygène-protoxyde d'azote)

Même produit que le *Kalinox* (*cf.* p. 415).

Pamidronate de sodium

Délai d'action: long.

Indications : hypercalcémies malignes (en association avec la réhydratation).
Contre-indications : allergie connue au produit.
Présentation : flacons à 3 mg/mL (5, 10, 20 et 30 mL), à 6 mg/mL (10 mL) et à 9 mg/mL (10 mL).

Posologie: dose fonction de la calcémie.
- **Calcémie ≤ 120 mg/L (3 mmol/L)**: 15-30 mg par perfusion.
- **Calcémie 120-140 mg/L (3-3,5 mmol/L)**: 30-60 mg par perfusion.
- **Calcémie = 140-160 mg/L (3,5-4 mmol/L)**: 60-90 mg par perfusion.
- **Calcémie > 160 mg/L (> 4 mmol/L)**: 90 mg par perfusion.

Conseils pratiques : dilution dans du sérum physiologique ou du G 5 % sans dépasser une concentration de 90 mg/250 mL et une vitesse de 1 mg/min (voire moins, soit 20 mg/h, en cas d'insuffisance rénale). En pratique :
- 90 mg dans 500 mL à passer en 4 h;
- 15 mg dans 125 mL à passer en 2 h.

Effets indésirables: hyperthermie transitoire.

Pavulon
(pancuronium bromure)

Délai d'action : 2-4 min.
Durée d'action : 45-60 min.

Indications : curare permettant l'adaptation d'une ventilation assistée lors d'un état de mal asthmatique par exemple.
Contre-indications
- Myasthénie.
- Insuffisance hépatique et rénale.

Présentation : ampoule 4 mg/2 mL.

Posologie
- **Induction :** 0,06 à 0,1 mg/kg en IV.
- **Entretien :** 0,01-0,02 mg/kg/45-60 min en IVD ou relais au PSE à la dose de 0,02 à 0,06 mg/kg/h.

Conseils pratiques : conservation à 4 °C.
Effets indésirables : réactions allergiques.

Péflacine
(péfloxacine)

Indications : antibiotique de la classe des fluoroquinolones.
Contre-indications
- Enfant jusqu'à la fin de la période de croissance.
- Femme enceinte.

Présentation : poche 400 mg/125 mL et ampoule 400 mg/5 mL.

Posologie : 800 mg/j en 2 perfusions IV.

Conseils pratiques
- Perfusion du flacon en 1 h.
- Compatible avec le sérum physiologique et le sérum glucosé.
- Diminution des doses en cas d'insuffisance hépatique.

Effets indésirables
- Troubles digestifs.
- Réactions cutanées.
- Douleurs musculaires et/ou articulaires (exceptionnellement rupture du tendon d'Achille).
- Convulsions.

Pénicilline G

Indications : infections aux germes sensibles (notamment streptocoques).
Contre-indications : allergie aux pénicillines.
Présentation : flacons de poudre 1 MUI et 5 MUI.

Posologie : habituellement 50 000-100 000 UI/kg/j en 2 à 3 perfusions IV (ou injections IM), mais possibilité de doses jusqu'à 50 M UI/j dans les infections sévères (notamment endocardite).

Conseils pratiques : dilution dans du sérum physiologique.
Effets indésirables
- Réactions allergiques.
- En cas de fortes doses, surcharge sodée chez l'insuffisance cardiaque ou rénal.

Perfalgan
(paracétamol)

Délai d'action : 10-15 min.
Durée d'action : 4-6 h.

Indications : antalgique, antipyrétique.
Contre-indications : insuffisance hépatique sévère.
Présentation
- **Adulte et enfant > 33 kg :** flacon de 1 g dans 100 mL (10 mg/mL).
- **Nourrisson et enfant :** flacon de 500 mg dans 50 mL (10 mg/mL).

Posologie
- **Adulte :** 1 g, maximum 4 g par jour en respectant un intervalle d'au minimum 4 h entre chaque perfusion.
- **Enfant :** 15 mg/kg soit 1,5 mL/kg avec un maximum de 60 mg/kg/j en respectant un intervalle d'au minium 4 h entre chaque perfusion.
- **Nouveau-né :** 7,5 mg/kg avec un maximum de 30 mg/kg/j.

ATTENTION : chez les jeunes enfants et les nourrissons, utiliser la forme adaptée (*Perfalgan* 10 mg/mL, flacon de 50 mL) ; solution prête à l'emploi qui **ne doit pas être diluée** ; en cas de nécessité de limiter les volumes de perfusion, utiliser un pousse-seringue électrique.

Conseils pratiques
- Perfusion en 15 min.
- En cas d'insuffisance rénale sévère, espacer les injections de 6 h.

Effets indésirables
- Réactions allergiques.
- Malaise avec hypotension artérielle.

Pipéracilline

Indications : antibiotique de la classe des uréidopénicillines indiqué en urgence notamment dans les infections biliaires.
Contre-indications : allergie aux pénicillines.
Présentation : flacon de lyophilisat de 1, 2 et 4 g.

Posologie : 200 mg/kg/jour en 3 à 4 fois en IV ou en IM.

Conseils pratiques
- Voie préférentielle : perfusion dans un volume de dilution de 100 mL en 30 à 60 min.
- Voie IM : 1 g/2 mL ou 2 g/4 mL d'eau ppi.
- Compatible avec le sérum physiologique et le sérum glucosé.

Effets indésirables
- Réactions allergiques.
- Nausées, vomissements.

Polaramine
(dexchlorphéniramine)

Indications : antihistaminique H_1 utilisé dans les phénomènes allergiques, notamment l'urticaire.
Contre-indications
- Glaucome.
- Adénome de la prostate.
- Grossesse.

Présentation : ampoule 5 mg/1 mL.

Posologie : 5 mg en IVD ou en IM, à renouveler 1 fois en cas de besoin.

Effets indésirables
- Somnolence.
- Sécheresse de la bouche, mydriase, palpitations, rétention urinaire.
- Troubles de l'équilibre, incoordination motrice, confusion mentale.

Primpéran
(métoclopramide)

Délai d'action : 1-3 min en IV ; 10-15 min en IM.
Durée d'action : quelques heures.

Indications : anti-émétique.

Contre-indications

- Hémorragie digestive, obstruction mécanique ou perforation digestive.
- Antécédents de dyskinésie aux neuroleptiques.
- Phéochromocytome.

Présentation : ampoule 10 mg/2 mL.

Posologie : 10 mg en IV ou en IM.

Conseils pratiques : dilution possible dans du sérum physiologique ou glucosé.

Effets indésirables

- Somnolence, vertiges, céphalées.
- Hypotension artérielle.
- Dyskinésies, syndrome extrapyramidal.

Prodilantin
(fosphénytoïne)

Délai d'action : 20-30 min.
Durée d'action : 8-10 h.

Indications : état de mal épileptique résistant au benzodiazépines.

Contre-indications

- Troubles de la conduction (bradycardie sinusale, BSA, BAV 2 et 3).
- Porphyrie aiguë intermittente.

Présentation

- Flacon 750 mg/10 mL.
- 1,5 mg de fosphénytoïne = 1 mg d'équivalent phénytoïne (EP).

Posologie

- **Dose de charge :** 15 mg/kg d'EP (débit 50-100 mg/min).
- **Dose d'entretien :** 4-5 mg/kg/24 h d'EP (à ajuster en fonction de la réponse du patient et des concentrations plasmatiques).
- **Objectif :** concentration plasmatique totale de phénytoïne entre 10 et 20 mg/L.

Conseils pratiques

- Dilution dans sérum physiologique et glucosé.
- Ne pas dépasser le débit maximum de 150 mg/min → risque de troubles du rythme, de la conduction et d'hypotension.

Effets indésirables

- Collapsus, troubles du rythme et de la conduction.
- Troubles digestifs : nausées, vomissements, hépatite toxique.

Profénid
(kétoprofène)

Délai d'action : 20-30 min en IV.

Indications
- Affections rhumatismales inflammatoires.
- Radiculalgies.
- Colique néphrétique.

Contre-indications
- Allergie aux anti-inflammatoires.
- Ulcère gastroduodénal en évolution
- Insuffisance hépatocellulaire, insuffisance rénale.
- Âge < 15 ans.
- Grossesse > 24 SA.

Présentation
- IM : flacon de poudre 100 mg + ampoule de solvant 5 mL.
- IV : flacon de poudre 100 mg.

Posologie
- IM : 100 mg.
- IV : 100 mg dans 100 à 150 mL de G 5 % ou de sérum physiologique à passer en 20 min.

Conseils pratiques
- En fait les flacons de poudre IM ou IV sont identiques, seul le solvant pose problème et ne doit pas être injecté en IV.
- L'injection IM doit se faire lentement pour limiter la douleur.

Effets indésirables
- Réactions allergiques.
- Nausées, vomissements, gastralgies.
- Vertiges, somnolence.

Prostigmine
(néostigmine)

Délai d'action : 15 min.

Indications : myasthénie.

Contre-indications
- Asthme.
- Obstruction mécanique des voies digestives et urinaires.

Présentation : ampoule 0,5 mg/1 mL.

Posologie : 2 à 5 A en SC ou en IM par jour réparties en 4 à 6 administrations.

Conseils pratiques : en cas de surdosage (sueurs, nausées, vomissements, bradycardie, crampe, diarrhée…) → injection de 0,5 mg d'atropine en IV, à renouveler éventuellement.

Protamine

Délai d'action : 1 min.
Durée d'action : 2 h.

Indications : hémorragies par surdosage en héparine.
Contre-indications : allergie connue à la protamine.
Présentation : ampoule de 10 000 UAH/10 mL.

Posologie
- 100 UAH neutralisent 100 UI d'héparine.
- Pour les HBPM, la neutralisation se fait unité pour unité pour l'activité anti-IIa, mais seulement à 50 % pour l'activité anti-Xa.
- Injection en IV lente (8-10 min) d'une dose calculée soit en fonction de l'héparinémie, soit le plus souvent en fonction du délai par rapport à l'injection :
  - **délai < 30 min :** 100 UAH/100 UI d'héparine ;
  - **délai 30-60 min :** 50 UAH/100 UI d'héparine ;
  - **délai > 60 min** (mais < 4 h) : 25 UI/100 UI d'héparine.

Effets indésirables
- Réactions allergiques.
- Hypotension, bradycardie.

Pulmicort
(budésonide)

Indications : laryngite, épiglottite.
Contre-indications : éventuelle allergie connue au produit.
Présentation : dose de 0,5 mg/2 mL et 1 mg/2 mL.

Posologie : 1 mg en complément de l'adrénaline en nébulisation.

Conseils pratiques : compléter le volume de liquide à nébuliser avec du sérum physiologique pour atteindre 4 ou 5 mL.
Effets indésirables : réaction allergique.

Quinimax
(quinine)

Indications : accès pernicieux palustre.
Contre-indications : troubles de la conduction cardiaque.
Présentation : ampoules 500 mg/4 mL, 250 mg/2 mL, 125 mg/1 mL.

Posologie
- 8 mg/kg à passer en 4 h dans 500 mL de sérum glucosé 5 %.
- À renouveler 3 fois par jour (la dose initiale peut être doublée, soit 16 mg/kg, en cas de doute sur la sensibilité). Ne pas dépasser 25 mg/kg/j.
- Injection IM possible en cas d'absence de matériel de perfusion.

Conseils pratiques : choisir une veine de gros diamètre et respecter la dilution car risque de sclérose de la veine en cas d'extravasation.
Effets indésirables
- Risque d'hypogycémie.
- Acouphènes, vertiges, céphalées, troublées de la vision, nausées.
- Réactions allergiques.
- Anémie hémolytique aiguë, thrombopénie.
- Convulsions à fortes doses.

Rapilysin
(rétéplase)

Délai d'action : qq min.
Durée d'action : plusieurs heures.

Indications : thombolyse à la phase aiguë de l'infarctus du myocarde.
Contre-indications : *cf.* protocole chapitre Infarctus du myocarde, p. 195.
Présentation : flacon de poudre 10 U + solvant 10 mL.

Posologie : 1er bolus de 10 U en IV sur 2 min et 2e bolus de 10 U 30 min plus tard.

Conseils pratiques : une dose de charge de 5 000 UI d'héparine s'effectue avant le 1er bolus et une perfusion de 1 000 UI/h est démarrée après le 2e bolus.
Effets indésirables
- Réactions allergiques.
- Hémorragies, notamment accident vasculaire cérébral.

Rifadine
(rifampicine)

Indications : antibiotique de la famille des antituberculeux, utilisé en urgence dans certaines méningites en cas d'allergie à la pénicilline.
Contre-indications : porphyries.
Présentation : flacon de poudre 600 mg + solvant 10 mL.

Posologie : 20 à 30 mg/kg/jour en 2 perfusions.

Conseils pratiques : dilution de chaque flacon dans 250 mL de G 5 % à passer en 3 h.

Effets indésirables
- Réactions cutanées allergiques.
- Nausées et vomissements.
- Coloration en rouge des urines.
- Toxicité hépatique et hématologiques (NFS et bilan hépatique).

Rimifon
(isoniazide)

Indications : tuberculose ou mycobactérioses atypiques.
Contre-indications
- Allergie connue à l'isoniazide.
- Insuffisance hépatique sévère.

Présentation : ampoule 500 mg/5 mL.

Posologie : 10 mg/kg/j en une perfusion IV ou en une injection IM.

Conseils pratiques
- Dilution dans 250 mL de sérum physiologique ou de G 5 %.
- Perfusion en 1 h.

Effets indésirables
- Hépatotoxicité (hépatite aiguë).
- Neurotoxicité : crise convulsive en cas de surdosage, neuropathie périphérique en cas de carence en pyridoxine (éthylique notamment).
- Réactions allergiques.

Risordan
(isosorbide dinitrate)

Délai d'action : 30 s à 1 min.
Durée d'action : 30-60 min.

Indications
- Syndrome coronarien aigu (SCA).
- Œdème aigu du poumon (OAP).
- Crise hypertensive.

Contre-indications
- Hypotension artérielle (prudence en cas d'infarctus du ventricule droit !).
- Association au sildénafil (*Viagra*).

Présentation : ampoule 10 mg/10 mL, soit 1 mg = 1 mL.

Posologie :
- SCA : débuter par 2 mg/h et adapter suivant la clinique et la pression artérielle.
- OAP :
  - bolus IVD : 0,5 mg à répéter toutes les 2 min jusqu'à un maximum de 2 mg ;
  - relais en perfusion continue : 2 à 15 mg/h à adapter par palier de 1-2 mg toutes les 10 min.

Conseils pratiques
- À utiliser pur ou dilution dans du G 5 %.
- Ne pas mélanger à d'autres substances.

Effets respiratoires
- Hypotension artérielle, tachycardie réactionnelle.
- Syncope vagale.
- Céphalées dose-dépendantes
- Érythème cutané, bouffées de chaleur.
- Nausées, vomissements.

Rivotril
(clonazépam)

Délai d'action : 5 min.
Durée d'action : 8-12 h.

Indications : crises convulsives.
Contre-indications : prudence en cas d'insuffisance respiratoire.
Présentation : ampoule 1 mg/2 mL.

Posologie : 1 à 2 mg en IVD puis relais au PSE sur la base de 3 à 6 mg/24 h.

Conseils pratiques : si possible ne pas associer à d'autres benzodiazépines (par ex. *Valium*) car risque d'effets antagonistes.

Effets respiratoires
- Somnolence.
- Dépression respiratoire.

Rocéphine
(ceftriaxone)

Indications : antibiotique de la classe des céphalosporines de 3e génération, largement utilisé en urgence, du fait de son large spectre antibactérien. Particularité : demi-vie longue permettant 1 injection par jour.
Contre-indications : allergie aux céphalosporines.
Présentation
- IM : flacons de poudre 500 mg + solvant 2 mL et 1 g + solvant 3,5 mL.
- IV : flacons de poudre 0,25-0,5-1 et 2 g + solvant 5 ou 10 mL.

Posologie
- **Adulte** : 1 à 2 g/j en 1 ou 2 injections.
- **Enfant** : 50 mg/kg/j.

Conseils pratiques
- Injection IM (pas à plus d'1 g sur le même site d'injection) ou IV (2 à 4 min).
- Perfusion dans 50 mL en 10 min.
- Compatible avec le sérum physiologique et le sérum glucosé.

Effets indésirables
- Réactions allergiques.
- Troubles digestifs.

Salbumol Fort
(salbutamol)

Délai d'action : 5 min.
Durée d'action : 3-4 h.

Indications
- État de mal asthmatique.
- Menace d'accouchement prématuré.

Contre-indications
- Cardiopathie sévère, hypertension artérielle (y compris éclampsie).
- Hémorragie utérine abondante.

Présentation : ampoule 5 mg/5 mL.

Posologie
- **Pneumologie** : 0,25 à 1,5 mg/h (doses pouvant être augmentées en surveillant la tolérance cardiaque).
- **Gynéco-obstétrique** : 5 mg dans 500 mL de sérum glucosé, régler le débit à 30-40 gouttes/min et adapter en fonction du résultat clinique.

Conseils pratiques
- Dilution dans du sérum glucosé ou physiologique.
- Ne pas mélanger avec d'autres spécialités.

Effets indésirables
- Tachycardie, troubles du rythme cardiaque.
- Allergie cutanée.
- Troubles digestifs.
- Vertiges, tremblements, crampes.

Sandostatine
(octréotide)

Indications: traitement d'urgence des hémorragies digestives par rupture de varices œsophagiennes chez le cirrhotique.
Contre-indications: grossesse et allaitement (précaution).
Présentation : ampoules de 50 µg, 100 µg et 500 µg.
Posologie : 25 µg/h pendant 48 h en perfusion continue.
Conseils pratiques

ATTENTION:
- **Attention à ne pas confondre avec la somatostatine utilisée dans la même indication mais dont la posologie est 10 fois supérieure.**
- **À conserver au réfrigérateur.**

Effets indésirables: troubles digestifs (nausées, vomissements).

Sermion
(nicergoline)

Indications : accidents vasculaires ischémiques aigus, notamment vestibulaires.
Contre-indications : hypotension artérielle.
Présentation : flacon de poudre + solvant 5 mg/2,5 mL.

Posologie: 10-30 mg/j en 2-6 perfusions.

Conseils pratiques
- Dilution dans 250 mL de sérum physiologique ou de G 5 %.
- Perfusion en 30 min.

Effets indésirables
- Bouffées de chaleur, sensations de vertige.
- Hypotension.

Soludactone
(canréonate de potassium)

Indications : diurétique épargneur de potassium (utile en particulier dans l'ascite du cirrhotique).

Contre-indications

- Hyperkaliémie.
- Insuffisance rénale sévère.
- Troubles de la conduction.
- Stade terminal de l'insuffisance hépatique.
- Association à d'autres diurétiques hyperkaliémiants.

Présentation : flacons de poudre 100 et 200 mg + ampoules de solvant.

Posologie : 400-800 mg en 2-4 injections IV lente (3 min) ou en perfusion.

Conseils pratiques : ne pas diluer un flacon dans plus de 100 mL de G 5 % ou 500 mL de sérum physiologique.

Effets indésirables

- Hyperkaliémie.
- Éruptions cutanées, douleur au point d'injection.

Solu-Médrol
(méthylprednisolone)

Indications

- Réactions allergiques graves.
- Asthme aigu grave.

Contre-indications : il n'y en a pas en urgence.

Présentation : flacons de poudre 20 mg, 40 mg, 120 mg + solvant 2 mL.

Posologie : 1-2 mg/kg en IV lent sur 5 à 10 min.

Conseils pratiques

- Dilution dans du sérum glucosé ou du sérum physiologique.
- Ne pas injecter trop rapidement.

À noter : dans certaines indications particulières (traumatismes médullaires), les doses peuvent atteindre 30 mg/kg (injection en 20 min minimum).

Effets indésirables

- Réactions allergiques.
- Troubles du rythme cardiaque.

Somatostatine

Délai d'action : immédiate.
Durée d'action : 2-3 min.

Indications
- Traitement d'urgence des hémorragies digestives par rupture de varices œsophagiennes.
- Fistules digestives post-opératoires.

Contre-indications : grossesse et allaitement (précaution).
Présentation : flacon de lyophilisat 0,25 mg, 3 et 6 mg avec ampoule de solvant 1 mL.

Posologie
- **Hémorragies digestives :** 0,250 mg en IV lent, puis relais au PSE à 0,250 mg/h.
- **Fistules :** 0,250 mg/h.

Conseils pratiques
- Inactivation par les solutés alcalins.
- Les ampoules de 0,25 mg doivent être conservées au réfrigérateur (les autres à température ambiante).

Effets indésirables : nausées, flush, bradycardie liés à une injection trop rapide.

Spasfon
(phloroglucinol)

Délai d'action : 10-15 min en IV ; 15-30 min en IM.
Durée d'action : 6-7 h en IV ; 7-8 h en IM.

Indications : coliques néphrétiques, coliques hépatiques, douleurs abdominales spasmodiques.
Présentation : ampoule 40 mg/4 mL

Posologie : 40 mg en IM ou en IV.

À **noter** : la forme *Spasfon-Lyoc* à faire fondre sous la langue est une alternative du fait de son action rapide (traitement d'attaque : 2 lyophylisats).

Streptase
(streptokinase)

Délai d'action : 2 min.
Durée d'action : 4-5 h.

Indications : thrombolyse à la phase aiguë de l'infarctus du myocarde.
Contre-indications : *cf.* protocole chapitre Infarctus du myocarde, p. 195.
Présentation : flacon de poudre de 1,5 MUI.

Posologie: 1,5 MUI au PSE en 45 min après injection préalable de 100 mg d'hémisuccinate d'hydrocortisone en IVD.

Conseils pratiques : dissolution du lysophylisat dans du sérum physiologique ou glucosé.

Effets indésirables

- Réactions allergiques.
- Hémorragies, notamment AVC.
- Hypotension artérielle.
- Nausées, vomissements.

Striadyne
(adénosine triphosphate)

Délai d'action : immédiate.
Durée d'action : 1-2 min.

Indications : tachycardie jonctionnelle (maladie de Bouveret).

Contre-indications

- Antécédents de tachyarythmie auriculaire ou ventriculaire.
- Coronarien.
- Asthme.

Présentation : ampoule 20 mg/2 mL.

Posologie: 10 à 20 mg en IVD, à renouveler éventuellement 2 à 3 min plus tard.

Conseils pratiques

- Préparer avant l'injection une seringue avec 1 mg d'atropine à utiliser en cas de pause sinusale prolongée.
- Mettre en place une ligne de perfusion pour disposer d'un abord veineux en cas de complications.

Surveillance : scope et possibilité d'enregistrement ECG en continu, pouls, PA.

Effets indésirables

- Pause sinusale.
- Troubles du rythme ventriculaire.
- Bronchospasme.
- Nausées, vomissements.

Sufenta
(sufentanil)

Délai d'action : 45 s.
Durée d'action : 20-30 min.

Indications : morphinique utilisé pour l'analgésie et l'anesthésie-sédation.

Contre-indications

- Absence de matériel de ventilation.

- Traumatisme crânien et hypertension intracrânienne en ventilation spontanée.
- Hypovolémie non corrigée.

Présentation : ampoules 10 µg/2 mL, 50 µg/10 mL et 250 µg/5 mL.

Posologie
- **Analgésie-sédation :** 0,2-0,3 µg/kg en IV (soit 5 à 15 µg/75 kg), puis entretien en continu à la dose de 0,2 à 2 µg/kg/h.
- **Anesthésie-analgésie profonde :**
  - *induction :* 0,5-1 µg/kg en IV ;
  - *entretien :* 0,5-3 µg/kg/h au PSE en continu.

Conseils pratiques
- Mélanges à éviter car risque de précipitation.
- Antagonisation possible avec le *Narcan* en cas de surdosage.

Effets indésirables
- Dépression respiratoire.
- Rigidité musculaire.
- Hypotension et bradycardie.
- Nausées, vomissements.

Syncortyl
(désoxycortone)

Indications : insuffisance surrénale.
Contre-indications : hypertension artérielle.
Présentation : ampoule 10 mg/1 mL.

Posologie : 10 mg/12-24 h en IM.

Conseils pratiques : solution huileuse (si possible utiliser une seringue en verre).
Effets indésirables : uniquement en cas d'utilisation prolongée.

Syntocinon
(oxytocine)

Délai d'action : 30 s en IV ; 3-4 min en IM.
Durée d'action : 20-40 min en IV ; 2-3 h en IM.

Indications : hémorragie de la délivrance et atonie du post-partum.

Contre-indications
- Toxémie.
- Troubles cardiovasculaires sévères.

Présentation : ampoule 5 UI/1 mL.

Posologie : 5-10 UI en IM ou 5 UI en IV lent (1 min).

Conseils pratiques : il est nécessaire de s'assurer de la vacuité utérine avant l'administration du *Syntocinon.*

Effets indésirables

- Flush, hypotension et tachycardie (en cas d'injection IV trop rapide).
- Nausées, vomissements.
- Troubles du rythme cardiaque.
- Réactions allergiques.

Tanganil
(acétyl-leucine)

Indications : vertiges invalidants.
Contre-indications : ne pas injecter en IM car risque de réactions locales.
Présentation : ampoule 500 mg/5 mL.

Posologie : 500 mg en IV lent (1-2 min)

Effets indésirables : aucun connu à ce jour.

Tazocilline
(pipéracilline + tazobactam)

Indications : antibiotique de la classe de uréïdopénicillines associé à un inhibiteur des bêtalactamases, utilisé en urgence notamment en cas d'infection biliaire grave.
Contre-indications : allergie aux pénicillines.
Présentation : flacons de poudre de 2 et 4 g.

Posologie : 12 à 16 g/j en 3 à 4 perfusions.

Conseils pratiques

- Perfusion avec une diltion de 2 g/50 mL de G 5 % à passer en 30 min.
- Compatible avec le sérum physiologique.

Surveillance

- Troubles digestifs.
- Réactions cutanées.
- Phlébite superficielle.

Temgésic
(buprénorphine)

Délai d'action: 10-15 min en IV ou en SL; 15-25 min en IM ou SC.
Durée d'action: 5-6 h en IV ou en SL; 6-8 h en IM ou SC.

Indications : antalgique morphinique agoniste-antagoniste.
Contre-indications
- Intoxication éthylique.
- Insuffisance respiratoire.
- Insuffisance hépatocellulaire.
- Âge < 15 ans.

Présentation
- Ampoule 0,3 mg/1 mL.
- Comprimé sub-lingual : 0,2 mg.

Posologie: 1 A en SC, IM ou IV ou 1 comprimé en SL.

Conseils pratiques : ne pas associer à d'autres morphiniques car risque d'effets antagonistes.
Effets indésirables
- Nausées, vomissements.
- Sueurs, lipothymies, sensations vertigineuses.
- Dépression respiratoire possible.

Ténormine
(aténolol)

Délai d'action: immédiate.
Durée d'action: jusqu'à 24 h.

Indications : infarctus du myocarde à la phase aiguë.
Contre-indications
- Insuffisance cardiaque.
- Bloc atrioventriculaire.
- Bradycardie < 45.
- État de choc.

Présentation : ampoule 5 mg/10 mL.

Posologie
- **Dose initiale:** 5 à 10 mg en IV lent (1 mg/min) pour réduire le rythme cardiaque à 60/min environ.
- **Relais:** 50 mg *per os* 15 min plus tard, puis 12 h plus tard (ensuite 50 mg/24 h pendant 10 j).

Effets indésirables
- Bradycardie et troubles de la conduction.
- Hypotension artérielle et insuffisance cardiaque aiguë.

- Bronchospasme.
- Hypoglycémie.
- Nausées, digestifs.

Tercian
(cyamémazine)

Délai d'action : 20-30 min.
Durée d'action : plusieurs heures.

Indications
- États anxieux résistant aux thérapeutiques habituelles.
- États d'agressivité.

Contre-indications
- Glaucome.
- Adénome de la prostate.

Présentation : ampoule 50 mg/5 mL.

Posologie : 25-100 mg en IM.

Conseils pratiques : association à un antiparkinsonien (*Artane*, *Lepticur*) pour limiter les effets indésirables (torticolis, trismus…).

Effets indésirables
- Dyskinésies, syndrome extrapyramidal.
- Hypotension orthostatique.
- Effets anticholinergiques (sécheresse de la bouche, constipation, troubles de l'accommodation, rétention urinaire).

Théralène
(alimémazine)

Indications
- Traitement symptomatique des manifestations allergiques.
- États d'agitation.

Contre-indications
- Glaucome.
- Adénome de la prostate.

Présentation : ampoule 25 mg/5 mL.

Posologie
- **Allergie :** 25 mg en IV lent ou en IM.
- **Agitation :** 50-75 mg en IM.

Conseils pratiques : association à un antiparkinsonien (*Artane*, *Lepticur*) pour limiter les effets indésirables (torticolis, trismus…).

Effets indésirables
- Réactions allergiques (contient des sulfites).
- Dyskinésies, syndrome extrapyramidal.
- Hypotension orthostatique.
- Effets anticholinergiques (sécheresse de la bouche, constipation, troubles de l'accommodation, rétention urinaire).

Thiopental

Délai d'action : 30 s à 1 min.
Durée d'action : 15-30 min.

Indication
- État de mal convulsif.
- Anesthésie.

Contre-indications
- Hypovolémie ou état hémodynamique précaire.
- État de mal asthmatique.

Présentation : flacon de poudre de 0,5 ou 1 g.

Posologie
- **Induction :** 3 à 5 mg/kg.
- **Entretien :** 0,05-0,3 mg/kg/min.

Conseils pratiques : dilution avec du sérum physiologique pour obtenir une solution à 2,5 % (exemple pour une solution à 2,5 %, soit 25 mg/mL : diluer un flacon d'1 g avec 20 mL de sérum physiologique, prendre 10 mL et recompléter la seringue avec 10 mL de sérum physiologique).
Surveillance : nécessité d'une intubation et d'une ventilation assistée, contrôle de la PA et du pouls.
Effets indésirables
- Choc anaphylactique.
- Hypotension artérielle.
- Bronchospasme à l'induction.
- Nécrose cutanée en cas d'injection sous-cutanée ou de gangrène en cas d'injection intra-artérielle.

Thiophénicol
(thiamphénicol)

Indications : antibiotique indiqué en urgence lors des méningites graves (en particulier *purpura fulminans*) en cas d'allergie à la pénicilline.
Contre-indications : nourrisson de moins de 6 mois.
Présentation : flacon de lyophilisat de 750 mg + solvant 5 mL.

Posologie
- **Adulte**: 1,5 à 3 g/j en 2 à 4 fois.
- **Enfant**: 30 à 100 mg/kg/j en 2 à 4 fois.

Conseils pratiques
- Injection IM.
- Injection IV: 750 mg + 10 mL eau ppi.
- Perfusion: dilution dans 50 mL à passer en 15 min.
- Compatible avec le sérum physiologique et le sérum glucosé.

Effets indésirables
- Toxicité hématologique (NFS).
- Troubles digestifs.

Tibéral
(ornidazole)

Indications : dérivé imidazolé actif dans les infections à germes anaérobies.

Contre-indications
- Allergie aux imidazolés.
- Risque d'aggravation de l'état neurologique en cas d'atteintes neurologiques centrales ou périphériques.

Présentation : ampoules 500 mg/3 mL et 1 g/6 mL.

Posologie: 1-1,5 g/j en 2 à 3 perfusions.

Conseils pratiques
- Dilution de 500 mg dans 125 mL de sérum physiologique ou de G 5 %.
- Perfusion en 60 min.

Effets indésirables
- Ataxie, vertiges et confusion mentale → INTERROMPRE LE TRAITEMENT
- Éruptions cutanées, nausées, gastralgies.

Tiénam
(imipénème + cilastine)

Indications : infections à germes sensibles, notamment abdominales.

Contre-indications : allergie connue à un des constituants du médicament.

Présentation : flacons 250 et 500 mg.

Posologie: 1-2 g/j en 3-4 perfusions IV (jusqu'à 50 mg/kg/j sans dépasser 4 g/j).

Conseils pratiques
- Dilution dans 50 mL/250 mg de sérum physiologique ou de G 5 %.

- Perfusion de 30 min/500 mg.

Effets indésirables
- Réactions allergiques.
- Troubles digestifs.
- Possibilité d'atteinte hépatique ou rénale ainsi que de manifestations neuropsychiatriques.

Tildiem
(diltiazem)

Indications : inhibiteur calcique utilisé dans les troubles du rythme supraventriculaire.

Contre-indications
- BAV.
- Syndrome de Wolff-Parkinson-White.
- Hypotension artérielle.
- Association à l'amiodarone (*Cordarone*).

Présentation : flacons de lyophilisat 25 et 100 mg.

Posologie : 0,25 à 0,3 mg/kg à injecter en IV lente sur 2 min.

Conseils pratiques : compatible avec le sérum physiologique et le sérum glucosé.

Effets indésirables
- Bradycardie et troubles de la conduction.
- Hypotension artérielle.
- Nausées, vomissements.
- Réactions allergiques cutanées.

Topalgic
(tramadol)

Délai d'action : qq min.
Durée d'action : 4-6 h.

Indications : antalgique analgésique mineur (classe II).

Contre-indications
- Enfant de moins de 15 ans.
- Insuffisance respiratoire sévère.
- Insuffisance hépatique sévère.
- Intoxication alcoolique aiguë ou à des produits dépresseurs du système nerveux central.

Présentation : ampoule 100 mg/2 mL.

Posologie
- **Attaque :** 50-100 mg en IV lent (2-3 min), puis si besoin 50 mg/10-20 min sans dépasser 250 mg durant la première heure.
- **Entretien :** 50-100 mg en IV lent (2-3 min)/4-6 h sans dépasser 600 mg/24 h.

Conseils pratiques : réduire les doses et espacer les prises en cas d'insuffisance hépatique ou rénale.

Effets indésirables

- Nausées, vomissements, constipation.
- Étourdissements, céphalées, somnolence.
- Possibilités d'états confusionnels, d'hallucinations, de dépression respiratoire et de réactions allergiques.

Tracrium
(atracurium)

Délai d'action : moins de 3 min.
Durée d'action : 10-30 min.

Indications : curare non dépolarisant permettant l'adaptation au respirateur de malades intubés. Utilisation possible pour l'intubation en alternative à la *Célocurine* lorsque celle-ci est déconseillée (comme par ex. en cas d'hyperthermie lors d'une intoxication à la cocaïne ou aux amphétamines).

Contre-indications

- Absence de matériel de ventilation et d'administration préalable d'un narcotique.
- Allergie connue au produit.
- Affections neuromusculaires.
- Asthme, terrain atopique.

Présentation : ampoules de 25 mg/2,5 mL, 50 mg/5 mL et 250 mg/25 mL.

Posologie

- **Induction :** 0,6 mg/kg IV lente.
- **Entretien :** 0,1-0,2 mg/kg IV toutes les 20-40 min ou 0,3-0,6 mg/kg/h en perfusion continue.

Conseils pratiques

- Compatibles avec le sérum physiologique et le G 5 %.
- Précipitation avec les solutions alcalines et le *thiopental.*

Effets indésirables

- Réactions allergiques.
- Hypotension artérielle, tachycardie.

Tractocile
(atosiban)

Indications : menace d'accouchement prématuré entre 24 et 33 semaines d'âge gestationnel avec un rythme cardiaque fœtal normal.

Contre-indications

- Âge gestationnel < 24 ou > 33 semaines complètes.
- Rupture prématurée des membranes au-delà de 30 semaines de gestation.

- Retard de croissance intra-utérin ou rythme cardiaque fœtal anormal.
- Hémorragie utérine nécessitant l'accouchement immédiat.
- Éclampsie ou pré-éclampsie.
- Mort fœtale *in utero.*
- Suspicion d'infection utérine.
- Placenta prævia ou hématome rétroplacentaire.

Présentation

- Solution injectable IV : 7,5 mg/mL, flacon de 0,9 mL.
- Solution à diluer pour perfusion IV : 7,5 mg/mL, flacon de 5 mL.

Posologie

- Bolus IV (1 min) : 0,9 mL (6,75 mg).
- Dilution de 2 flacons, soit 75 mg dans 100 mL de sérum physiologique.
- Perfusion de charge pendant 3 h : 24 mL/h (18 mg/h).
- Perfusion d'entretien : 8 mL/h (6 mg/h).

Effets indésirables

- Nausées, vomissements.
- Céphalées, vertiges, bouffées de chaleur.
- Tachycardie, hypotension.
- Réaction au point d'injection, prurit, fièvre.

Trandate
(labétolol)

Délai d'action : 2-5 min.
Durée d'action : 2-4 h.

Indications : urgences hypertensives.

Contre-indications

- Insuffisance cardiaque.
- Troubles de la conduction cardiaque.
- Asthme, insuffisance hépatocellulaire.
- Association avec l'amiodarone (*Cordarone*).

Présentation : ampoule 100 mg/20 mL.

Posologie : 1 mg/kg en IV lent à renouveler éventuellement après 10 min, puis relais au PSE à la dose moyenne de 0,1 mg/kg/h.

Conseils pratiques : dilution dans du sérum glucosé.

Effets indésirables

- Hypotension artérielle.
- Bradycardie, troubles de la conduction cardiaque.
- Réactions allergiques.
- Céphalées, vertiges, tremblements.

Tranxène
(clorazépate dipotassique)

Délai d'action : 15-30 min.
Durée d'action : plusieurs heures.

Indications
- Crises d'angoisse ou d'agitation.
- *Delirium tremens.*

Contre-indications
- Insuffisance respiratoire.
- Myasthénie.

Présentation : flacon de poudre 20 mg + ampoules de solvant 2 mL, 50 mg/2,5 mL et 100 mg/5 mL.

Posologie : doses pouvant varier de 20 à 100 mg en IM, IV ou perfusion en fonction de la clinique, renouvelables toutes les 3-4 h.

Conseils pratiques
- En IV, injection lente dans une grosse veine.
- En IM, injection profonde.
- Antagonisable par l'*Anexate* en cas de surdosage.

Effets indésirables
- Dépression respiratoire.
- Hypotension artérielle.
- Parfois réactions paradoxales : irritabilité, agressivité, excitation.

Valium
(diazépam)

Délai d'action : 2 min en IV ; qq min en IR.
Durée d'action : 1-3 h.

Indications
- Crises convulsives.
- Agitation, angoisse.
- *Delirium tremens.*
- Intoxication à la chloroquine (*cf.* p. 204).

Contre-indications
- Insuffisance respiratoire.
- Myasthénie.

Présentation : ampoule 10 mg/2 mL.

Posologie
- **Convulsions :**
  - *adulte :* 10 à 20 mg en IV lent (1 mg/min) jusqu'à l'arrêt des convulsions ;
  - *enfant :* 0,5 mg/kg en IR, à renouveler si besoin.

- **Intoxication à la chloroquine :** 2 mg/kg en IV lent, puis relais 2-4 mg/kg/24 h.
- **Autres indications :** 5-20 mg en IV lent.

Conseils pratiques : injection dans une grosse veine (solution huileuse).
Effets indésirables
- Dépression respiratoire.
- Hypotension artérielle.
- Parfois réactions paradoxales : irritabilité, agressivité, excitation.
- Douleur au point d'injection.

Vancomycine

Indications : antibiotique utilisé notamment en urgence dans les méningites à pneumocoques ou à staphylocoques méti-R.
Présentation : flacons de lyophilisat de 0,125-0,25-0,5 et 1 g.

Posologie : 30 à 50 mg/kg/j.

Conseils pratiques
- En général perfusion continue sur 24 h.
- Possibilité de perfusion plus courte (pour dose de charge notamment) : dilution dans 200 mL à passer en 1 h.
- Compatible avec sérum physiologique et sérum glucosé.

Effets indésirables
- Réaction anaphylactique possible en cas de perfusion trop rapide.
- Troubles digestifs.
- Phlébites au point d'injection.
- Ototoxicité.

Ventoline
(salbutamol)

Délai d'action : 1-2 min.
Durée d'action : 3-4 h.

Indications
- Crise d'asthme.
- Dyspnée spastique chez les insuffisants respiratoires chroniques.

Contre-indications : affection coronarienne aiguë.
Présentation : dosettes à 1,25 mg/2,5 mL, 2,5 mg/2,5 mL et 5 mg/2,5 mL.

Posologie
- **Adulte :** 5-10 mg, soit 1-2 dosettes, à aéroliser en 10-15 min avec un débit d'oxygène de 6 L/min.

- **Enfant :** 50 à 150 µg/kg sans dépasser en général 5 mg (soit 0,1-0,3 mL/kg de la solution de 1,25 mg/2,5 mL ou 0,05-0,15 mL/kg de la solution de 2,5 mg/2,5 mL).
- En général en association avec de l'*Atrovent.*
- Aérosol à renouveler au bout de 15 min en l'absence d'effet suffisant, puis toutes les 4 h.

Effets indésirables : rares avec les aérosols.

Viperfav
(fragments d'immunoglobulines équines)

Indications : œdème rapidement extensible ou apparition de signes systémiques (vomissements, diarrhée, douleurs abdominales, hypotension artérielle) après une piqûre par une vipère européenne.
Contre-indications : allergie connue aux protéines d'origine équine.
Présentation : flacon 4 mL.

Posologie : 1 flacon à perfuser en 1 h, à renouveler si besoin 5 h après la première perfusion (posologie identique quels que soient l'âge et le poids).

Conseils pratiques
- Conservation au froid.
- Dilution dans 100 mL de sérum physiologique.
- Administration en 1 h avec un débit de 50 mL/h (15 gouttes/min), puis en augmentant à 100 mL/h (30 gouttes/min) au bout de 10 min → **ARRÊT IMMÉDIAT DE L'ADMINISTRATION** en cas d'apparition de signes d'intolérance ou d'allergie.

Effets indésirables
- Réactions anaphylactiques de tout type pouvant aller jusqu'au choc anaphylactique.
- Sueurs, nausées.
- Hypotension artérielle.
- Maladie sérique retardée (8e-12e jour) : arthralgies, fièvre, prurit, érythème, urticaire, adénopathies, œdème de Quincke.

Vitamine K1

Délai d'action : 1 h.
Durée d'action : plusieurs jours.

Indications : surdosage aux antivitamines K.
Contre-indications : allergie connue à la vitamine K.
Présentation : ampoule 10 mg/1 mL.

Posologie : 10 mg en IV lent.

Conseils pratiques : compatible avec le sérum glucosé et le sérum physiologique.
Effets indésirables : réactions allergiques.

Vogalène
(métopimazine)

Délai d'action : 1-3 min en IV ; 15 min en IM.
Durée d'action : quelques heures.

Indications : nausées, vomissements.
Contre-indications
- Glaucome.
- Adénome de la prostate.

Présentation : ampoule 10 mg/1 mL.

Posologie : 10 mg en IV lent ou en IM.

Effets indésirables
- Hypotension artérielle (notamment en cas d'injection trop rapide).
- Dyskinésies, syndrome extrapyramidal.
- Sédation, somnolence.

Xylocaïne
(lidocaïne)

Délai d'action : 10 min.
Durée d'action : 45-75 min.

Indications : anesthésie locale.
Contre-indications
- Anesthésie locale chez les patients sous anticoagulant.
- Prudence chez les épileptiques et les patients présentant des troubles de la conduction cardiaque.

Présentation
- ***Xylocaïne* 0,5 %** : flacon 100 mg/20 mL.
- ***Xylocaïne* 1 %** : ampoule 50 mg/5 mL et flacon 200 mg/20 mL.
- ***Xylocaïne* 2 %** : flacon 400 mg/20 mL.

Posologie : maximum 200 mg.

Effets indésirables
- Réactions allergiques.
- En cas de surdosage : nervosité, agitation, convulsions, tachycardie, troubles du rythme cardiaque.

Xylocard
(lidocaïne)

Délai d'action : immédiat en IV.
Durée d'action : 20-30 min en IV.

Indications
- Troubles du rythme ventriculaire.
- Analgésie (dans la pancréatite notamment).

Contre-indications : prudence en cas de troubles de la conduction cardiaque, chez les épileptiques et en cas d'insuffisance cardiaque.

Présentation
- Seringue préremplie : 100 mg/5 mL.
- Flacon : 1 g/20 mL.

Posologie
- Cardiologie : 1 à 1,5 mg/kg en IV, puis éventuel relais au PSE à la dose de 100 mg/h.
- Analgésie : 0,5 à 1 g dilué dans 250 à 500 mL de sérum glucosé en perfusion lente.

Conseils pratiques : la seringue préremplie facilite l'utilisation en urgence.

Effets indésirables
- Réactions allergiques.
- Hypotension artérielle, bradycardie.
- Nervosité, agitation.
- Convulsions en cas de surdosage.

Zovirax
(aciclovir)

Indications : antiviral indiqué en urgence en particulier en cas de suspicion de méningite herpétique.

Présentation : flacons de lyophilisat de 250 et 500 mg.

Posologie : 30 mg/kg/24 h en 3 perfusions.

Conseils pratiques
- Perfusion de 1 h minimum dans un volume de dilution de 50 à 100 mL de sérum physiologique.
- Adaptation de la posologie en cas d'insuffisance rénale.

Certificats et aspects médicolégaux

5

Certificats – Généralités

- Un certificat médical est l'attestation écrite par un médecin de toute constatation portant sur l'état de santé d'une personne qu'il a examinée.
- **Tout patient peut demander à un médecin qui l'a examiné de lui délivrer un certificat médical.**
- Le certificat est **remis en main propre à l'intéressé** qui en disposera à sa convenance. *Exceptions :*
  - Mineur → remis au tuteur légal.
  - Sujet dans le coma → remis au représentant légal.
  - Certificats d'internement.
  - Certificats d'expertise ou effectués sur réquisition.
  - Certificats établissant la relation entre la mort d'un pensionné militaire et l'affection pensionnée → remis aux ayant droit.
  - Certificat concernant le décès de la victime d'un accident du travail ou d'une maladie professionnelle → remis au conjoint survivant.
- L'**article 76 du Code de déontologie médicale** précise : *« Tout certificat, attestation ou document délivré par un médecin doit être rédigé en langue française et daté, permettre l'identification du praticien dont il émane et être signé par lui. Le médecin peut en remettre une traduction au patient dans la langue de celui-ci ».*

Plan type de rédaction

- Date exacte du jour de rédaction (si possible en toutes lettres pour éviter toute falsification).
- Identité et adresse du médecin.
- Identité de l'intéressé ou, en cas de doute, la mention « le patient m'a déclaré se nommer... ».
- Les dires de l'intéressé rapportés en tant que tels et au conditionnel : « M. X m'a déclaré que... ; il aurait... ».
- Description des symptômes allégués et des signes positifs et négatifs constatés à l'examen.
- Mention des éventuels examens complémentaires et de leurs résultats.
- Conclusion et interprétation qui découle de l'examen.
- Motif du certificat et mention « certificat fait ce jour à la demande de l'intéressé(e) et remis en mains propres pour valoir ce que de droit ».
- Signature manuscrite du médecin.

Par sécurité, conserver un double des certificats.

Accident du travail

- Un certificat d'accident de travail est délivré pour tous les accidents survenant du fait ou à l'occasion du travail, y compris les accidents de trajet.
- Ce n'est pas au médecin de juger de la réalité matérielle de l'accident du travail. Il est tenu de délivrer un certificat au patient qui en fait la demande : il s'agit d'une obligation légale.
- Attention ! En cas d'agression ou de toute autre circonstance induisant la rédaction concomitante d'un certificat de coups et blessures, distinguer **ITTP (Incapacité Totale de Travail Personnel)** et l'**arrêt de travail** dont les durées peuvent être différentes (*cf.* p. 477) :
  - ITTP : valeur pénale en cas d'action en justice
  - arrêt de travail : droit social ouvrant droit à des indemnités journalières.
- Tout **certificat d'accident du travail** doit être délivré par le médecin sur un imprimé prévu à cet effet (**triple exemplaire :** 1 pour le patient, 1 à envoyer à la caisse de sécurité sociale, 1 à conserver dans le dossier). Dans tous les cas, l'employeur doit être prévenu dans les 24 h et la caisse de Sécurité sociale dans les 48 h.
- La rubrique « **Constatations détaillées** » est très importante car elle servira de base pour imputer les lésions et leurs complications à l'accident de travail.
- Le **certificat médical initial et le certificat médical de prolongation** suivent les mêmes règles de rédaction.
- Particularités du **certificat final :**
  - ***reprise du travail avec soins :*** le patient peut reprendre son activité professionnelle mais nécessite encore des soins → cocher la case « Soins jusqu'au... »
  - ***guérison :*** en l'absence de séquelle → cocher la case « Guéri avec retour à l'état antérieur »
  - ***consolidation avec séquelles :*** existence de séquelles entraînant une IPP (Incapacité Permanente Partielle). En pratique, la date de consolidation doit être fixée à partir du moment où tous les soins initiaux sont terminés.

n° 50513#02

certificat médical
accident du travail
maladie professionnelle

notice

à destination du praticien

Ce certificat médical doit être utilisé pour les salariés, les chefs d'exploitation ou d'entreprise agricole victimes d'accidents du travail, de trajet, de maladies professionnelles (dans le cadre des tableaux ou hors tableaux - article L.461-1 du Code de la sécurité sociale), ou de rechutes.
Les renseignements concernant la victime et l'employeur seront complétés par le praticien à l'aide des informations fournies par la victime.

Les **volets 1 et 2** sont adressés directement par le praticien sous 24 heures à l'organisme dont dépend la victime (article L.441-6 du Code de la sécurité sociale)
Le **volet 3** et le **volet « certificat d'arrêt de travail »** sont à remettre à la victime.

❶ **Date de la première constatation médicale de la maladie professionnelle :**
La date de la première constatation médicale est la date à laquelle les symptômes ou les lésions révélant la maladie ont été constatés pour la première fois par un médecin même si le diagnostic n'a été établi que postérieurement.

❷ **Constatations détaillées :**
Décrivez avec précision l'état de la victime, le siège, la nature des lésions ou de la maladie avec les symptômes constatés.
Lors de l'établissement du certificat médical final, décrivez les séquelles.

❸ **Sorties autorisées :**
Vous devez préciser si l'état de la victime autorise des sorties. Dans ce cas, la victime doit respecter les heures de présence à son domicile de 9 à 11 heures et de 14 à 16 heures, sauf en cas de soins ou d'examens médicaux.

❹ **Sorties autorisées, par exception, sans restriction d'horaire :**
Si, pour des raisons médicales, vous prescrivez des sorties sans restriction d'horaire, vous devez cocher la case « oui ». Dans ce cas, la victime n'a pas à respecter les heures de présence à domicile.
Si vous ne prescrivez pas des sorties sans restriction d'horaire, vous devez cocher la case « non ».

❺ **Reprise de travail :**
Une reprise de travail peut être antérieure à la date de guérison ou de consolidation.

❻ **Reprise d'un travail léger :**
Permet le maintien des indemnités journalières, en tout ou partie, quand la reprise d'un travail allégé, en durée ou en pénibilité, est de nature à favoriser la guérison ou la consolidation.

❼ **Eléments d'ordre médical :**
Si la reprise d'un travail léger (ou à temps partiel) est de nature à favoriser une guérison ou une consolidation, précisez-le dans cette rubrique.
Le cas échéant, indiquez les éléments justifiant les sorties sans restriction d'horaire.

❽ **Conclusions :**
En cas de guérison ou de consolidation, indiquez précisément les conséquences définitives de l'accident ou de la maladie dans la rubrique « constatations détaillées ».
Il est possible, sur proposition du médecin traitant, de maintenir si nécessaire des soins après consolidation. Cette possibilité est soumise à l'accord du praticien conseil.

à destination de la victime

Les **volets 1 et 2** sont adressés directement par le praticien à l'organisme dont vous dépendez.
Vous conservez le **volet 3**.
En cas d'arrêt de travail, vous adressez le **volet « certificat d'arrêt de travail »** à votre employeur ou à l'ASSEDIC si vous êtes en situation de chômage, afin de les informer.

En cas d'arrêt de travail, n'oubliez pas :

- **de respecter les heures de présence à domicile** sauf en cas de sorties sans restriction d'horaire (art. L.433-1 et L.323-6 du Code de la sécurité sociale),
- **de demander un accord à votre organisme d'assurance maladie**, avant votre départ, si vous deviez quitter votre département de résidence,
- **de vous rendre aux convocations qui vous seront éventuellement adressées par le service du contrôle médical** (art. L.442-5, R.442-2 et L.315-2 du Code de la sécurité sociale),
- **de vous abstenir de toute activité non autorisée** (art. L.433-1 et L.323-6 du Code de la sécurité sociale).

Le non respect de ces dispositions peut entraîner la perte de vos indemnités journalières

S 6909b

cerfa
n°11138*02

certificat médical
accident du travail
maladie professionnelle

(ne cocher qu'une seule case)

❑ initial ❑ de prolongation
❑ final ❑ de rechute

Volet 1, à adresser par le praticien à l'organisme dans les 24 heures

(articles L. 441-6, L. 461-5, L. 433-1, L. 323-6, R. 433-15, R. 323-11-1 du Code de la sécurité sociale)

l'assuré(e)

régime : **général** ❑ **agricole** ❑ **autre** ❑ **lequel ?** :

numéro d'immatriculation :

Ce modèle est présenté à titre d'information. Pour votre démarche, le formulaire original vous sera fourni par l'organisme d'assurance maladie.

nom (*suivi s'il y a lieu du nom d'époux(se)*) :

prénom :

adresse où la victime peut être visitée (*si différente de votre adresse habituelle*) (*1*) :

code postal : ville : n° téléphone :

batiment : escalier : étage : appartement : code d'accès de la résidence :

(1) l'accord préalable de votre caisse est OBLIGATOIRE si cette adresse se situe hors de votre département de résidence

s'agit-il d'un accident du travail ? ❑ d'une maladie professionnelle ? ❑

date de l'accident ou de la 1ère constatation médicale de la maladie professionnelle : *(voir notice ●)*

présentation de la feuille d'accident du travail/maladie professionnelle : oui ❑ non *(2)* ❑

(2) en cas de non présentation de la feuille, les honoraires doivent être demandés (art. L. 432-3 du Code de la sécurité sociale)

l'employeur

nom, prénom ou dénomination sociale :

adresse :

n° téléphone :

courriel :

les renseignements médicaux

- **constatations détaillées** (siège, nature des lésions ou de la maladie professionnelle, séquelles fonctionnelles) *(voir notice ●)*

- **conséquences**

soins sans arrêt de travail ❑ jusqu'au

arrêt de travail jusqu'au (*en toutes lettres*) inclus

sorties autorisées : **oui** ❑ **à partir du** **non** ❑

(l'assuré(e) doit être présent(e) à son domicile entre 9 et 11 heures et entre 14 et 16 heures. Voir notice ●)

par exception, pour raison médicale dûment justifiée, sorties autorisées sans restriction d'horaire :

non ❑ **oui** ❑ **à partir du** *(voir notice ●)*

reprise de travail le *(voir notice ●)*

reprise d'un travail léger pour raison médicale ❑ **à partir du**

(art. L.433-1 du Code sécurité sociale. Voir notice ●)

éléments d'ordre médical justifiant, le cas échéant, les sorties sans restriction d'horaire ou la reprise d'un travail léger

(voir notice ●)

- **conclusions** (à remplir seulement en cas de certificat final) *(voir notice ●)*

guérison avec retour à l'état antérieur ❑ date

guérison apparente avec possibilité de rechute ultérieure ❑ date

consolidation avec séquelles ❑ date

certificat établi le

identification du praticien et, le cas échéant, de l'établissement

à

signature du praticien

S 6909b

La loi 78.17 du 6.1.78 modifiée relative à l'informatique, aux fichiers et aux libertés s'applique aux réponses faites sur ce formulaire. Elle garantit un droit d'accès et de rectification pour les données vous concernant.

La loi rend passible d'amende et/ou d'emprisonnement quiconque se rend coupable de fraudes ou de fausses déclarations (art. L.114-13 du Code de la sécurité sociale, 441-1 du Code pénal).

Admission à la demande d'un tiers (ADT)

La **loi n° 2011-803 du 5 juillet 2011** instaure de nouvelles modalités d'organisation qui sont précisées dans le Code de la Santé publique. Elle remplace l'ancienne loi de 1990 et les intitulés des modes d'hospitalisation sous contrainte ont été modifiés.

ATTENTION – DÉLAIS DE PRISE EN CHARGE POUR LES SOINS PSYCHIATRIQUES SOUS CONTRAINTE

- Notion importante car le patient doit avoir un examen somatique complet dans les 24 h suivant son admission.
- Début de prise en charge : date et heure d'admission dans l'établissement de santé habilité pour une prise en charge psychiatrique.
- Deux situations si le patient est dans un service d'urgence :
  - s'il arrive pour une prise en charge psychiatrique (avec un certificat médical) : le début de la prise en charge est l'heure d'admission aux urgences ;
  - s'il arrive aux urgences mais que la nécessité de la prise en charge psychiatrique n'est avérée que secondairement : le début de la prise en charge est acté par le 1er certificat du psychiatre (qui doit donc être horodaté).
- Le transfert dans un établissement de santé habilité pour une prise en charge psychiatrique doit se faire dans les 48 h à partir du début de la période d'observation et de soins. Si l'état de santé du patient empêche son transfert dans ce délai, la décision d'admission est caduque et il faudra relancer une procédure.

Définition

- Patient dont les troubles mentaux rendent impossible le consentement et dont l'état mental impose des soins immédiats assortis soit d'une surveillance médicale constante en milieu hospitalier, soit d'une surveillance médicale régulière justifiant une prise en charge sous une autre forme qu'en hospitalisation complète (article L. 3212-1).
- Décision d'admission prononcée par le directeur de l'établissement accompagnée de la **demande du tiers** et de **2 certificats médicaux.**
- Dispositif d'urgence (admission à la demande d'un tiers en urgence : **ADTU**) :
  - en cas de risque grave d'atteinte à l'intégrité du patient ;
  - possibilité pour le directeur de prononcer l'admission au vu d'un seul certificat médical émanant le cas échéant d'un médecin exerçant dans l'établissement (art. L. 3212-3) **mais** les premiers certificats établis après l'admission (à 24 h et à 72 h) devront émaner de 2 psychiatres distincts.

Mise en œuvre

- Demande du tiers :
  - rédaction manuscrite selon un modèle préétabli par un membre de la famille ou une personne justifiant de l'existence de relations avec le malade antérieures à la demande de soins et lui donnant qualité pour agir dans l'intérêt de celui-ci (mineurs : personne ayant l'autorité parentale ; majeur protégé : tuteur ou curateur) ;
  - pièces à joindre : photocopie de la carte d'identité du tiers et du patient ; le cas échéant, extrait du jugement de mise sous tutelle ou curatelle ;
  - les personnels soignants et administratifs de l'établissement ne peuvent être admis comme tiers ;
  - levée formalisée par le directeur de l'établissement dès qu'elle est demandée par le tiers **sauf** si un psychiatre atteste soit que l'arrêt des soins entraînerait un péril imminent pour la santé du patient, soit que le patient remplit les critères pour être placé en soins sur décision du préfet.
- Certificats médicaux :
  - 1er certificat : rédaction manuscrite selon un modèle préétabli par un médecin inscrit au conseil de l'ordre n'exerçant pas dans l'établissement d'accueil, sur papier à en-tête avec signature et tampon ;
  - 2e certificat : rédigé par un deuxième médecin qui peut exercer dans l'établissement d'accueil.

Certificat de demande du tiers

Je soussigné..
(Indiquez nom, prénom, âge, profession, adresse)

agissant en qualité de..
(nature des relations entre le demandeur et le patient)

demande conformément à l'article L. 3212-1 II 1er alinéa ou L. 3212-3 du Code de la Santé publique et aux conclusions du certificat médical ci-joint, l'admission de

....
(nom, prénom, âge, profession et adresse du patient)
au sein de l'hôpital..
(nom de l'hôpital)

Fait à.................., *le*.................

Signature

Certificat médical pour ADT

(pour l'ADTU, même certificat mais référence à l'article L. 3212-3)

Docteur Jean DUPONT
8, rue Victor Hugo
93000 Bobigny
Tél. : xx xx xx xx xx
En cas d'urgence : 15

Médecine générale
Consultation sur RdV
RPPS : xxxxxxxxxxx

Je soussigné ....
Docteur en médecine, certifie avoir examiné ce jour ....
....
(nom, prénom, âge, profession, adresse)

Il (ou elle) présente les troubles suivants : ....
....
....
(description des symptômes sans précision diagnostique, en insistant sur les éléments cliniques préoccupants, les raisons de l'absence de consentement et la nécessité de soins appropriés)

En conséquence, l'état de santé de ....
rend impossible son consentement et impose des soins psychiatriques immédiats (selon l'article L. 3212 II 1er alinéa du Code de la Santé publique) assortis soit d'une surveillance constante justifiant une hospitalisation complète, soit d'une surveillance médicale régulière justifiant une prise en charge ambulatoire.

J'atteste que je ne suis ni parent ni allié au 4e degré inclusivement avec le médecin établissant le second certificat, ni avec le directeur de l'établissement accueillant le malade, ni avec l'auteur de la demande d'admission, ni avec la personne à admettre en soins.

Fait à ...., *le* ....

Signature

(Certificat datant de moins de 15 jours)

Admission en cas de péril imminent (API)

Procédure

- Modalité d'hospitalisation à la demande d'un tiers **sans présence de tiers.**
- Deux critères cumulatifs :
  - impossibilité d'obtenir une demande de soins par un tiers ;
  - existence d'un péril imminent pour la santé de la personne à la date d'admission.
- En cas d'**urgence**, critère supplémentaire commun à l'ADTU et à l'API : existence d'un **risque grave d'atteinte à l'intégrité du malade**.
- Obligation pour le directeur de l'établissement d'informer dans les 24 h la famille de la personne malade et, s'il y a lieu, le tuteur ou le curateur (à défaut, toute personne justifiant de relations avec le malade, antérieures à la demande de soins et lui donnant qualité pour agir dans l'intérêt de celui-ci).
- Un seul certificat médical initial : établi par un médecin n'exerçant pas dans l'établissement accueillant le malade.

Certificat médical pour une API

Docteur Jean DUPONT
8, rue Victor Hugo
93000 Bobigny
Tél. : xx xx xx xx xx
En cas d'urgence : 15

Médecine générale
Consultation sur RdV
RPPS : xxxxxxxxxxx

Je soussigné ....
Docteur en médecine, certifie avoir examiné ce jour ....
....
(nom, prénom, âge, profession, adresse)

Il (ou elle) présente les troubles suivants..
....

(description des symptômes sans précision diagnostique, en insistant sur les éléments cliniques préoccupants qui permettent d'argumenter la notion de péril imminent et aussi les raisons de l'absence de consentement et la nécessité de soins appropriés)

En conséquence, l'état de santé de..
rend impossible son consentement. Son état présente un péril imminent. En l'impossibilité d'obtenir une demande de tiers, son état impose des soins immédiats en application de l'article L. 3212 II 2e alinéa du Code de la Santé publique.

J'atteste que je ne suis ni parent ni allié au 4e degré inclusivement avec le médecin établissant le second certificat, ni avec le directeur de l'établissement accueillant le malade, ni avec l'auteur de la demande d'admission, ni avec la personne à admettre en soins.

Fait à ...., le ....

Signature

Admission sur décision du représentant de l'État (ADRE)

Procédure

- Mesure provisoire d'hospitalisation prononcée par **arrêté municipal** ou **arrêté préfectoral**.
- Forme de prise en charge: hospitalisation complète pour une période de soins et d'observation (maximum 72 h).
- Procédure d'**urgence**: en cas de **péril imminent pour la sûreté des personnes** attesté par un avis médical ou, à défaut, la notoriété publique. Cependant, un certificat médical circonstancié doit être transmis au préfet dans les 24 h; ce dernier doit statuer sans délai sinon les mesures provisoires sont caduques.
- Deux critères cumulatifs requis (article L. 3213-1):
  - les troubles mentaux de la personne nécessitent des soins;
  - ces troubles compromettent la sécurité des personnes **ou** portent atteinte de façon grave à l'ordre public.
- Critères requis pour les mesures provisoires (dispositif d'urgence, article L. 3213-2) :
  - le comportement de la personne révèle des troubles mentaux manifestes;
  - ce comportement présente un danger manifeste pour la sûreté des personnes.

Mise en œuvre

- Le médecin qui rédige le certificat ne doit pas exercer dans l'établissement d'accueil (sauf en cas d'urgence).
- Le certificat doit être manuscrit, rédigé selon un modèle préétabli sur papier à en-tête avec le tampon du médecin.
- Il est circonstancié et doit mentionner la description du comportement et de l'état mental du patient (sans préciser de diagnostic).
- Il peut être rédigé sans examen clinique direct du patient lorsque la dangerosité de celui-ci rend l'examen impossible.
- Il doit spécifier qu'il existe un « danger imminent » pour la personne examinée ou pour les tiers.
- En cas d'urgence, ce document doit être adressé sans délai à l'organisme compétent pour délivrer l'arrête préfectoral (par fax si besoin).
- En l'absence de décision préfectorale dans les 48 h, les mesures d'hospitalisation provisoires prises par les maires en cas de danger imminent sont invalidées.

Certificat médical pour l'ADRE (article L. 3213-1 du CSP)

Docteur Jean DUPONT
8, rue Victor Hugo
93000 Bobigny
Tél. : xx xx xx xx xx

Médecine générale
Consultation sur RdV
RPPS : xxxxxxxxxxx

Je soussigné ....
Docteur en médecine, certifie avoir examiné ce jour ....
....
(nom, prénom, âge, profession, adresse)

Il (ou elle) présente les troubles suivants...
....
(description des symptômes sans précision diagnostique, en insistant sur les éléments cliniques préoccupants)

En conséquence, l'état de santé de..
nécessite des soins.
Ses troubles compromettent la sûreté des personnes ou portent atteinte de façon grave à l'ordre public.

Fait à ...., *le* ....

Signature

Certificat médical pour l'ADRE (article L. 3213-2 du CSP)

Docteur Jean DUPONT
8, rue Victor Hugo
93000 Bobigny
Tél. : xx xx xx xx xx

Médecine générale
Consultation sur RdV
RPPS : xxxxxxxxxxx

Je soussigné ....
Docteur en médecine, certifie avoir examiné ce jour ....
....
(nom, prénom, âge, profession, adresse)

Il (ou elle) présente les troubles suivants.......................................
....
(description des symptômes sans précision diagnostique, en insistant sur les éléments cliniques préoccupants)

En conséquence, l'état de santé de..
nécessite des soins.
Ses troubles compromettent la sûreté des personnes ou portent atteinte de façon grave à l'ordre public.
Son comportement révèle des troubles mentaux manifestes et présente un danger pour la sûreté des personnes.

Fait à ...., *le* ....

Signature

Arrêt de travail

- La prescription d'un arrêt de travail provoque l'attribution d'indemnités journalières et est donc un acte important qui doit être effectué avec mesure et objectivité.
- Le nouveau Code de la Sécurité Sociale oblige à préciser les « **éléments d'ordre médical justifiant l'arrêt de travail** » (article L. 162-461 1er alinéa).
  - Cette **mention est obligatoire**, sous peine pour le prescripteur de sanction.
  - Pour préserver le secret médical, l'avis d'arrêt de travail doit donc être remis, avec une enveloppe adressée à « M. le Médecin Conseil », au patient qui adressera les volets 1 et 2 au service médical de son organisme d'assurance maladie.
- Il est nécessaire de spécifier si l'arrêt de travail est en rapport ou non avec une affection visée par l'**article L. 324-1** du Code de la Sécurité Sociale qui précise :

  « En cas d'affection de longue durée et en cas d'interruption de travail ou de soins continus supérieurs à une durée déterminée, la caisse doit faire procéder périodiquement à un examen spécial du bénéficiaire, conjointement par le médecin traitant et le médecin conseil de la sécurité sociale en vue de déterminer le traitement que l'intéressé doit suivre si les soins sont dispensés sans interruption ; la continuation du service des prestations est subordonnée à l'obligation pour le bénéficiaire :

  1) de se soumettre aux traitements et mesures de toute nature prescrits d'un commun accord par le médecin traitant et le médecin conseil de la sécurité sociale et, en cas de désaccord entre ces deux médecins par un expert,

  2) de se soumettre aux visites médicales et contrôles spéciaux organisés par la caisse,

  3) de s'abstenir de toute activité non autorisée,

  4) d'accomplir les exercices ou travaux prescrits en vue de favoriser sa rééducation et son reclassement professionnel.

  En cas d'inobservation des obligations ci-dessus indiquées, la caisse peut suspendre, réduire ou supprimer le service des prestations »

cerfa
n°10170*04

avis d'arrêt de travail

☐ initial ☐ de prolongation (*)

volet 1, à adresser au service médical

à adresser, dans les deux jours, à l'organisme d'assurance maladie, à l'aide de l'enveloppe M. le Médecin-Conseil
(art. L.162-4-1-1er al., L.162-4-4, L.315-2, L.321-1-5, L.323-6, R.321-2, R.323-11-1, D.323-2, L.376-1, D.615-23 et D.615-42 du Code de la sécurité sociale)

l'assuré(e)

numéro d'immatriculation

nom *(suivi, s'il y a lieu du nom d'époux(se))*

prénom

Ce modèle est présenté à titre d'information. Pour votre démarche, le formulaire original vous sera fourni par l'organisme d'assurance maladie.

code de l'organisme de rattachement *(voir votre attestation papier vitale)*

adresse où le malade peut être visité *(si différente de votre adresse habituelle)* *(1)*

code postal ville n° de téléphone :

bâtiment : escalier : étage : appartement : code d'accès de la résidence :

(1) l'accord préalable de votre caisse est OBLIGATOIRE si cette adresse se situe hors de votre département de résidence

activité salariée **profession indépendante**

sans emploi date de cessation d'activité précisez votre situation *(voir notice ❶)*

l'arrêt prescrit fait suite à un accident causé par un tiers *(voir notice ❷)* oui date non

l'arrêt prescrit fait suite à une cure thermale oui non

l'arrêt prescrit est en rapport avec l'affection pour laquelle vous êtes pensionné(e) de guerre oui non

(*) si la prolongation de l'arrêt est prescrite par un médecin autre que le médecin traitant ou le médecin qui a prescrit l'arrêt initial, cochez la case correspondante :

médecin remplaçant le médecin traitant ou le médecin prescripteur initial — médecin spécialiste consulté à la demande du médecin traitant — à l'occasion d'une hospitalisation

autre cas précisez et indiquez le motif :

l'employeur

nom, prénom ou dénomination sociale

adresse

n° téléphone :
e.mail :

les renseignements médicaux

je, soussigné(e), certifie avoir examiné (nom et prénom) :

et prescrit un arrêt de travail jusqu'au *(en toutes lettres)* : inclus

sans rapport* **en rapport*** avec une affection visée aux articles L.324-1 et R.613-69 du Code de la sécurité sociale *(voir notice ❸)*

sans rapport* **en rapport*** avec un état pathologique résultant de la grossesse *(voir notice ❹)*

** une des deux cases doit être obligatoirement cochée*

sorties autorisées: oui à partir du non
(l'assuré(e) doit être présent(e) à son domicile entre 9 et 11 heures et entre 14 et 16 heures. Voir notice ❺)

par exception, pour raison médicale dûment justifiée, sorties autorisées sans restriction d'horaire :
non oui à partir du *(voir notice ❺bis)*

reprise à temps partiel pour raison médicale à partir du *(voir notice ❻)*
(art. L.323-3 du Code sécurité sociale)

éléments d'ordre médical *(voir notice ❼)* :

date

signature du praticien

identification du praticien et le cas échéant de l'établissement

S 3116 f

La loi 78.17 du 6.1.78 modifiée relative à l'informatique, aux fichiers et aux libertés s'applique aux réponses faites sur ce formulaire. Elle garantit un droit d'accès et de rectification pour les données vous concernant.
La loi rend passible d'amende et/ou d'emprisonnement quiconque se rend coupable de fraudes ou de fausses déclarations (art. L.114-13 du Code de la sécurité sociale, 441-1 du Code pénal).

Coups et blessures

- Le **certificat de coups et blessures est un document médicolégal** qui aidera la victime à prouver la réalité du préjudice subi (la justice punit non pas en fonction de la nature de l'acte commis mais en fonction des conséquences).
- L' «**ITT**» utilisée en droit pénal est **l'Incapacité Totale de Travail Personnel** et de ce fait, doit être appelée **ITTP**, ce qui évite de la confondre avec l'**ITT** utilisée en droit civil (Incapacité Temporaire de Travail), plus communément appelée **arrêt de travail**.
- **L'ITTP est l'incapacité de se livrer à un travail quelconque, même domestique** et dans les gestes élémentaires de la vie quotidienne (toilette, préparation et consommation des repas, habillage, déshabillage...) et *a fortiori* dans les occupations personnelles (activités ménagères, bricolage, jardinage...). **L'incapacité totale de travail personnel doit être appréciée indépendamment de l'activité professionnelle effective du patient.**
- La fixation de la durée de l'ITTP est essentielle au niveau juridique:
  - ***Coups et blessures volontaires:***
  - ITTP > 8 jours: délit passible du tribunal correctionnel;
  - ITTP < 8 jours: délit passible du tribunal de police.
  - ***Coups et blessures involontaires:***
  - ITTP > 3 mois: délit passible du tribunal correctionnel;
  - ITTP < 3 mois: délit passible du tribunal de police.
- Si le certificat est remis en main propre à l'intéressé, il est en fait destiné à un magistrat. Il est donc conseillé d'éviter d'utiliser des termes trop techniques et de donner des exemples de gestes de la vie courante que le patient ne peut effectuer du fait de son traumatisme (exemple: faire sa toilette, conduire une automobile...).
- **L'ITTP n'est pas synonyme d'arrêt de travail.** La durée de ce dernier prend en compte la spécificité des gestes de la vie professionnelle (sa durée peut parfois être inférieure à celle de l'ITTP). Un certificat séparé doit donc être établi pour l'employeur.

Il est toujours utile de préciser que des séquelles pourraient persister donnant lieu à une **Incapacité Permanente Partielle (IPP)** dont l'évaluation donnera lieu à une expertise ultérieure.

Certificat de coups et blessures

Je soussigné…………, Docteur en médecine, certifie avoir examiné sur sa demande (nom, adresse, date de naissance) le…………

Monsieur (Madame)………… m'a déclaré…………………………………
(Description des circonstances. Exemple : « avoir reçu un coup de poing sur le visage lors d'une altercation avec son voisin ».)

J'ai constaté :

……………………………………………………………………………………
(Description précises des lésions. Exemple : « contusion périorbitaire gauche ».)

(Préciser les signes négatifs. Exemple : « absence de lésion visible du globe oculaire et de trouble de la vision ».)

(Préciser l'origine de la lésion lorsque l'aspect le permet. Exemple : « la lésion est compatible avec un coup de poing ».)

(Préciser les résultats des éventuels examens complémentaires, notamment radiographiques.)

(Préciser l'éventuel retentissement psychoaffectif.)

Le retentissement fonctionnel justifie une incapacité totale de travail personnel (ITTP). de ….jours sous réserve de complications. (L'absence de retentissement fonctionnel ne justifie pas d'ITTP). *Des séquelles pourraient persister donnant lieu à une incapacité permanente partielle (IPP) à expertiser ultérieurement.*

Ce certificat a été rédigé à la demande de l'intéressé (e) et remis en mains propres pour valoir ce que de droit.

Fait à…………., le…………..

Signature

Exemples d'ITTP fréquemment attribuées

Lésions	Durée
Fracture non déplacée des os propres du nez	6 j
Fracture déplacée des os propres du nez réduite chirurgicalement	15 j
Ulcération cornéenne	5 à 6 j
Contusion cervicale simple Si gêne persistante (entorse)	6 j Jusqu'à 10 j
Traumatisme crânien avec perte de connaissance brève non compliqué	4 à 5 j
Fracture de côte	10 à 15 j
Ecchymose orbitaire non occlusive	4 à 5 j
Ecchymose orbitaire occlusive avec fracture orbitaire	15 à 21 j
Fracture de mâchoire Si blocage bimaxillaire	Au moins 15 j Au moins égale à la durée du blocage
Fracture d'un membre *Idem* pour les entorses	Au moins égale à la durée de l'immobilisation
Fracture de phalange non chirurgicale	15 j
Fracture de métacarpien (-tarsien) non chirurgicale	21 j
Fracture du scaphoïde	60 à 90 j
Points de suture	Variable, majoration si visage
Perforation tympanique	Au moins 10 j
Lésions dentaires	< 8 j
En cas d'hospitalisation	Au moins égale à la durée de l'hospitalisation
État de stress aigu Réévaluation à distance (après un délai de 10 à 15 j) si persistance des troubles (insomnie, cauchemar, évitement, reviviscence...)	2 à 4 j

Décès

« L'acte de décès est dressé par l'officier d'État Civil de la commune du lieu de décès sur la déclaration d'un parent ou d'une personne ayant sur son état civil les renseignements les plus exacts possibles » **(Article 80 du Code Civil) mais cet acte n'est délivré que sur présentation d'un certificat établi par un médecin certifiant le décès.**

Le certificat de décès est rédigé sur un **formulaire pré-imprimé** modifié en 1998 qui comprend 2 parties :

- **volet administratif** (partie supérieure) comportant 3 feuillets (feuillet 1 pour la mairie d'implantation de la chambre funéraire, feuillet 2 pour le gestionnaire de la chambre funéraire, feuillet 3 pour la mairie du lieu de décès) ;
- **volet médical** (partie inférieure qui ne mentionne pas l'identité du défunt, sera cachetée et adressé à la DDASS pour servir aux statistiques des causes de mortalité).

Comment bien remplir le certificat de décès ?

- Noter les horaires et ne jamais écrire « Horaire inconnu ou heure indéterminée » à moins de désirer une enquête et de cocher « Obstacle médico-légal ».
- Signer (indiquer le n° d'inscription à l'Ordre des médecins ou le n° ADELI) et dater de façon lisible.
- Case « **Obstacle médico-légal** » : en cas de mort violente ou suspecte.
- Case « **Obligation de mise en bière immédiate** » :
  - « **dans un cercueil simple** » : hépatite (sauf hépatite A confirmée), rage, infection à VIH, maladie de Creutzfeld-Jakob, état septique grave.
  - « **dans un cercueil hermétique** » : variole ou autres orthopoxviroses, charbon, choléra, peste, fièvres hémorragiques virales.
- Case « **Obstacle au don du corps** » : impossible en cas d'obstacle médico-légal ou de maladie contagieuse.
- Case « **Prélèvement en vue de rechercher la cause du décès** » : il s'agit notamment de l'autopsie médicoscientifique. Impossible en cas d'obstacle médicolégal (risque de soustraction de preuve).
- Case « **Présence de prothèses fonctionnant au moyen d'une pile** » : retrait des prothèses fonctionnant avec une pile (risque d'explosion lors d'une crémation) ou contenant des radioéléments artificiels (éviter une contamination).

DÉPARTEMENT : ....

CERTIFICAT DE DÉCÈS

conforme à l'arrêté du 24 décembre 1996

À REMPLIR PAR LE MÉDECIN

COMMUNE : ....

.... Code postal |_|_|_|_|_|

NOM : ....

Prénoms : ....

Date de naissance : .... Sexe : ....

Domicile : ....

....

....

Le docteur en médecine soussigné, certifie que la mort de la personne désignée ci-contre, survenue le .... à .... heure(s) .... est réelle et constante (voir **1** au verso).

Obstacle médico-légal (voir **2** au verso)	☐ OUI	☐ NON
Obligation de mise en bière immédiate (voir **3** au verso)	☐ OUI	☐ NON
– dans un cercueil hermétique (voir **4** au verso)	☐ OUI	☐ NON
– dans un cercueil simple (voir **5** au verso)	☐ OUI	☐ NON
Obstacle au don du corps (voir **6** au verso)	☐ OUI	☐ NON
Prélèvement en vue de rechercher la cause du décès (voir **7** au verso)	☐ OUI	☐ NON
Présence de prothèse fonctionnant sur piles (voir **8** au verso)	☐ OUI	☐ NON

Important : bien cocher toutes les lignes par oui ou non

À .... le ....

Signature *(Nom lisible) et* ***Cachet*** *(obligatoire) du médecin*

RÉSERVÉ À LA MAIRIE

Le numéro d'ordre du décès sur le registre des actes de l'état civil à inscrire ci-contre doit être reproduit au verso.

N° D'ORDRE du décès |_|_|_|_|_|

Partie à détacher et à conserver dans la mairie du lieu de décès

---

À REMPLIR ET À CLORE PAR LE MÉDECIN

Renseignements confidentiels et anonymes

Code Postal : | Commune de décès : | Date de décès :

Code Postal : | Commune de domicile : | Date de naissance :

1. ☐ Sexe masculin
2. ☐ Sexe féminin

CAUSES DU DÉCÈS

PARTIE I Maladie(s) ou affection(s) morbide(s) ayant directement provoqué le décès *

La dernière ligne remplie doit correspondre à la cause initiale.

Intervalle entre le début du processus morbide et le décès (heures, jours, mois ou ans)

a. ....

due à ou consécutive à : **b.** ....

due à ou consécutive à : **c.** ....

due à ou consécutive à : **d.** ....

* *Il s'agit de la maladie, du traumatisme, de la complication ayant entraîné la mort (et non du mode de décès, ex. : syncope, arrêt cardiaque...)*

PARTIE II Autres états morbides, facteurs ou états physiologiques (grossesse...) ayant contribué au décès, mais non mentionnés en Partie I

....

....

INFORMATIONS COMPLÉMENTAIRES

- *Le décès est-il survenu pendant une* **grossesse** *(à déclarer, même si cet état n'a pas contribué à la mort) ou moins d'un an après ?* 1. Oui 2. Non

  Dans ce dernier cas, intervalle entre la fin de cette grossesse et le décès : *Mois* *Jours*

- *En cas* ***d'accident,*** *préciser le lieu exact de survenue (voie publique, domicile...) :*

  ....

  S'agit-il d'un accident du travail (ou présumé tel) ? : 1. Oui 2. Non 3. Sans précision

Autopsie : une autopsie a-t-elle été ou sera-t-elle pratiquée ?

1. Non 2. Oui, résultat disponible
3. Oui, résultat non disponible

Lieu du décès :

1. Domicile 2. Hôpital 3. Clinique privée
4. Hospice, maison de retraite 5. Voie publique 6. Autre lieu

Signature *(Nom lisible) et* ***Cachet*** *(obligatoire) du médecin*

Exemples

	Intervalle		*Intervalle*		*Intervalle*
I. a. Septicémie	3 h	I. a. Coma	12 h	I. a. Hémorragie cérébrale	1 h
b. Péritonite	18 h	b. Œdème cérébral	18 h	b. Hypertension	15 a
c. Perforation d'ulcère	3 j	c. Traumatisme cranien	2 j	c.	
d. Ulcère duodénal	?	d. Accident de la route	2 j	d.	
II. Alcoolisme	?	II.		II. Cancer du sein récidivé	–
	Intervalle		*Intervalle*		*Intervalle*
I. a. Toxoplasmose cérébrale	20 j	I. a. Noyade	–	I. a. Détresse respiratoire	5 mn
b. Sida	7 m	b. Suicide	–	b. Embolie pulmonaire	5 mn
c.		c.		c. Phlébite	?
d.		d.		d. Accouchement	16 j
II. Kaposi, Tuberculose		II. Toxicomanie	–	II. Varices	–

Ce document ne peut être communiqué à quiconque ni en original, ni en copie

Accord médical pour les soins de conservation

- Fait l'objet d'un certificat distinct du certificat de décès.
- Impossibilité dans 3 cas : obstacle médicolégal, maladie contagieuse, mauvais état général.

Accord médical pour le transport du corps

- Fait l'objet d'un certificat distinct du certificat de décès.
- Impossibilité dans 3 cas : obstacle médicolégal, maladie contagieuse, mauvais état général.
- Transport du corps possible dans les 18 heures *post-mortem* (un délai de 36 heures est autorisé si des soins de conservation ont été faits).
- Si transfert de l'hôpital vers le domicile, nécessité des accords du directeur de l'hôpital et du chef de service.
- Une autorisation de la préfecture est nécessaire pour inhumer un corps dans une autre commune : elle n'est délivrée que sur production d'un certificat médical et d'un permis d'inhumation délivré par le maire de la commune où la déclaration de décès a été faite.

Certificat pour les soins de conservation ou le transfert du corps

Je soussigné,.........., Docteur en médecine, en résidence à ..... certifie que la mort de M. (nom, prénom), survenue le (date), à (commune du lieu de décès), est due à une cause naturelle et ne résulte pas d'une maladie contagieuse.

Les soins de conservation (ou le transfert du corps à....) peut donc être autorisé sans danger pour la santé publique.

Certificat délivré à la demande de M. (nom, prénom, qualité – lien de parenté), pour permettre les soins de conservation (ou le transport de la dépouille sur le lieu de son inhumation.

Fait à.........., le........

Signature

État d'ivresse et troubles du comportement

État d'ivresse

- **Examen médical effectué sur réquisition** de la police le plus souvent (mais également du Préfet, du Procureur de la République, de la délégation territoriale de l'ARS).
- Le médecin remplit la **fiche B** (verte) remise par l'autorité requérante (qui aura rempli au préalable la fiche A consignant les éléments de comportement de l'intéressé).
- **Prélèvement sanguin :**
  - la seringue, l'aiguille et les flacons sont fournis par les requérants (les résultats sont consignés sur la fiche C) ;
  - les requérants peuvent assister à l'examen et au prélèvement. Ils effectueront les scellés et les feront signer par le médecin et le patient.

NOM ET ADRESSE DU MÉDECIN EXAMINATEUR	RECHERCHE DE L'ÉTAT ALCOOLIQUE	NOM ET PRÉNOM DE LA PERSONNE EXAMINÉE
Signature	**FICHES "B" et "C"**	
	Date des faits — Heure	Date de naissance

FICHE B

EXAMEN CLINIQUE (N'a pu être effectué. Motif ______)

Réveillé à ______ heures

ÉTAT DE CHOC Oui 1 — Non 2

EXPLICATIONS Claires 3 — Embrouillées 4 — Répétitives 5 — Incohérentes 6

ANTÉCÉDENTS Néant 7 — Traumatismes crâniens 8 — Épilepsie 9 — H.T.A. 10 — Diabète 11 — Troubles mentaux 12 — Gastrectomie 13 — Polyaccidenté 14

BOISSONS HABITUELLES AUX REPAS
Eau 15 — Vin 16 — Cidre 17 — Bière 18 — Autres 19

HALEINE Normale 20 — Caractéristique 21

TENSION ARTÉRIELLE Hyper Oui 22 — Non 23

INGESTIONS DU JOUR
avant les faits
Ingestion de médicaments Non 24 — Oui 25
Lesquels ?
Dernier repas terminé à ______ heures
Depuis, ingestion de boissons alcoolisées Non 26 — Oui 27
Lesquelles ?

après les faits
Ingestion de médicaments Non 28 — Oui 29
Lesquels ?
Ingestion de boissons alcoolisées Non 30 — Oui 31
Lesquelles ?

A été anesthésié Non 32 — Oui 33
Nature de l'anesthésique

CONSTITUTION PHYSIQUE
Poids — Maigre 34 — Normal 35 — Obèse 36

LÉSIONS Indemne 37 — Contusions 38 — Blessures 39
Nature

VISAGE Normal 40 — Pâle 41 — Rouge 42 — Vultueux 43 — Terreux 44 — Subictérique 45 — Varicosités 46

REGARD Normal 47 — Anormal 48 — Voilé 49 — Brillant 50

CONJONCTIVES Normales 51 — Injectées 52 — Subictériques 53

LANGUE Normale 54 — Saburrale 55

ÉQUILIBRE

	Oui	Non
Se tient debout	56	57

MARCHE NORMALE EN LIGNE DROITE

	Oui	Non
Yeux ouverts	58	59
Yeux fermés	60	61
Demi-tour normal	62	63

ROMBERG SENSIBILISÉ
Sujet debout, sur une jambe, l'autre levée, mains au corps, yeux fermés durant 5 secondes au moins.

Appuyé sur la jambe	D	G
le sujet reste immobile	64	65
avec mouv. bras, tronc	66	67
ne peut tenir la position	68	69

RÉFLEXES TENDINEUX

	Achille	Rotule
Normaux	70	71
Exagérés	72	73
Diminués	74	75
Abolis	76	77

TREMBLEMENTS

	Oui	Non
Bouche	78	79
Langue	80	81
Extrémités	82	83

PRÉLÈVEMENT SANGUIN (en présence de l'autorité requérante qui fournit le matériel nécessaire)

EFFECTUÉ
Date — Heures — Min.
Sur les lieux 84 — Dans un local de service 85
Au cabinet du médecin 86 — Hôpital ou clinique 87

Volume recueilli (total aussi proche que possible de 15 ml) Flacon I — Flacon II

NON EFFECTUÉ
Motif

Signature du médecin et observations (1)

FICHE C

ANALYSE DE SANG effectuée conformément à l'une des méthodes agréées; préciser la méthode :

FLACON I	FLACON II
Je soussigné(e) Nom	Je soussigné(e) Nom
Fonction	Fonction
Certifie avoir reçu l'échantillon le ____ 19__ à ____ h	Certifie avoir reçu l'échantillon le ____ 19__ à ____ h
État du scellé	État du scellé
Volume de l'échantillon utilisé	Volume de l'échantillon utilisé
RÉSULTATS Le sang analysé renferme une teneur en alcool de ____ gramme pour mille.	**RÉSULTATS** Le sang analysé renferme une teneur en alcool de ____ gramme pour mille.
Date — Signature — Observations	Date — Signature — Observations

(1) Prière au médecin de bien vouloir cocher d'une croix ☒ la case numérotée correspondant au signe relevé.

Le médecin examinateur peut garder copie du présent document.

Certificat de non-admission

Cadre juridique

Application des circulaires du 16 juillet 1973 et du 9 octobre 1975 relatives aux admissions des sujets en état d'ivresse dans les services hospitaliers.

- Pas de réquisition.
- Examen médical qui dégage la responsabilité des services de police ou de gendarmerie dans le cas où un problème médical surviendrait pendant la détention provisoire.
- La responsabilité médicale est totalement engagée mais le médecin est tenu au secret médical (pas de renseignements médicaux sur le certificat).
- Pas de délai pour la validité du certificat mais le délai de dégrisement ne peut excéder 6 heures.

Prise en charge

- Examen fait hors de la présence des policiers (en l'absence de danger).
- Examen complet (demander au patient de se déshabiller).
- Glycémie capillaire systématique et autres examens biologiques en fonction des éléments d'orientation.
- Observation médicale écrite détaillée, notant y compris les signes négatifs (notamment traumatologiques et neurologiques).
- Hospitalisation en cas de doute diagnostic et/ou de risque évolutif. Décision d'hospitalisation possible si besoin contre l'avis de la personne (patient opposé et/non coopérant) en cas de trouble du jugement, comme pour toute intoxication.

Rédaction du certificat

- Mentionner si le patient doit être revu en cas d'aggravation ou d'apparition de nouveaux symptômes.
- Si besoin : ordonnance et courrier pour le médecin traitant remis au patient.

Hôpital Avicenne
125, route de Stalingrad
93000 Bobigny

Service d'accueil des urgences
Tél. : 01 48 95 57 84

Je soussigné........................., Docteur en médecine, certifie avoir examiné, ce jour, à...................... heures,
Monsieur, Madame (1) ....
....
(nom, prénom, date de naissance, adresse)

présenté(e) par :
- les fonctionnaires du Commissariat de Police de ....
- les militaires de la Brigade de Gendarmerie de ....
L'état de santé du patient au moment de l'examen :
(1) - m'autorise
(1) - ne m'autorise pas
à remettre ce patient aux forces de l'ordre.
(1) - Le patient refuse l'examen.

Fait à ...., le ....

Signature

(1) Rayer la mention inutile

Certificat de comportement

- **Examen médical effectué sur réquisition** d'une personne dont le comportement paraît anormal.
- Souvent, il s'agit d'une **ivresse** mais il faut **toujours évoquer d'autres causes** (neurologiques, toxiques, métaboliques, psychiatriques….).
- Toujours examiner le **patient dévêtu** et rechercher des traces de traumatismes éventuels.
- Faire **doser l'alcoolémie.**
- **Hospitaliser le patient en cas de doute.**
- Rédiger une observation précisant les signes positifs et négatifs.

Le **certificat** constate l'état mental et clinique de la personne, indique la pathologie présentée et conclut soit à la possibilité du maintien en garde à vue dans les locaux de la police avec un traitement adapté, soit à la nécessité de l'hospitaliser dans un service particulier.

- Garder un double du certificat.

Maltraitance

Il n'est pas nécessaire d'avoir de certitude pour hospitaliser un enfant suspect de maltraitance. En cas de suspicion, l'hospitalisation s'impose.

En fonction du danger immédiat pour l'enfant et de la coopération de la famille :
- **Signalement judiciaire** en urgence auprès du Procureur de la République en cas de danger actuel et certain pour l'enfant. Ce signalement peut comporter une demande d'**OPP** (**ordonnance de placement provisoire**) à l'hôpital.
- **Signalement administratif** auprès de l'inspecteur de l'ASE (Aide Sociale à l'Enfance) en dehors de l'urgence, utile pour étudier la mesure de protection de l'enfant en dehors d'un contexte de danger manifeste.

L'établissement d'un **certificat descriptif** est nécessaire en cas d'appel au Procureur ou de réquisition.

Certificat descriptif

(à remettre à l'autorité requérante ; conserver un double)

Je soussigné ...., Docteur en médecine, certifie avoir examiné l'enfant .... né le .... sur réquisition de ....
Cet enfant présente des signes compatibles avec des mauvais traitements physiques :
....
....
(Description précise des lésions. Exemple : « Tuméfaction de l'ensemble du visage, prédominant sur l'hémiface droite en rapport avec des hématomes ».)

(Préciser les signes négatifs. Exemple : « L'abdomen, les régions génitales et l'anus sont indemnes de toute lésion ».)

(Préciser l'état général de l'enfant. Exemple : « L'enfant paraît souffrir. Il pleure mais se clame quant il est pris dans les bras ».)

(Préciser si possible son poids et sa taille)

Son incapacité totale de travail (ITT) pourrait être de ...... jours sous réserve de complications. Des séquelles pourraient persister donnant lieu à une incapacité partielle (IPP) à expertiser ultérieurement.*
Certificat fait ce jour et remis en mains propres à l'autorité requérante.

Fait à ...., le ....

Signature

* L'ITT correspond à l'incapacité totale fonctionnelle d'accomplir les activités quotidiennes habituelles (se vêtir, faire sa toilette, suivre une scolarité…). Cette dénomination peut donc s'appliquer à un mineur. La durée de l'incapacité totale de travail a une incidence pénale. La durée d'hospitalisation est incluse dans celle de l'ITT, et elle a donc une incidence pénale.

Certificat médical de signalement à adresser au Procureur

(conserver un double dans le dossier)

Je soussigné, ..., Docteur en médecine, certifie avoir examiné ce jour l'enfant ...., adressé par le Dr .... (nom et adresse), *amené par ses parents, et avoir constaté ce qui suit :*

....

....

(Description précise des lésions et de l'état général)

(Préciser les résultats des examens complémentaires, notamment radiographiques)

Ces lésions sont manifestement d'origine traumatiques. Les circonstances de survenue ne sont pas claires. Elles seraient, d'après les parents présents lors de la consultation, secondaires à une chute dans les escaliers de date non précisée.

L'enfant est hospitalisé depuis le ....

Les lésions observées pourraient être secondaires à de mauvais traitements.

Je tiens à porter ces faits à votre connaissance, et vous prie de croire, Monsieur le Procureur, à l'expression de mes sentiments respectueux.

Fait à ...., le ....

Signature

Demande d'Ordonnance de Placement Provisoire (OPP)

(à adresser au Procureur ; conserver un double dans le dossier)

Je soussigné, ..., Docteur en médecine, certifie avoir examiné ce jour l'enfant .... né le .... adressé par le Docteur .... (nom, adresse) *amené par sa mère à l'insu de son époux – père de l'enfant – et avoir constaté ce qui suit :*

....

(Description précise des lésions. Exemple : lésions cicatricielles arrondies de 1 cm de diamètre, au nombre de 3, sur la partie supérieure du dos.)

(Préciser les résultats des examens complémentaires notamment radiographiques.)

(Préciser l'état général et la présentation de l'enfant.)

Ces lésions sont manifestement d'origine traumatique. Les circonstances de survenue ne sont pas claires. Elles seraient, au dire de la mère, secondaires à des sévices infligés par le père souvent en état d'ébriété. L'enfant est hospitalisé depuis le .... dans le service de ....

Le père pourrait s'opposer violemment à l'hospitalisation de son enfant.

Je tenais à porter ces faits à votre connaissance et à solliciter de votre part une Ordonnance de Placement Provisoire afin de protéger l'enfant .... de son environnement familial.

Je vous prie de croire, Monsieur le Procureur, à l'expression de mes salutations respectueuses.

Fait à ...., le ....

Signature

Mort subite inopinée du nourrisson

- Mort imprévue, inexpliquée de premier abord, survenant entre le 28e jour de vie et l'âge d'un an.
- Il s'agit d'un problème médicolégal car aucun élément extérieur ne peut expliquer la mort.

ATTENTION : le médecin qui constate le décès doit rechercher des causes permettant d'envisager une mort suspecte (signes de lésions traumatiques, retard de croissance, hygiène défectueuse en faveur d'un manque de soins...).

- **Au moindre doute :**
  - cocher la case « **Obstacle médico-légal** » sur le certificat de décès ;
  - avertir le Procureur de la République pour déclencher une enquête et demander une autopsie médicolégale.
- **En l'absence d'éléments suspects :**
  - essayer d'obtenir l'accord de la famille pour une **autopsie scientifique** ;
  - transporter le corps dans un **centre de référence** (en général dérogation tacite des autorités pour le transport du corps).

Passeurs de stupéfiants

- Le **transport** ***in corpore*** concerne essentiellement l'héroïne et la cocaïne (***body-packers***, « passeurs » en anglais).
- Il s'effectue par **ingestion orale** ou par **insertion rectale**. Des revendeurs peuvent **avaler des sachets** lors de leur interpellation.
- Le risque de rupture des emballages expose à des surdoses aiguës.
- La détection est radiologique et urinaire.
- Le **traitement est en principalement médical** et non invasif. Le but est d'obtenir l'élimination la plus rapide possible des emballages :
  - Il s'agit d'une véritable urgence en cas d'absorption de sachets → vomissements provoqués (sirop d'ipéca).
  - Pour les passeurs, l'urgence est moindre mais une surveillance en soins intensifs s'impose en attente de l'évacuation des emballages.

Éléments à notifier dans le certificat

Ingestion de boulettes

- Présence de corps étrangers dans le tube digestif évoquant des paquets de stupéfiants.
- Moyens de diagnostic : radiographies, examen des selles…
- Description du paquet et de son mode d'emballage en cas de récupération dans les selles.

→ **Notifier le risque vital et conclure par la phrase suivante :** ***« L'état de santé de M. X est incompatible avec la poursuite de la garde à vue dans les locaux de la police (ou de la gendarmerie) et nécessite son hospitalisation ».***

Insertion rectale

- Présence de corps étrangers dans le tube digestif évoquant des paquets de stupéfiants.
- Moyens de diagnostic : radiographies, examen des selles…
- Description du type de paquets et d'emballages. Indication du nombre
- Noter la vacuité pelvienne et les moyens de contrôle de l'évacuation complète utilisés (touchers pelviens, radiographies…).

→ **Après élimination complète et en l'absence de signe clinique, conclure le certificat par la phrase suivante :** ***« L'état de santé de M. X est compatible avec la poursuite de la garde à vue dans les locaux de la police (ou de la gendarmerie) ».***

Ingestion inopinée de sachets destinés à la revente

- Noter la suspicion de l'ingestion de doses de stupéfiants.
- Examen clinique initial et ultérieures avec horodatage.
- Indiquer si l'induction de vomissements a été effectuée ou refusée et si des doses ont été récupérées.

→ Surveillance pendant 6 heures. En l'absence de signe clinique, conclure le certificat par la phrase suivante : *« L'état de santé de M. X est compatible avec la poursuite de la garde à vue dans les locaux de la police (ou de la gendarmerie) ».*

Prélèvement d'organes

La loi pose le principe du consentement présumé du donneur. *« Le prélèvement peut être effectué dès lors que la personne concernée n'a pas fait connaître, de son vivant, son refus d'un tel prélèvement »* (Art. L. 671-7 du Code de la Santé Publique).

Arbre décisionnel de l'état de mort encéphalique

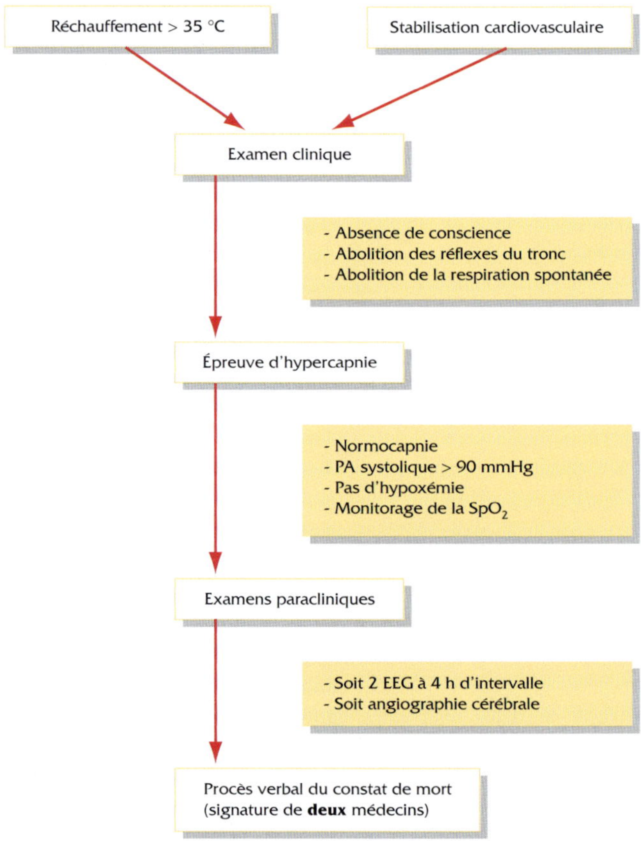

Procès verbal de constat de la mort avant prélèvement à des fins thérapeutiques ou scientifiques – Patient décédé mais assisté par ventilation mécanique et conservant une fonction hémodynamique

(doit être signé en même temps que le certificat de décès)

Coordonnées précises de l'établissement de santé

Nous, soussignés,
Docteur (nom, prénom, qualité, service) ....
Docteur (nom, prénom, qualité, service) ....
certifions avoir constaté la réalité de la mort de M. (nom, prénom, date et lieu de naissance) ....

Le diagnostic a été porté en tenant compte des circonstances de survenue de l'état de la personne.
Les trois critères cliniques suivants étant simultanément présents (à cocher) :

a) Absence totale de conscience et d'activité motrice spontanée.
b) Abolition de tous les réflexes du tronc cérébral.
c) Absence totale de ventilation spontanée vérifiée par une épreuve d'hypercapnie.

Conformément à l'article R. 671-7-2 du Code de la Santé Publique, l'attestation du caractère irréversible de la destruction encéphalique a été apportée par l'examen paraclinique suivant (cocher la case 1 ou 2).

1. Deux électroencéphalogrammes (EEG) :
- Le premier EEG a été interprété par le D^r^ ....
- Le résultat est le suivant : ....
....
- Le deuxième EEG a été interprété par le D^r^ ....
- Le résultat est le suivant : ....
....

2. Angiographie
- L'angiographie a été interprété par le D^r^ ....
- Le résultat est le suivant : ....
....

Date, heure du constat de la mort : ....

Signature du médecin (nom, prénom, qualité, service) : ....

Signature du médecin (nom, prénom, qualité, service) : ....

Refus de soins

> *« La situation d'urgence face à toute personne en péril autorise le médecin à prodiguer des soins même en l'absence de consentement »* (Art. 16-3 de la loi du 29 juillet 1994 relative au respect du corps humain).

- Le **refus doit être** ***libre, éclairé*** **et** ***conscient.*** Le patient doit être majeur et en pleine possession de ses facultés mentales : il prend ses responsabilités et assume les risques en connaissance de cause.

Exceptions

- Malades psychiatriques relevant de la loi du 27 juin 1990.
- Porteurs de maladies sexuellement transmissibles qui refusent tout traitement.
- Alcooliques dangereux.
- Toxicomanes.
- Mineurs victimes de sévices ou de privations.

- Le refus exige un **document écrit.**
- **Précautions indispensables** :
  - donner au patient une information claire et précise des risques encourus, de préférence devant témoins ;
  - mettre par écrit les complications et risques encourus avec précision ;
  - s'assurer de la continuité des soins en prenant contact éventuellement avec le médecin traitant du patient ;
  - noter l'état clinique du malade et les diverses précautions prises dans le dossier du malade.

ATTENTION : la **fugue** est souvent attribuée à un défaut d'organisation du service qui engage sa responsabilité. Dans ce cas, tous les moyens doivent être mis en œuvre pour retrouver le patient (police ou gendarmerie, famille du patient…).

Refus de soins

Je soussigné (nom, prénom du patient) refuse mon hospitalisation qui m'est proposée ce jour par le Docteur ....

Je déclare avoir été informé des conséquences éventuelles de ce refus. En particulier .
....

(Exemple : « Je risque d'avoir un infarctus du myocarde ...., une infection sévère ...., de troubles neurologiques et circulatoires liées à la fracture............... »)

Je suis informé que même si je signe ce document, je peux revenir aux urgences au moindre problème pour me faire soigner si je le désire, et que j'y suis même encouragé.

Fait à ...., le ....

Signature (précédé de la mention « lu et approuvé » si le patient n'a pas lui même écrit le texte).

Signatures (précédées des noms) du médecin, d'un membre du personnel de l'hôpital, d'un proche si possible.

Si le patient refuse de signer, un document signé par deux témoins (médecin et surveillante par exemple) comportera une formule du type :
« Monsieur X est sorti contre avis médical après avoir été informé en détail que son état de santé nécessitait une hospitalisation immédiate en raison des risques de..... ».
Le directeur de l'établissement sera prévenu dans les meilleurs délais.

Toxicomane

Le drogué peut se faire soigner volontairement et anonymement. S'il le demande, les soins sont gratuits et il est exonéré de toute poursuite pour usage illicite de stupéfiants. Il n'y a alors aucune intervention de quelque autorité que ce soit, sanitaire ou judiciaire.

- Rédaction d'un certificat dans le cadre d'une **réquisition** des forces de police.
- Dans ce cas, il faut :
  - apprécier l'état somatique ;
  - évaluer l'état psychologique ;
  - évaluer le délai examen-dernière prise ;
  - évaluer la durée de la toxicomanie ;
  - rechercher des signes de sevrage ;
  - rechercher une complication ;
  - recueillir systématiquement les urines pour une recherche qualitative (opiacés, cocaïne, cannabis, benzodiazépines, barbituriques, amphétamines…).

Conduite à tenir

1. En l'absence de signe d'intoxication, prescrire un **traitement de sevrage** pour une durée de 24 heures associant un tranquillisant non hypnotique, un antalgique non opiacé et un antipasmodique (voire un neuroleptique).
2. Rédiger un **certificat** (garder un double).

Je soussigné ...., Docteur en médecine, certifie avoir examiné ce jour sur réquisition de ...., M. X.
Il présente ....

(Décrire les signes positifs évoquant la toxicomanie, le manque, l'intoxication aiguë).

(Décrire les signes négatifs permettant d'exclure une complication de la toxicomanie).

Au terme de l'examen clinique, l'état de santé de M. X est compatible (ou n'est pas compatible) avec la poursuite de la garde à vue dans les locaux de la police (ou de la gendarmerie). Un traitement comportant .... doit être donné aux heures suivantes .... (prescription pour 24 heures).

Fait à ...., le ....

Signature

Violences sexuelles

Agression sexuelle : *« Toute atteinte sexuelle commise avec violence, contrainte, menace ou surprise ».*
Viol : *« Tout acte de pénétration sexuelle, de quelque nature que ce soit, commis sur la personne d'autrui par violence, contrainte, menace ou surprise ».*
Loi n° 92-684 du 22 juillet 1992

- Le certificat doit s'appuyer sur un **examen particulièrement minutieux, complet et précis.**
- Le certificat est **descriptif** et non interprétatif.
- Le certificat est **remis en main propre à la victime** ou à son représentant légal.
- En cas de **réquisition** par les autorités judiciaires, un rapport répond aux question posées. Il n'en est pas remis d'exemplaire à la victime.
- Le secret professionnel n'est pas applicable *« au médecin qui, **avec l'accord de la victime**, porte à la connaissance du Procureur de le République les sévices qu'il a constatés dans l'exercice de sa profession et qui lui permettent de présumer que des violences sexuelles de toute nature ont été commises »* (Art. 226-14 du Code Pénal).

ATTENTION :

- Ne pas tenter d'affirmer ou de qualifier pénalement l'agression : parler de « **pénétration sexuelle** » et non de « viol » qui est une qualification juridique.
- L'interrogatoire peut être long et difficile (en particulier chez une personne choquée et chez les enfants). Noter tels quels les dires de la victime avec les mots exactement employés et ne jamais reprendre les dires de la victime à son propre compte.
- Ne jamais conclure à l'absence d'agression sexuelle lorsque l'examen ne montre aucune lésion.
- **Mal faire l'examen initial, c'est empêcher toute action judiciaire efficace ultérieure.**

Plan type du certificat remis à une victime de violences sexuelles

- Identité et coordonnées du médecin
- Date et heure du jour de rédaction.
- Préciser qui a demandé l'examen : par la personne elle-même, pour un enfant (père, mère, représentant légal...), sur réquisition (police, gendarmerie, procureur...)
- Identité et coordonnées de la victime
- Les déclarations de la victime en reprenant ses mots.
- S'il s'agit d'un enfant, les déclarations de la personne qui l'accompagne.
- Une description complète des constatations avec les examens complémentaires pratiqués (avec éventuellement leurs résultats s'ils sont disponibles).
- Faire figurer une phrase indiquant que : *« le jour de l'examen Mlle (ou Mme) est (ou n'est pas) vierge au plan médico-légal du terme. L'examen de l'hymen est compatible avec une déchirure récente (ou avec l'aspect de celui d'une femme ayant une vie sexuelle active) »*.
- L'adjonction de schémas ou de documents photographiques pour les lésions corporelles éventuellement associées est très utile.
- Une conclusion comportant éventuellement la durée d'une incapacité totale de travail personnel (ITTP) et la prévision d'une incapacité permanente partielle (IPP).
- Préciser à qui est remis le certificat :
  - Pour un enfant : *« Certificat fait ce jour et remis à .... (père, mère ou représentant légal) pour valoir ce que de droit »*.
  - Pour un adulte : *« Certificat fait ce jour et remis en mains propres à l'intéressé(e) pour valoir ce que de droit) »*.
  - Sur réquisition : *« Certificat fait ce jour et remis en mains propres aux autorités requérantes »*.

Lexique français-anglais pour les urgences

6

A	
abcès *percer un abcès*	*abcess* *to lance an abcess*
accident vasculaire cérébral	*stroke*
accouchement *accouchement prématuré*	*delivery* *immature delivery*
accoucher	*to deliver*
acido-cétose	*acido-ketosis*
acouphène	*tinnitus*
adrénaline	*epinephrine*
aigu	*acute*
aiguille	*needle*
aine	*groin*
aisselle	*armpit*
alcool	*alcohol*
alcoolémie	*alcoholaemia*
alcoolisme	*alcoholism*
allaitement	*breast feeding*
allergie	*allergia*
amibiase	*amibiasis*
amnésie	*amnesia*
ampoule (dermatologie)	*blister*
amputer	*to amputate, to cut off*
amygdale	*tonsil*
analgésique	*painkillers*
anémie	*anemia*
anesthésie	*anaesthesia, anaesthetic*
anévrisme	*aneurysm*
angine	*sorethroat*
angiocholite	*cholangitis*
angor	*angina pectoris*
annulaire	*ringfinger*
anoxie	*anoxia*

antécédents	*previous history*
antibiotiques	*antibiotics*
anticoagulant	*anticoagulant*
antidote	*antidote*
antihistaminique	*antihistamine*
antihypertenseur	*antihypertensive*
anti-inflammatoire	*anti-inflammatory*
antimigraineux	*antimigraine*
antipaludéen	*antimalarial*
anurie	*anuria*
anus	*anus, back passage*
anxiété	*anxiety*
anxiolytique	*anxiolytic*
aorte	*aorta*
apophyse transverse	*processus transversus*
appendice	*appendix*
appendicite	*appendicitis*
arrêt cardiaque	*cardiac arrest*
artère	*artery*
artériographie	*arteriography*
artériopathie	*arteriopathy*
artérite	*arteritis*
arthrite	*arthritis*
articulation	*joint*
arythmie	*arrythmia*
ascite	*ascites*
asthme	*asthma*
attelle	*splint*
auriculaire	*earfinger*
avaler	*to swallow*
avant-bras	*forearm*
aveugle	*blind*
avortement	*abortion*

B	
ballonnement	*distension*
bassin (hygiène)	*bedpan*
bassin	*pelvis*
béquilles	*crutches*
bilan	*check-up*
blessure *blessures graves*	*wound, injury* *severe injuries*
bloc auriculo-ventriculaire	*atrio-ventricular heart block*
bloc de branche	*bundle-branch block*
bouche	*mouth*
bouton	*bleb, pimple, pock, pustule*
bradycardie	*bradycardia*
brancard	*stretcher*
brancardier	*stretcher bearer*
bras	*arm*
bronche	*bronchus*
bronchiolite	*bronchiolitis*
bronchite	*bronchitis*
bronchopneumopathie obstructive	*chronic obstructive lung disease*
bruit du cœur	*heart sound*
brûlure	*burn*
C	
cadavre	*corpse*
caillot	*clot*
calcul	*stone*
calmant	*sedative*
cancer	*cancer*
cardiologue	*cardiologist*
carie	*caries, decay*
carotide	*carotid*
cartilage	*cartilage*
cataracte	*cataracts*
cathéter *cathéter sus-pubien*	*catheter* *supra-pubic catheter*

cauchemar	*nightmare*
cécité	*blindness*
céphalée	*headache*
cerveau	*brain*
cervelet	*cerebellum*
césarienne	*cesarean section*
cétose	*ketosis*
chaleur *coup de chaleur*	*heat, warmth* *heat stroke*
cheville	*ankle*
chimioprophylaxie	*chemioprophylaxia*
chimiothérapie	*chemiotherapy*
chirurgie	*surgery*
choc anaphylactique	*anaphylactic shock*
choc électrique	*cardioversion*
choc hémorragique	*haematogenic shock*
choc rotulien	*patellar tap*
choc septique	*septic shock*
choc	*shock*
cholécystite	*cholecystitis*
cicatrice	*scar*
cicatrisation	*healing*
cil(s)	*eyelash (eyelashes)*
circulation	*circulation*
cirrhose	*cirrhosis*
clavicule	*clavicle*
clou (chirurgie)	*nail*
coccyx	*coccyx*
cœur	*heart*
colique	*colic*
colique néphrétique	*rénal colic*
collyre	*eye-lotion*
colonne vertébrale	*spine*
comprimé	*tablet*

convulsion	*seizure*
coqueluche	*whooping cough*
cornée	*cornea*
coronaire	*coronary*
côte	*rib*
côté	*side, flank*
cou	*neck*
coup de soleil	*sunstroke*
couveuse	*incubator*
crachat	*sputum*
cracher	*to spit, to expectorate*
crise d'épilepsie	*epileptic seizure*
cuir chevelu	*scalp*
cuisse	*tigh*
D	
débit *débit cardiaque*	*flow* cardiac output
débridement	*toilet of the wound*
décédé	*dead*
décès	*death*
décharge	*discharge*
décollement (de la rétine)	*detachment (of the retina)*
défaillance cardiaque	*heart failure*
défibrillation	*defibrillation*
déglobulisation	*reduction in the number of red cells*
délirant	*delirious*
délire	*delirium*
délivrance	*delivery*
démangeaison	*itching, pruritus*
démence	*insanity*
dent(s)	*tooth (teeth)*
déplacement	*migration*
dépistage	*case finding*
dépression	*nervous break-down*

déprimé	*depressed*
dermatite	*dermatitis*
dermatologie	*dermatology*
déséquilibration	*loss of balance*
désinfectant	*disinfectant*
diabète	*diabetes*
diagnostic	*diagnosis*
diagnostiquer	*to diagnose*
dialyse	*dialysis*
diaphragme	*diaphragm*
diarrhée	*diarrhea*
diète absolue	*starvation diet*
digestion	*digestion*
dilatation	*distension*
dissection	*dissection*
dissoudre	*to dissolve*
diurèse	*diuresis*
diverticule	*diverticulum*
diverticulite	*diverticulitis*
doigt	*finger*
doigtier	*fingerstall*
dorsalgie	*dorsalgia*
dos	*back*
dose	*dose*
douleur *montrer où cela fait mal*	*pain* *to point where it hurts*
douloureux	*painful*
drain	*drainage tube*
drogue	*drug addict*
droitier	*right-handed person*
dure-mère	*dura mater*
durillon	*callosity*
dysménorrhée	*dysmenorrhea, painful mensturation*
dyspnée	*dyspnea*

E	
ébriété	*drunkenness*
ecchymose	*bruise*
échantillon (prélèvement)	*sample*
échographie	*ultrasound scan*
éclampsie	*eclampsia*
écoulement	*discharge, outfow*
eczéma	*eczema*
électrisation	*electrization*
électrocardiogramme *faire un ECG*	*electrocardiogram* *to run an ECG*
embarrure	*depressed fracture of the skull*
embolie	*emboly*
emphysème	*emphysema*
enceinte	*pregnant*
encéphalite	*encephalitis*
enclouage (fractures)	*pinning (of fractures)*
endocardite	*endocarditis*
engelure	*chiblain*
enrouement	*hoarseness*
entorse	*sprain*
épanchement	*effusion*
épaule	*shoulder*
épiderme	*cuticle, epidermis*
épigastralgie	*epigastric pain*
épiglotte	*epiglottis*
épiglottite	*epiglottitis*
epilepsie	*epilepsy*
épine	*spine*
épistaxis	*epistaxis, nose bleeding*
épuisement	*exhaustion*
éruption	*eruption*
érysipèle	*erysipelas*
escarre de décubitus	*besdsore*

essoufflement	*breathlessness*
estomac	*stomach*
état de santé	*state of health*
éternuer	*to sneeze*
étourdissement	*dizziness*
étranglement herniaire	*strangulated hernia*
évanouissement	*faint*
évolution	*evolution, development*
examen *examen de laboratoire*	*examination* *laboratory finding*
expirer	*to expire*
extension (d'un membre)	*straightening (of a limb)*
extension (d'une maladie)	*spread of a disease*
extinction (de voix)	*loss of voice*

F

face	*face*
faible	*weak*
faim	*hunger*
fatigue	*tiredness*
fausse-couche	*miscarriage*
fébrile	*feverish*
femme	*female*
fémur	*femur/tigh bone*
fer	*iron*
fesse	*buttock, bottom*
fibrillation	*fibrillation*
fibrinolyse	*fibrinolysis*
figure	*face*
fièvre	*fever*
flanc	*flank*
flasque	*flaccid*
flou	*blurred*
foie	*liver*
folie	*madness, insanity*

fracture	*fracture*
frisson	*shiver*
frissonner	*to shiver*
froid	*cold*
avoir froid	*to be cold*
front	*forehead*
frottis	*smear*
fureur	*frenzy*
furoncle	*furuncle, boil*
G	
gale	*scabies*
ganglion	*ganglion*
garrot	*tourniquet*
gastralgie	*stomachache*
gastrite	*gastritis*
gaucher	*left-hander*
gaz	*gas*
gaz (digestif) *avoir des gaz*	*wind* *to have breaking wind*
gaze	*gauze*
gélule	*capsule*
gelure	*frostbite*
gémissement	*groan*
gencive	*gum*
genou	*knee*
germe	*germ*
glande	*gland*
glaucome	*glaucoma*
globule blanc	*white blood cell (WBC)*
glycémie	*glycemia*
gonflé	*distended, swollen*
gorge *avoir mal à la gorge*	*throat* *to have a sore throat*
goût	*taste*

grabataire	*bedridden*
grain de beauté	*beauty spot*
graisse	*grease, fat*
grattage	*scraping, scratching*
greffe	*graft, transplant*
griffe (coup de)	*scratch*
grippe	*influenza*
grossesse *grossesse extra-utérine*	*pregnancy* ectopic pregnancy
group sanguin	*blood group*
guêpe	*wasp*
guérir	*to cure*
guérison	*to recover*

H

haleine	*breath*
hallucination	*hallucination*
hanche	*hip*
hémarthrose	*hémarthrosis*
hématémèse	*hematemesis*
hématie	*red blood cell (RBC)*
hématome	*hematoma, bruise*
hématurie	*hematuria*
hémiplégie	*hemiplegia*
hémoculture	*hemoculture*
hémoglobine	*hemoglobin*
hémoptysie	*hemotysis*
hémorragie	*hemorrhage*
hémorroïdes	*piles*
hémothorax	*hemothorax*
hépatite	*hepatitis*
hernie	*hernia*
hôpital	*hospital*
hoquet	*hiccup*
hydratation	*hydration*

hypothermie	*hypothermia*
I	
iatrogène	*iatrogenic*
ictère	*jaundice*
immobilisation	*immobilization*
inconscience	*unconsciousness*
index	*forefinger*
indolore	*painless*
infarctus	*infarct*
infection	*infection*
infirmière	*nurse*
inhaler	*to inhale*
inhumer	*to bury*
injecter	*to inject*
instable	*unstable*
insuffisance *insuffisance cardiaque*	*insufficiency* *heart failure*
insuffisance rénale	*renal impairment*
interne (médecin)	*house physician*
intestin	*bowel*
intoxication	*intoxication*
intubation *sonde d'intubation*	*intubation* *intubation catheter*
ischémie	*ischemia*
ivre	*drunk*
J	
jambe	*leg*
javel (eau de)	*bleach*
jeun (à)	*fasting*
joue *gonfler les joues*	*cheek* *to blow up the cheeks*
kyste	*cyst*
K	
kinésithérapeute	*physiotherapist*

L	
langue *tirer la langue*	*toungue* *to stick out the toungue*
larme	*tear*
laryngite	*laryngitis*
larynx	*larynx*
laxatif	*laxative*
lentille	*lens*
leucémie	*leukemia*
lèvre	*lip*
ligament	*ligament*
lombalgie	*lumbago*
loucher	*to squint*
luette	*uvula*
lunettes	*glasses*
luxation	*dislocation*
lymphangite	*lymphangitis*
M	
mâcher	*to chew*
mâchoire	*jaw*
maigre	*thin*
main *dos de la main*	*hand* *back of the hand*
majeur	*middle finger*
malade	*patient*
maladie	*sickness, disease, sickness*
malaise	*discomfort*
malin	*malignant*
malléole	*malleolus*
mamelon	*mamilla*
mandibule	*mandible*
maniaque	*maniac*
marbrure	*marbleization*
masculin	*male*

matité	*dullness*
méchage	*gauze drainage*
médecin	*physician*
membre	*limb*
mémoire	*memory*
méningé	*meningeal*
ménisque	*meniscus*
menton	*chin*
métacarpien	*metacarpal*
métastase	*metastasis*
migraine	*migrain*
mince	*thin, slim*
minerve	*cervical collar*
moelle épinière	*spinal cord*
moelle osseuse	*bone marrow*
moite	*damp, moist*
moitié	*half*
mollet(s)	*calf (calves)*
morsure	*bite*
mort	*death*
moucher (se)	*to blow the nose*
mouiller	*to moisten, to wet*
muet	*dumb person*
muqueuse	*mucosa*
muscle	*muscle*
N	
nain	*dwarf*
naissance	*birth*
narine	*nostril*
nausées *avoir des nausées*	*nausea* *to feel sick*
nécrose	*necrosis*
nerf	*nerve*
nettoyage	*cleansing, cleaning*

névralgie	*neuralgia*
névrose	*neurosis*
nez	*nose*
avoir le nez qui coule	*to have a runny nose*
nocif	*noxious, harmful*
nombril	*belly button*
norme	*norm, standard*
nourrir	*to feed*
nourriture	*food*
numération globulaire	*blood count*

O

obèse	*obese, corpulent, fat*
occlure	*to occlude*
occlusion	*closure*
occlusion intestinale	*impaction of the bowel*
occlusion des paupières	*closure of the eyelids*
odorat	*sense of smell*
œdème	*edema*
œil	*eye*
œsophage	*esophagus, gullet*
oligoélément	*trace element*
ombilic	*navel*
omoplate	*scapula, shoulder-blade*
ongle	*nail*
ongle incarné	*ingrowing nail*
opérer	*to operate*
orbite	*eye-socket*
ordonnance	*prescription*
oreille	*ear*
oreillette	*auricle*
oreillons	*mumps*
orteil	*toe*
os	*bone*
otite	*otitis*

ouïe	*hearing*
ovaire	*ovary*
oxygène	*oxygen*
P	
palais	*palate*
pâleur	*paleness*
pâlir	*to turn pale*
panaris	*whitlow, felon*
palpation	*palpation*
paludisme	*paludism, malaria*
pancréas	*pancreas*
pancréatite	*pancreatitis*
pansement	*dressing, bandage*
panser	*to dress*
paralysie	*paralysis, palsy*
parturiente	*parturient woman*
paume	*palm*
paupière	*eyelid*
peau	*skin*
pédiatre	*pediatrician*
perdre connaissance	*to faint*
perforation	*perforation*
perfusion *perfusion intraveineuse*	*perfusion, infusion* intravenous drip
péritoine	*peritoneum*
péritonite	*peritonitis*
péroné	*fibula*
pesée	*weighing*
peste	*plague*
phalange(s)	*phalanx (phalanges)*
pharmacien	*dispensing chemist*
pharyngite	*pharyngitis*
phlébite	*phlebitis*
phobie	*phobia, morbid fear*

pied(s)	*foot (feet)*
pilule	*pill*
piquer	*to puncture*
piqûre (d'insecte)	*bite (puce), sting (abeille)*
placenta	*placenta*
plaie	*wound*
plâtre	*plaster cast*
pleurésie	*pleurisy*
plèvre	*pleura*
pli	*fold, plication*
pneumonie	*pneumonia*
pneumothorax	*pneumothorax*
poche des eaux	*bag of water*
poignet	*wrist*
poids	*weight*
poil	*hair*
poing	*fist*
poison	*poison*
poitrine	*chest, breast (seins)*
pommade	*ointment*
pompes funèbres	*funerals*
ponction *ponction lombaire*	*punction* *spinal tap*
pontage	*bypass*
position *position assise* *position en chien de fusil* *position demi-assise*	*position* *sitting position* *coiled position* *semireclinig position*
pouce	*thumb*
pouls *prendre le pouls*	*pulse* *to take the pulse*
poumon	*lung*
prise de sang	*blood sample*
prostate	*prostate*

prothèse	*prothesis*
prurit	*itching, pruritus*
psychiatre	*psychiatrist*
psychose	*psychosis*
pubis	*pubis*
pylore	*pylorus*
Q	
queue de cheval (syndrome de la)	*cauda equina syndrome*
quinte de toux	*coughing fit*
R	
rachianesthésie	*spinal anesthesia*
rachis	*rachis, spine*
rage	*rabies*
râle *râle crépitant* *râle sibilant*	*rale, rattle* *vesicular rale* *whistling rale*
rapports sexuels	*sexual intercourse*
rate	*spleen*
rauque	*hoarse*
réanimation	*intensive care*
réanimation cardio-pulmonaire	*cardiopulmonary rescuscitation*
récidive, rechute	*relapse, recurrence*
redon	*succion drain*
réduction	*reduction*
réflexe *réflexe tendineux*	*reflex* *tendon jerk*
régime *regime sans sel*	*diet* *salt-free diet*
règles	*menstrua, periods*
régulier	*regular*
réhydratation	*rehydration*
rein	*kidney*
relâcher	*to relax, to loosen*
repas	*meal*

repos	*rest*
resonance magnétique nucléaire (RMN)	*nuclear magnetic resonance (NMR)*
respirateur	*ventilator*
retard	*retardation*
rétention	*retention*
rétine	*retina*
rétinite	*retinitis*
rhumatisme	*rheumatism*
rhume *rhume des foins*	*cold* *hay fever*
rocher	*petrus bone*
rot	*belch, eructation, burp*
rotule	*patella, kneecap*
rougeole	*measles*
roué dentée	*cogwheel rigidity*
rubéole	*rubella, German measles*
rythme	*rythm*
S	
sage-femme	*mid-wife*
saignement	*bleeding*
salive	*saliva*
sang	*blood*
sanglot	*sob*
santé	*health*
scanner	*CT-scan*
sciatique	*sciatica*
scintigraphie	*radioisotope scanning*
sclerose en plaque	*multiple sclerosis*
sébacé (kyste)	*sebaceous (cyst)*
secours	*aid, help*
sein	*breast*
selles *aller à la selle*	*stools, motions* *having a bowel movement*

sensation	*sensation*
éprouver une sensation de malaise	*to have a feeling of discomfort*
sensibilité	*sensitiveness*
septicémie	*septicemia*
seringue	*syringe*
service	*department*
sevrage (syndrome de)	*withdrawal syndrome*
SIDA	*AIDS*
siège (présentation)	*breech (presentation)*
sifflement	*wheezing*
sigmoïde	*sigmoid*
soins	*care, nursing*
soins à domicile	*home care*
solute	*solute*
sommeil	*sleep*
avoir sommeil	*to feel sleepy*
somnolence	*drowsiness*
sondage	*catheterization*
sonde	*catheter*
souffle cardiaque	*cardiac murmur*
souffrance	*pain, suffering*
soulagement	*alleviation, relief*
sourcil	*eyebrow*
sourd	*death*
sous-muet	*death and dumb*
sourire	*smile*
spasmophilie	*spasmophilia*
sphincter	*sphincter*
squelette	*skeleton*
sténose	*sténosis*
stérilet	*intrauterine device (IUD)*
stupéfiant	*narcotic*
suc gastrique	*gastric juice*
sucer	*to suck*

suer	*to sweat, to perspire*
suffoquer	*to choke*
suicide	*suicide*
surdité	*deafness*
surmenage	*overstrain*
surrénale	*suprarenal, adrenal*
suture	*suture, to stitch together*
mettre des points de suture	*to sew up the wound*
sympathique	*sympathetic*
syncope	*syncope, faint*
synovie	*synovial fluid*

T

tabac	*tobacco*
tableau clinique	*clinical picture*
tachycardie	*tachycardia*
taille	*stature (hauteur), waist (tour de)*
talon	*heel*
taux	*rate, amount, proportion*
teint	*complexion*
tempe	*temple*
température	*temperature*
tendon	*tendon*
tendinite	*tendinitis*
tensiomètre	*blood pressure cuff*
tension artérielle	*blood pressure*
terme	*term*
être à terme	*to be at full term*
testicule	*testis*
torsion du testicule	*testiculor torsion*
tétanos	*tetanus*
vaccination à jour	*up-to-date vaccination*
tête	*head*
téter	*to suck*
thermomètre	*thermometer*

thorax	*thorax*
thrombose	*thrombosis, clotting*
thymus	*thymus gland*
thyroïde	*thyroid gland*
tibia	*tibia*
tissu	*tissue*
toucher *toucher vaginal* *toucher rectal*	*touch* *vaginal palpation* *rectal palpation*
tousser *toux grasse* *toux d'irritation* *toux sèche*	*to cough* *loose cough* *tickling cough* *dry cough*
toxémie	*toxemia*
toxicomane	*toxicomaniac*
toxique	*toxicant, poison*
trachée	*trachea*
trachéite	*tracheitis*
traitement	*treatment*
transfuser	*to transfuse*
tranquillisant	*tranquilizer*
transports (mal des)	*motion sickness*
tremblement	*tremor, shiver, shake, quiver*
trompe	*tube*
trouble	*complaint, symptom*
tuberculose	*tuberculosis*
tumeur	*tumor*
tympan	*ear drum*
typique	*typical*
U	
ulcère	*ulcer*
urée	*urea*
urètre	*urethra*
urétrite	*urethritis*

urgence *service d'urgences*	*emergency* *emergency room*
urine *urines troubles*	*urine* *cloudy urine*
urticaire	*urticaria, nettle rash*
utérus	*uterus*
V	
vaccin	*vaccine*
vaccination	*vaccination*
vagin	*vagina*
vaisseau	*vessel*
valve	*valve*
varice	*varicosity*
varicelle	*chickenpox*
vegetations	*adenoids*
veine	*vein*
ventre *ventre de bois*	*belly* *wooden belly*
verrue	*wart*
vertèbre	*vertebra*
vertige *avoir des vertiges*	*dizziness* *to feel dizzy*
vésicule biliaire	*gall bladder*
vessie	*bladder*
viol	*rape*
vipère	*viper*
vision	*vision*
voix	*voice*
volonté	*will*
volume courant	*tidal volume*
vomir	*to vomit*
vomissements	*vomiting*
vue	*sight, vision*
vultueux (visage)	*bloated (face)*

vulve	*vulva*
X	
X (rayons)	*X-rays*
Z	
zona	*herpes zoster*

TEMPÉRATURE	
Degré Celsius	Degré Fahrenheit
36 – 36,5 °C	96°8 – 97°7 F
37 – 37,5 °C	98°6 – 99°5 F
38 – 38,5 °C	100°4 – 101°3 F
39 – 39,5 °C	102°2 – 103°1 F
40 – 40,5 °C	104° – 104°9 F
41 – 41,5 °C	105°8 – 106°7 F

POIDS

- 1 kg = 2,2 *pounds* (Lbs) ; 1 *pound* = 0,45 kg
- Le poids se mesure en *stones* et en *pounds.* 1 *stone* = 14 *pounds.*
- Pour convertir en kg de manière approximative, multiplier par 6 le nombre de stones.

TAILLE

- 1 m = 3,28 *feet* ; 1 foot = 30,5 cm
- 1 cm = 0,38 *inches* ; 1 *inch* = 2,54 cm
- 1 *foot* = 12 *inches*

Index

7

D

Q

R

S